Naphy – Spicer

Der schwarze Tod

William Naphy – Andrew Spicer

Der schwarze Tod

DIE PEST IN EUROPA

Magnus Verlag

Aus dem Englischen von Markus Rüttermann

Die Originalausgabe erschien 2000 unter dem Titel „The Black Death. A history of plagues 1345 – 1730“ bei Tempus Publishing Ltd, Stroud.

Umschlaggestaltung: Grafik-Design Müller, Essen

ISBN 3-88400-016-0

Inhaltsverzeichnis

Todt zum Bapst. 47

KOmm heiliger Vatter werther Mann/
Ein Vortantz müßt jhr mit mir han:
Der Ablaß euch nicht hilfft darvon/
Das zweyfach Creutz vnd dreyfach Kron.

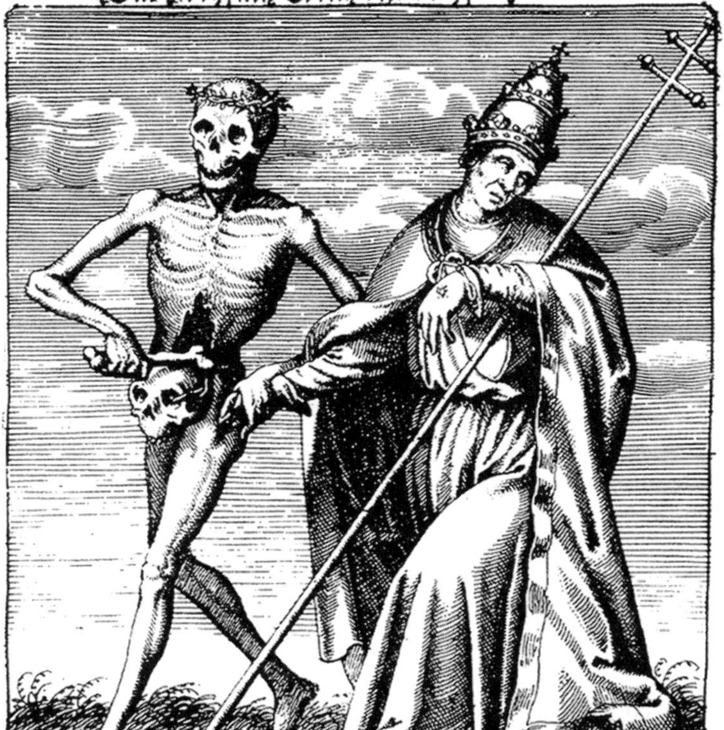

Antwort.

HEilig war ich auff Erd genandt/
Ohn GOtt der höchst führt ich mein Star :
Der Ablaß thät mir gar wol lohnen/
Nun wil der Todt mein nicht verschonen.

Todt

Der Tod und der Papst

Dank

Die Autoren möchten Jonathan Reeve und Tom Cairns bei Tempus für ihre Anleitung und Unterstützung während des Projektes danken. Wir sind der Hilfe einer ganzen Reihe von Leuten dankbar, die uns geholfen haben, die Photos für diesen Band zu erhalten, und freundlicherweise ihre Veröffentlichung genehmigten. Im Besonderen gilt unser Dank Myrtle Anderson-Smith, Chefkuratorin, und ihrem Personal der Special Collections and Archives, University of Aberdeen; Mike Craig, der in der Queen Mother Library der University of Aberdeen für die Reprographie und Binderei verantwortlich ist; Michele Minto und Helga Powell und dem Personal der Wellcome Library, London; Fr. F. Turner SJ, Bibliothekar und Vater Superior der Jesuit Community, Stonyhurst College. Peter Ansell opferte freundlicherweise im Sommer einen sonnigen Sonntagnachmittag, um einige der Abbildungen abzulichten.

WGN und AS August 2000

Vorwort zur deutschen Ausgabe

Die Pest hat das Gesicht Europas und des Nahen Ostens ebenso verändert wir z.B. die Kreuzzüge oder die Religionskriege. Daher ist es verwunderlich, dass in Deuschland die Literatur zu diesem Thema eher spärlich ist. Es fehlt zwar nicht an Spezialuntersuchungen zu einzelnen Regionen oder Ereignissen, eine neuere umfassende Darstellung sucht man jedoch vergebens. Anders im angelsächsischen Raum, wo man das Thema, wie viele andere historische Komplexe, nüchterner und sachlicher angehen kann.

Das vorliegende Literaturverzeichnis weist deshalb auch vornehmlich englischsprachige Werke auf, auf eine jüngst erschienene Untersuchung sei an dieser Stelle ergänzend hingewiesen: Samuel K. Cohn; *The Black Death Transformed*, Oxford 2002

Wer sich nicht gleich in die englischen Untersuchungen stürzen will sei auf folgende deutschsprachige Literatur zum Einstieg verwiesen:

Gundolf Keil, „Seuchenzüge des Mittelalters" in: Bernd Hermann (Hrsg): *Mensch und Umwelt im Mittelalter*, Frankfurt a.M. 1989, S. 109-128.

Norbert Ohlen: *Sterben und Tod im Mittelalter*, München 1990, sowie für alle Bereiche: Lexikon des Mittelalters, Zürich 1980 ff (7 Bde. und Registerband)

Essen, im Januar 2003

Todt zum Doctor: 77

HErr Doctor b'schawt die Anatomey
An mir / ob sie recht g'machet sey:
Dann du hast manchen auch hing'richt/
Der eben gleich / wie ich jetzt sicht.

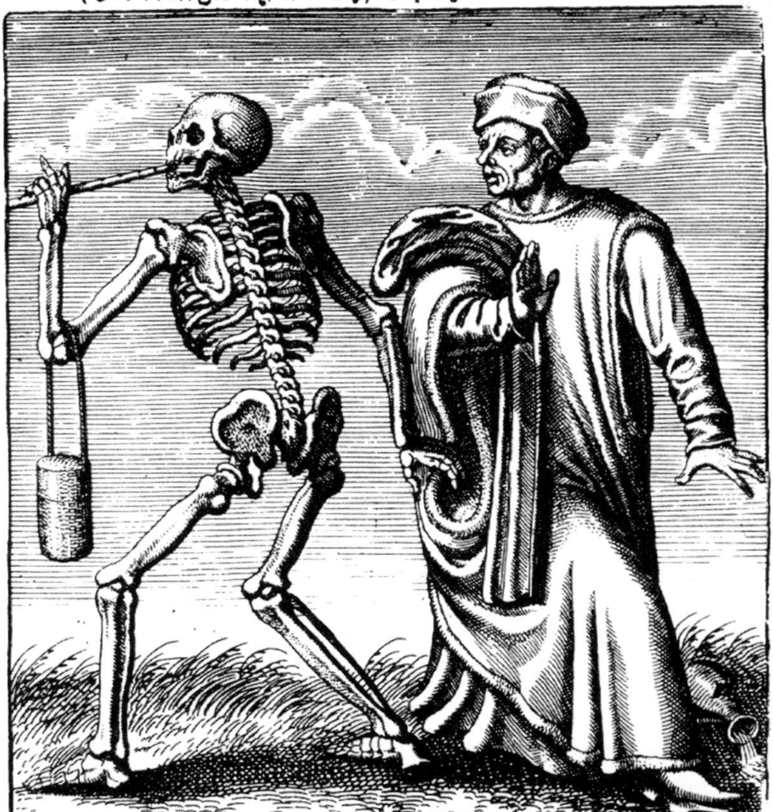

Der Doctor:

JCh hab mit meinem Wasser bschawen
Geholffen beyde Mann vnd Frawen:
Wer b'schawt mir nun das Wasser myn/
Jch muß jetzt mit dem Todt dahin. K iij

Der Tod und der Doktor

1
Die dunkle Erinnerung an den Tod
Epidemien vor dem schwarzen Tod

So spricht der Herr: Wähle Dir:... drei Tage, in denen das Schwert des Herrn, die Pest, im Land wütet und der Engel des Herrn über alle Gebiete Israels Verderben bringt.
1 Chronik, 21: 11-12

Im Oktober 1347 traf im sizilianischen Hafen Messina eine genuesische Flotte aus dem Schwarzen Meer ein. Die Seeleute an Bord – sie lagen im Sterben oder waren tot- waren durch eine scheinbar neue Krankheit infiziert, einen Schrecken, eine von Gott geschickte Plage, um „ein Drittel der Menschheit" zu vernichten. Gelehrte, Ärzte, Männer der Kirche, Herrscher, Kaufleute, die Armen, die gesamte westeuropäische Gesellschaft suchte nach einer Erklärung für die furchtbare Verwüstung, die sie befallen hatte, ihre Gesellschaften, ihre Kulturen, ihre ganze Welt. Sie schauten nach astrologischen Zeichen, der Konjunktion von Planeten, dem Auftauchen von Kometen. Viele sprachen von Erdbeben und Vulkanausbrüchen, die die Erde aufrissen und Dämpfe des Bösen entströmen ließen. Die Luft selbst schien vergiftet, alles und jeder durch die Krankheit infiziert und zersetzt. Anschließende Kommentatoren, Chronisten und Historiker haben hervorgehoben, dass ein Teil des Schreckens der Epidemie darin bestand, dass sie unerwartet kam, neu war und die Menschen des Mittelalters unfähig waren, etwas „Neues" zu verstehen.

Dies aber ist ausgesprochen ungerecht gegenüber den Männern und Frauen, die der katastrophalen Seuche, die der schwarze Tod darstellte, ausgeliefert waren. Tatsächlich wandten sie sich der Geschichte und den Schriften zu, um zu versuchen, Vorläufer der Pestilenz zu finden und zu begreifen, wie man sie sowohl eindämmen als auch heilen kann. Es gab etliche vorhergehende „Pestilenzen", die der Elite wie auch dem einfachen Volk vertraut waren. Darüber hinaus hatten Christen einen Deutungsrahmen, innerhalb dessen man die Plage verstehen, wenn nicht gar bekämpfen konnte.

Für die Europäer der Mitte des vierzehnten Jahrhunderts war es am naheliegendsten, die Bibel zu konsultieren. Am auffälligsten war die Errettung der Kinder Israels vor der Sklaverei durch die Plagen, die für ihr Doppelspiel und ihre fehlende Bereitschaft, den Geboten Gottes, überbracht durch seinen Propheten Moses, zu gehorchen, über den Pharaoh und die Ägypter gebracht wurden. Und es gab die Lepra, die regelmäßig in der Bibel erwähnt wird. Sowohl Menschen als auch Dinge (besonders Häuser) konnten infiziert werden und waren rituell unsauber (d.h. sie konnten nicht vor Gott treten und blieben von seinem Volk getrennt). Als die Israeliten durch die Wüste in das gelobte Land wanderten, wurde ihnen regelmäßig mit Plagen gedroht oder die Plagen Gottes befielen sie. Die Priesterkaste war dafür verantwortlich sicherzustellen, dass Gottes auserwähltes Volk gesühnt und dadurch vor den Plagen geschützt vor ihn treten würde. Wenn das Volk nicht bereit war, sich nur auf das Manna zu verlassen, oder die Späher, die in das gelobte Land geschickt wurden, mit einem pessimistischen (und Gott misstrauenden) Bericht zurückkehrten oder seine Führer einen Coup gegen Moses und Aaron ausheckten, brachte Gott eine Plage über das Volk, um es für seine Bösartigkeit zu strafen. Als sich das Volk in verbotenem Geschlechtsverkehr mit Ungläubigen erging, wurden 24.000 vernichtet.

Jedermann war sich über die Deutung dieser Plagen im Klaren. Ungehorsam und Sündhaftigkeit führten zu Plagen. Der Zorn Gottes käme auf sein Volk nieder, wenn die Priester es nicht zur Sühne bringen und als ordentliche Mittler dienen konnten. Der Zorn Gottes gegen sein Volk, weil es Gottes „Heiligtum durch all [seine] Götzen und Gräueltaten unrein gemacht“ hatte, würde zur Konsequenz haben, dass Gott sicherstellte, dass ein Drittel „an der Pest sterben und durch den Hunger ... zugrunde gehen“ würde. Diese prophetische Drohung wurde in der Apokalypse im Neuen Testament wiederholt, in der Johannes vorhersagt, dass die vier Reiter heranreiten würden, um „ein Drittel der Menschen ... durch diese drei Plagen ... durch Feuer, Rauch und Schwefel“ zu töten.

Fromme Christen konnten auch die Plage heranziehen, die Gott über die Philister brachte, die die Bundeslade genommen und sie zum Tempel des Dagon, eines ihrer Götter, gebracht hatten. Als sie die Bundeslade weiterhin in ihrem Tempel beließen, obwohl Dagons Götzenbild mehrfach umgestossen worden war, brachte Gott zwei Plagen über die Philister: Geschwüre und Mäuse. Ersteres waren entweder Hämorrhoiden (im Hebräischen) oder Schwellungen in der Leistengegend (im Griechischen). Die zweite Plage waren Mäuse, die sich über die Getreidevorräte und die Felder hermachten. Viele starben entweder an der körperlichen Plage oder am Hunger. Es gibt keinen Grund anzunehmen, die Bibel würde sich auf einen Ausbruch der

Beulenpest beziehen. Trotz der Lesart in der Septuaginta ist selbst die Vulgata ausreichend deutlich, um die „Schwellungen“ der Philister nicht mit den Beulen der Pest gleichzusetzen. Wie auch immer, der interessante Teil der biblischen Geschichte wird nicht die Ähnlichkeiten der Symptome, sondern die Ursachen der Plage gewesen sein. Auch sollte niemand schließen, dass die gesonderte Plage der Mäuse mittelalterliche Beobachter veranlasst hätte, den Ratten die Schuld zu geben. Die Mäuseplage war eindeutig eine unterschiedliche Plage – die Mäuse befielen in Scharen das Land (während einem Ausbruch der Beulenpest ein Massensterben unter den Ratten vorangegangen wäre). Die Philister hatten eine tödliche, höchst ansteckende Krankheit und litten unter einer von Mäusen verursachten Hungersnot.

Mit anderen Worten, die Christen des Mittelalters wandten sich nicht der Bibel zu, um ein historisches Instrument der Diagnose, der Bestimmung der Symptome oder eine Methode für medizinische Heilung und eine entsprechende Antwort zu finden. Die biblischen Plagen würden ausschlaggebend gewesen sein, um die ursächliche Erklärung für die Epidemie zu verstehen. Warum starben Tausende von Menschen? Die biblischen Geschichten waren ein klares Deutungsmodell. Gott war erzürnt über sein Volk, seine Religion und seine Priester. Die Plagen wurden geschickt, nicht als Bestrafung der Sünden der Einzelnen, sondern gegen ein Volk für seine allgemeine Sündhaftigkeit und besonders für falsches religiöses Verhalten. Götzenverehrung, Unglaube, falscher Glaube führten zur Sünde. Nur durch Reue (die aktive Änderung des Verhaltens und des Glaubens) konnten die Plagen vermieden oder umgangen werden. Zeichen am Himmel, Erdbeben und Vulkanausbrüche mögen die Plage ankündigen oder gar beschleunigen, doch die Ursache war der Zorn Gottes, der durch die Sündhaftigkeit und den Unglauben seines Volkes angefacht wurde.

Die historischen und medizinischen Abhandlungen der antiken Welt waren im praktischen Sinne von größerem Nutzen, auch wenn man nicht vergessen darf, dass die Bestimmung der Symptome, die heilenden und vorbeugenden Methoden für die Verstehenswelt des Mittelalters nicht wichtiger waren als die religiöse und geistige Feststellung der eigentlichen Ursache (und daher der Heilung) der Epidemie. Die antike Welt verfügte über Informationen über Epidemien, Pestilenzen und tödliche, hochansteckende Krankheiten. Thukydides (ca. 460 – ca. 400 v. Chr.) berichtete detailliert über die todbringende Krankheit, die die Athener während ihres Krieges gegen Sparta befiel. Auch wenn es viel Spekulation über die Bestimmung der Krankheit gegeben hat, gibt es keine Übereinstimmung über ihre genaue Natur. Bedeutsam ist, dass festgestellt worden ist, dass sie in Äthiopien entsprang und dann über Ägypten nach Athen getragen wurde. Die Ärzte konnten nichts tun und starben in großer Zahl bei der Behandlung der Kranken. Keine spezielle Form der Behandlung half, da was in einem Fall half, im anderen nur schadete. Sicherlich war die Krankheit ansteckend. Die, die sich erholten, waren vor einem Rückfall immun. Die Gesellschaft brach in einem solchen Ausmaß zusammen, dass Leichen unverbrannt blieben oder en masse verbrannt wurden. Noch schlimmer war nach Thukydides, dass die Menschen Ehrgefühl, Gesetz und die Götter nicht länger beachteten und sich entschlossen, schnell zu prassen und sich zu erfreuen, und ihre Leben und ihre Reichtümer als gleichermaßen vergänglich betrachteten. „Esset, trinket und seid froh, denn morgen sterben wir" wurde ihr Motto. Obwohl Thukydides berichtete, dass diese Krankheit aus Äthiopien gekommen und daher „natürlich" sei, spricht er auch davon, dass manche behaupteten, sie sei das Resultat durch die Feinde Athens, die Spartaner, vergifteter Brunnen. Für seinen Teil sagte Thukydides, dass er alle Spekulation über Ursprung und Ursachen, falls Ursachen für eine solch große Verwüstung hinreichend gefunden werden, anderen Autoren, ob Laien oder Ärzten, überlasse. Das Ergebnis war ein wenig klarer; diese Krankheit schwächte die Athener derart, dass sie für einen der Gründe für die letztendliche Niederlage gegen die Spartaner gehalten wird.

Dies soll nicht bedeuten, dass professionelle Autoren nicht in der Lage gewesen seien, die Symptome, die mit dem Ausbruch einer Epidemie assoziiert werden, zu bestimmen. Thukydides war zwar nicht bereit, eine Ursache anzugeben oder einen Namen für die Krankheit zu wagen, aber er listete die Symptome auf. Rufus von Ephesos (trat 98 – 117 n.Chr. hervor) zitierte beispielsweise Dioscorides (trat im ersten Jh. nach Chr. hervor) und Posidonius (ca. 135 – ca. 51 v.Chr.), dass die Krankheit mit Beulen von hohem Fieber, extremen Schmerzen, Verlust der körperlichen Selbstkontrolle und Delirium begleitet wurde. Antike Autoren, vor allem Hippokrates (ca. 460 – 377/359 v.Chr.) via Galen (ca. 130 – ca. 201), lehrten, dass Epidemien (und die meisten Krankheiten) durch eine Vergiftung der Luft (Miasma) verursacht würden. Diese atmosphärischen Gifte störten das Gleichgewicht der Körpersäfte und resultierten in Krankheit und sogar Tod. Zum Großteil wiesen diese medizinischen Texte die Vorstellung zurück, dass Pestilenz „ansteckend" sei. Der Unterschied ist nicht immer klar dargestellt. Die Gifte in der Luft konnten nicht nur die Luft „infizieren", sondern auch Dinge (Wolle, Tuch), die Luft „aufnehmen" konnten. Aber es war normalerweise eindeutig, dass Menschen die Krankheit nicht von Körper zu Körper übertragen konnten. In diesem Sinne war sie nicht „ansteckend".

Auch wenn die antike Literatur die Fragen heutiger Leser nicht beantworten mag (z.B. wie die korrekte Diagnose der angesprochenen Krankheit lautet), konnten andere Quellen sowie die Bibel den mittelalterlichen Lesern ein metaphorisches Verständnis für die Übertragungswege der Epidemien bieten. Seuchen wurden mit Pfeilen über die Menschen gebracht. In der Ilias lässt Apollon einen Pfeil auf die Menschheit feuern und die Leichen hörten nicht auf zu brennen. Die Bildniswelt war die gleiche wie in der Bibel, in der Gott in seinem Zorn sagte, er werde Leid über die Menschen bringen, seine Pfeile auf sie verwenden und verzehrende Hungersnöte und Pestilenzen und tödliche Seuchen schicken. Um zu Thukydides zurückzukehren, welche Erklärung auch immer von anderen Autoren, ob Laien oder Ärzten, geboten wurde, die letztendliche Ursache war offensichtlich (der Zorn Gottes) und die Ikonographie (Pfeile) stand den Künstlern bereit.

Somit boten die weit zurückliegende Vergangenheit und die Bibel den verzweifelten Menschen 1347 einen Deutungsrahmen, um die Krankheit zu verstehen, die sie in großer Zahl tötete. Die letztendliche Ursache war der Zorn Gottes, der durch die Sündhaftigkeit seines Volkes angefacht wurde. Das metaphorische Übertragungssystem waren Pfeile, die auf die Befallenen herniederregneten. Die medizinische Erklärung war ein Gift, das die Atmosphäre durchdrang. Vermutlich konnte die Seuche daher vermieden werden, indem man seine Sünden bereute und die Luft säuberte – oder einem Gebiet mit ansteckendem Miasma entfloh.

Was bisher erwähnt wurde, könnte uns veranlassen zu schließen, dass die Menschen des Mittelalters einen Rahmen hatten, um jegliche hoch ansteckenden Epidemien zu verstehen, aber daran scheiterten, die spezielle Krankheit, die ihre Gesellschaft heimsuchte, zu erkennen. Dies aber würde einen wichtigen Faktor in der Geschichte Westeuropas übersehen. Der schwarze Tod – und die immer wieder auftretenden Ausbrüche der Pest über die folgenden vier Jahrhunderte – war nämlich bereits die zweite große Pandemie. Es gab nicht nur andere Epidemien, die einen Großteil Europas befallen hatten, auch die Pest hatte schon einmal zugeschlagen.

Bevor wir uns der ersten großen Pandemie zuwenden, sollten wir uns daran erinnern, dass die meisten Europäer mit anderen Epidemien sehr gut vertraut waren: zum Beispiel mit den Pocken und den Masern. Zum Jahre 1347 waren diese vor allem Kinderkrankheiten (die, die überlebten, waren immun). Doch diese Krankheiten hatten mit der Wucht der Pest zugeschlagen, als sie das erste Mal den Mittelmeerraum und Westeuropa erreicht hatten. Die Pocken sind wahrscheinlich zwischen 165 und 180 n.Chr. eingetroffen. Es wird geschätzt, dass diese Krankheit ein Viertel bis ein Drittel der Bevölkerung Italiens dahinraffte. Weniger als ein Jahrhundert später

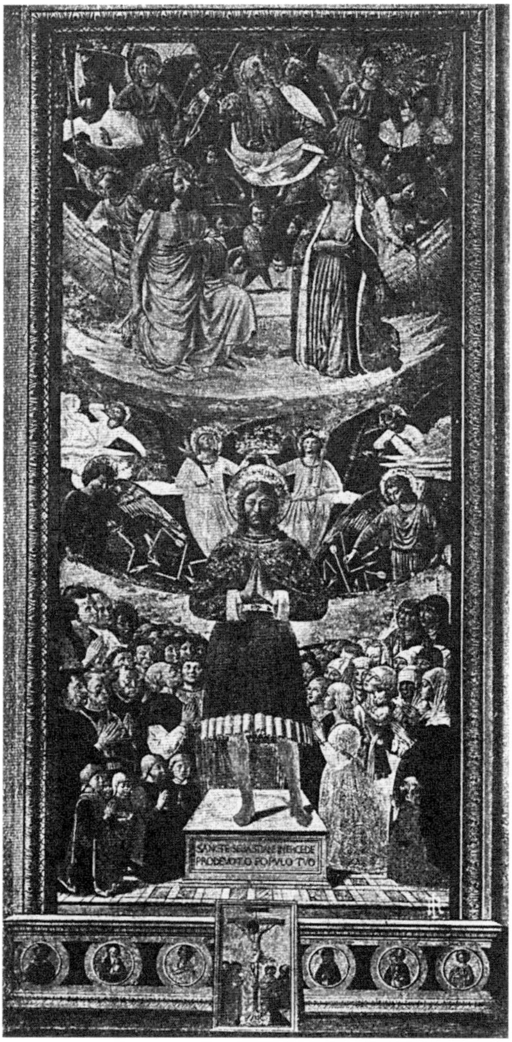

Der heilige Sebastian wurde als Beschützer Florenz' vor der Pest betrachtet. In dieser Abbildung sieht man die Pfeile, die die Pest symbolisieren, wie sie von Gott im Himmel hinabgeworfen, aber von dem Heiligen abgelenkt werden, um den sich die Gläubigen Florenz' scharen.

(251 – 260) wurde das Römische Reich vom Antoniusfeuer (wahrscheinlich die Masern) heimgesucht. Nach Berichten starben während des Höhepunktes des Ausbruchs täglich bis zu 5.000 Römer. Diese Krankheiten wurden anschließend wohl endemisch (heimisch). Diejenigen, die ihnen vorher nicht ausgesetzt waren (z.B. Kinder), bekamen die Krankeiten, während sie jung waren, und viele starben. Auch wenn die Sterblichkeitsrate unter Kindern sehr hoch gewesen sein mag, war sie für die Gesamtbevölkerung wohl ziemlich niedrig. Darüber hinaus schlugen diese Krankheiten unaufhörlich zu. Mit anderen Worten, die Pocken und Masern waren „Krankheiten", die man bestimmen konnte, und weniger Pestilenzen

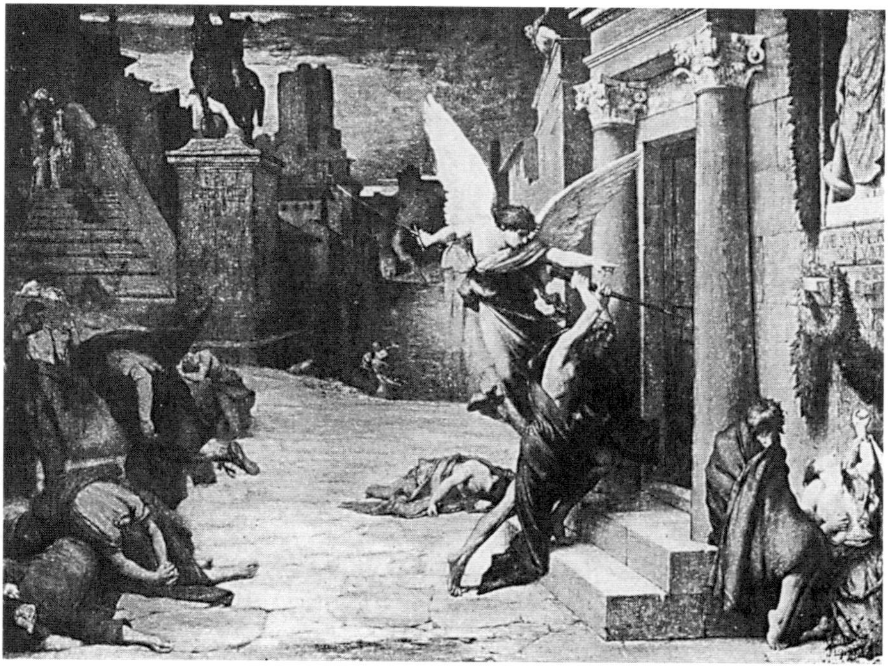

Der Todesengel schlägt während der Pest von Rom an eine Tür. Dieses Gemälde (La Peste à Rome) des französischen Künstlers Delaunay zeigt den anhaltenden Reiz, den der Gegenstand auf Künstler selbst des 19. Jh. ausübte.

oder Seuchen. Da diese Krankheiten eine lebenslange Immunität gewährten, konnten sie nie in großem Ausmaß töten. Ihre Virulenz aber blieb. Als die einheimischen Bewohner Amerikas ihnen ausgesetzt wurden, war die Sterblichkeitsrate unfassbar, mit Schätzungen zwischen „niedrigen" fünfzig Prozent der Gesamtbevölkerung bis zu über achtzig Prozent.

Die Seuche, die den Mittelmeerraum 541 n.Chr befiel, hatte einen anderen Charakter. Es ist diese Pest des Justinian, die die erste große Pandemie genannt wird. Über zwei Jahrhunderte (bis ca. 760) wurden die Menschen im Mittelmeerraum durch die zyklische Wiederkehr der Krankheit dahingerafft. Die Konsequenzen der Seuche, sowohl beim anfänglichen Ausbruch als auch bei den späteren Manifestationen, waren dramatisch. Wenn man den schwarzen Tod und spätere Pestausbrüche im Mittelalter und der frühen Neuzeit als Wendepunkt der europäischen Geschichte betrachtet (viele, wenn nicht gar alle Historiker tun das), dann kann man bei der Pest des Justinian von einer ähnlichen Wirkung auf die Spätantike reden. Das römisch-byzantinische Reich unter Justinian (ca. 482 – 565) war dabei, Provinzen des weströmischen Reiches zurückzuerobern (Gallien und Britannien entzogen sich seinem

Zugriff). Persien, der alte Feind des oströmischen (byzantinischen) Reiches, wurde in Schach gehalten. Dann schlug die Pest zu. Nach Schätzungen verlor Konstantinopel (das heutige Istanbul) vierzig Prozent seiner Bevölkerung (200.000 Seelen). Bei einem darauf folgenden Ausbruch (599 – 600) starben fünfzehn Prozent der Bevölkerung Italiens und Südfrankreichs. Die Gesamtwirkung war ein demographischer Einbruch, der auf fünfzig bis fünfundsiebzig Prozent über zwei Generationen geschätzt wird.

Das Ostreich war gezwungen, seine Armeen aus dem westlichen Mittelmeerraum abzuziehen, um sich vor Einfällen der Barbaren zu schützen. Auch Persien war geschwächt. Der Handel wurde unterbrochen, als die Bürger aufs Land flohen oder starben. Als die Krankheit sich ausbreitete, wurden Dörfer und Bauernhöfe aufgegeben. Sowohl das byzantinische als auch das persische Reich waren stark zentralisierte, handelsorientierte Einheiten und städtisch geprägt. Die Unruhe, die die Pestilenz verursachte, machte es den arabischen Stämmen, jüngst zum Islam übergetreten, leichter, über große Gebiete der beiden Reiche hinwegzufegen.

Um die Verwüstung und Unruhe zu verstehen, die dadurch verursacht wurde, muss man anekdotisch erzählen. Bis heute gibt es eine Reihe von verlassenen byzantinischen Villen, Dörfern, Einrichtungen von Mönchen und kleinen Provinzzentren, die in ganz Syrien verteilt sind. Diese Siedlungen waren ursprünglich von bebauten Feldern umgeben, sind aber nun Weideland und kaum bewohnt. Mönche in zahlreichen Gemeinschaften, die es geschafft hatten, sich durch sorgfältige Landwirtschaft und Bewässerung über Wasser zu halten, bevölkerten vor der ersten großen Pandemie die Negev-Wüste. Diese Siedlungen wurden verlassen und das Land wurde wieder zur Wüste, die es bis zum Ende des neunzehnten Jahrhunderts auch blieb. Kleinbauern, die weite Getreidefelder bebauten (die ganz Italien versorgten), hatten sich in großer Zahl in Nordafrika, besonders in Libyen angesiedelt. Die Pest zerstörte die Höfe und ließ die Bewässerungssysteme damit zusammenfallen und die Wüste sich ausbreiten. Es wurden durch die Entvölkerung der Städte nicht nur die Handelsrouten durch das Reich unterbrochen, sondern auch extensiv bebautes Land lag brach und wurde im besten Falle wieder zu Weideland, im schlimmsten zur Wüste. Die meisten Untersuchungen stimmen überein, dass der Nahe Osten, Ägypten und Nordafrika ihre Bevölkerungszahl, die sie vor 540 aufwiesen, erst wieder am Ende des neunzehnten Jahrhunderts erreichten. Aber die Erholung der Bevölkerungszahl war ein beinah ausschließlich städtisches Phänomen, und das Land bleibt weniger bevölkert (und weniger bebaut) als vor eintausendfünfhundert Jahren.

Nichtsdestotrotz, auch wenn die Byzantiner und Perser stark geschwächt

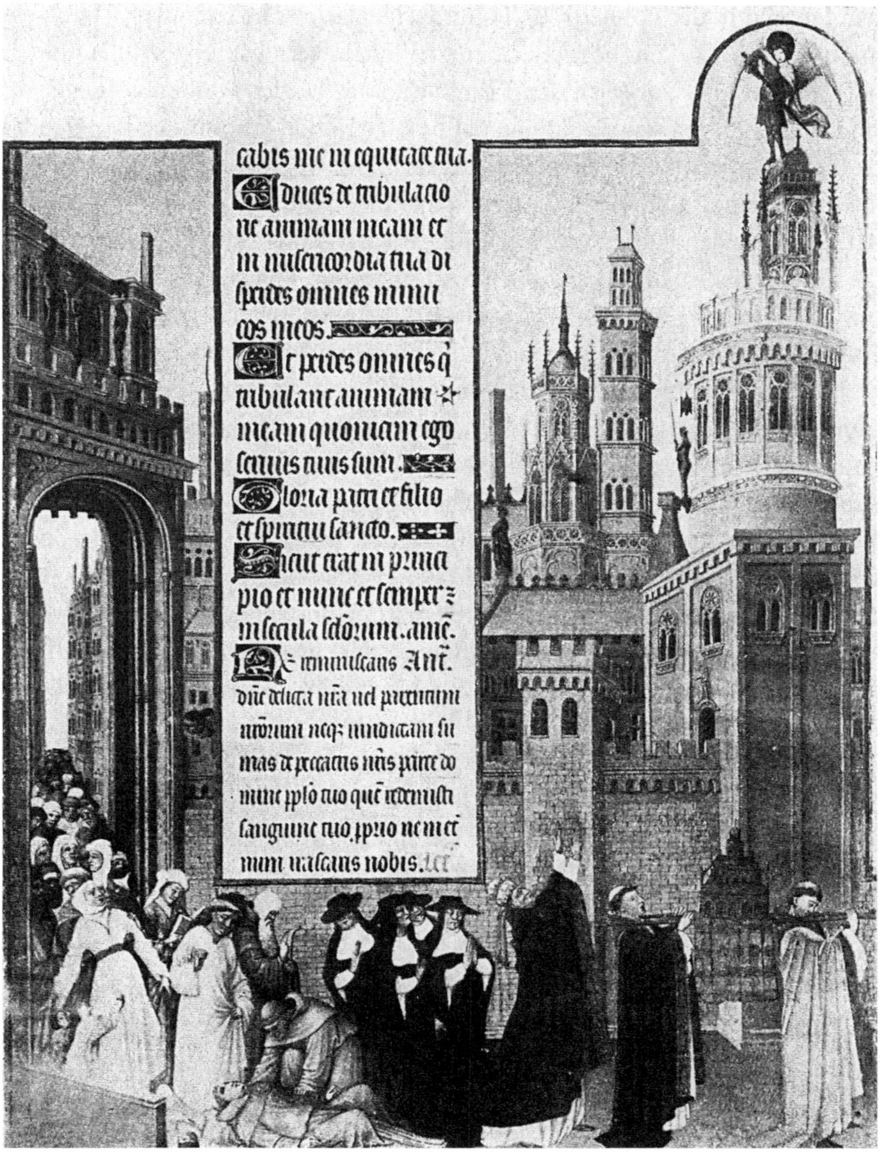

Prozession zu Ehren des Endes der Pest in Rom mit Papst Gregor dem Großen und dem Erzengel Michael, der die Stadt 590 vor der Pest rettete. Diese mittelalterliche Abbildung zeigt nicht nur das anhaltende Interesse an diese vorherige Befreiung von der Pest, sondern stellt auch die öffentlichen Prozessionen dar, die die sichtbaren Mittel waren, durch die eine Gemeinschaft in dieser späteren Ära zusammen Gott um Gnade anflehen konnte.

wurden und in der Folge große Landstriche an den entstehenden Islam verloren, waren die Zivilisationen schließlich unverwüstlich genug, um zu überleben. Land wurde an den Pflug verloren, Dörfer wurden aufgegeben, städtische Zentren wurden kleiner, aber letztendlich erholte sich der Handel und die Bürokratien waren in der Lage, im Wesentlichen intakt zu bleiben. Also überdauerte die Struktur der Spätantike. Mit der Zeit wurden Veränderungen vorgenommen, doch die jüngste archäologische Forschung zeigt, dass die Gesellschaft und Kultur selbst unter den Kräften des Islam beinah unverändert erhalten blieb. Zwischen der ersten und zweiten großen Pandemie gab es im östlichen Mittelmeerraum kein dunkles Zeitalter. In vielen Fällen veränderte sich die Landschaft, und die Reichsgrenzen wichen sicherlich dramatisch zurück, doch die gesellschaftliche Struktur und die kulturellen Normen blieben dieselben. Diese Kontinuität ist sehr wichtig, denn sie bedeutete, dass auf vielen Ebenen die Völker des östlichen Mittelmeerraumes historisch auf die zweite Pandemie vorbereitet waren. Die Krankheit war eine bekannte Größe, als sie eintraf.

Christliche und islamische Autoren dokumentieren den Weg der Pest, als sie sich von Äthiopien über Ägypten in den gesamten östlichen Mittelmeerraum ausbreitete. Auch wenn es Gründe gibt zu vermuten, dass dieser Ausgangsort der Ausbreitung ein literarischer und historischer Gruß an Thukydides ist, ist er wahrscheinlich der richtige. Selbst die allgemein akzeptierte Berechnung, dass „ein Drittel der Menschheit“ starb, ist genauso sehr die Wahrheit wie literarische Konvention. Wenn überhaupt, ist sie eine Unterschätzung der tatsächlichen Auswirkung der ersten Pest. Noch wichtiger war der wiederholte Ausbruch im Osten alle fünf bis zehn Jahre (westeuropäische Quellen deuten auf eine Wiederkehr alle neun bis zwölf Jahre hin) bis in die Mitte des neunzehnten Jahrhunderts. Für die westliche Christenheit war der erinnerungswürdigste Ausbruch der, der 590 Rom befiel. Jedermann würde sich der wundersamen Errettung der päpstlichen Stadt durch den Erzengel Michael bewusst gewesen sein. Papst Gregor der Große (ca. 540 – 604) führte eine riesige Prozession durch die Stadt an und die Pest verschwand. An die wundersame Erscheinung des Erzengels, der sein Schwert in die Scheide führt, nachdem er die Krankheit geschlagen hat, wird noch immer durch die Statue erinnert, die zu Ehren des Ereignisses auf dem Grabmal Hadrians aufgestellt wurde. Castel Sant‘ Angelo, wie das Grabmal neu benannt wurde, wurde später zur Festung und nun zum Museum, doch die Statue des Michael auf dem Gipfel bleibt als Mahnerin an die wundersame Befreiung Roms vor eintausendvierhundert Jahren erhalten.

Was kann die Unterschiede bei den östlichen und westlichen Reaktionen auf die Pest von 1347 erklären? Es wäre zu einfach zu sagen, dass der

Unterschied lediglich ein Ergebnis des religiösen Unterschiedes zwischen dem Islam und dem Christentum sei. Ein Großteil des Ostens war zur Zeit des zweiten Ausbruchs immer noch vorherrschend christlich. Der Islam hatte die medizinische und philosophische Welt der späten (christlichen) Antike ohne große Veränderungen übernommen. Tatsächlich scheint der größte Unterschied bei den Ebenen der „Zivilisation“ zu liegen. Der Osten blieb sehr verstädtert, kosmopolitisch und pluralistisch, während der Westen eine rückwärtsgewandte, landwirtschaftlich geprägte und ausgesprochen bigotte Gesellschaft war. Das Aufkommen des Kreuzzugsideals hatte zunehmend die mentale Welt des Westens verschlossen, selbst als die zurückkehrenden Kreuzritter ganze Elemente der Zivilisation des Ostens in ihre Heimatländer brachten. Darüber hinaus scheint der Westen kein Gefühl der sozialen und kulturellen Kontinuität mit der Welt der Zeit der Pest des Justinian gehabt zu haben, während der Osten über eine Zivilisation und Kultur verfügte, die seit der Spätantike im Wesentlichen unverändert geblieben war. Der Westen befand sich gerade vor dem Eintritt in die Renaissance und der „Wiederentdeckung“ der antiken, klassischen Welt mit ihrer Architektur, Bildhauerei, Literatur, ihren Sprachen, ihrer Geschichte(n) und ihren kulturellen Empfindsamkeiten – der Zivilisation der Klassik. Diese benötigte im Osten, ob christlich oder islamisch, keine Wiederentdeckung, da diese Zivilisation noch existierte, wenn auch ziemlich verändert.

Daher konnten Autoren und Ärzte im Osten sich nicht nur an ihre heiligen Schriften wenden, um die zweite Pandemie zu verstehen, sondern auch an ihre (gemeinsame) Geschichte. Für sie waren Thukydides, Galen, Hippokrates, Aristoteles (384 – 322 v. Chr.), Platon (ca. 428 – ca. 348 v. Chr.), Rufus von Ephesos und die Chronisten der Pest des Justinian alle Teil derselben Geschichte. Sie waren nicht verloren gegangen oder gekürzt worden, sondern Teil einer kontinuierlichen, aber sich wandelnden Gesellschaft und Kultur. Muslime waren in der Lage, auf die Periode nach 540 zurückzublicken und festzustellen, dass ihre Historiker ihnen für die Zeit von 627 bis 717 von einer Serie von fünf Epidemien berichteten (der schwarze Tod war nur die sechste). Dem Fehlen an Ausbrüchen der Pest zwischen der Mitte des achten Jahrhunderts und der Mitte des vierzehnten Jahrhunderts wurde keine große (historische) Bedeutung beigemessen. Immerhin existierten die Kulturen des Ostens in einer geschichtlichen Welt, die sich über Jahrtausende erstreckte. Was waren da schon sieben Jahrhunderte?

Als die Pest im neunten und zehnten Jahrhundert nicht zurückkehrte, erlaubten die großen islamischen Zivilisationen des Nahen Ostens, Nordafrikas und Spaniens nicht, dass die Erinnerung an diese Ereignisse immer weiter in die Vergangenheit zurücktrat oder letztendlich in Vergessenheit geriet. Es gab eher einen massiven Zuwachs an arabischen Übersetzungen von und Kommentaren zu antiken medizinischen Abhandlungen. Dies war ein konzertierter Versuch, die Krankheit, ihre Ursachen und die Methoden, ihr vorzubeugen oder sie zu heilen, zu verstehen. Die westliche Christenheit hat dieser Periode islamischen Forschungsgeistes für das Überdauern dieser Texte und der Zivilisation der Antike zu danken, als sie sie schließlich selber „wiederentdeckte" und sich angesichts der zweiten Pandemie den antiken medizinischen Texten zuwandte.

Was kann daher über die Welt gesagt werden, die unwissentlich am Rand des Abgrunds, die der schwarze Tod darstellte, stand? Die Geschichte konnte mit verschiedenen Beispielen der Seuche aufwarten. Jedermann, ob Muslim oder Christ, würde zugestimmt haben, dass jede große Sterblichkeit durch den göttlichen Willen über die Menschen gebracht wird. Sie würden die medizinische Annahme der antiken Welt geteilt haben, die das Miasma eher betont als die Ansteckung. Mit anderen Worten, es gab ein riesiges Gebiet zwischen Gibraltar und dem Persischen Golf und zwischen Skandinavien und der Sahara, in dem die Ansichten über Epidemien geteilt wurden. Aber es gab bedeutsame Unterschiede zwischen der östlichen und der westlichen Welt und dem Islam und dem Christentum.

Die offensichtlichsten Unterschiede erkennt man, wenn man die Schlüsse betrachtet, die von Christen und Muslimen aus den Ereignissen der ersten Pandemie gezogen wurden. Auch wenn beide die Seuche als Akt Gottes betrachteten, unterschied sich ihr Verständnis der Motive Gottes deutlich. Muslime wurden von ihren religiösen Führern angewiesen, auf drei spezielle Weisen auf die Pest zu reagieren. Erstens, keiner durfte aus einem durch die Pest verseuchten Gebiet fliehen oder dorthin gehen. Da die Pest speziell und persönlich von Gott geschickt wurde, konnte niemand seinem Willen entkommen und niemand sollte versuchen, sich selbst in Gefahr zu bringen. Daher musste die Pest mit Resignation, Demut und, wegen des zweiten Lehrsatzes, mit Freude akzeptiert und ertragen werden. Die islamische Vorstellung lehrte auch, dass Gläubige durch den Tod durch die Pest sofortigen Einlass ins Paradies erhalten würden. In diesem Sinne gab es keinen Unterschied zwischen dem Tod durch die Pest und dem Tod auf dem Schlachtfeld während eines heiligen Krieges oder Kreuzzugs. Doch auch wenn die Pest eine große Freude und ein Segen war, der von Gott über die Gläubigen gebracht wurde, war sie auch Strafe und Verurteilung für die Ungläubigen. Zum Schluss wies die islamische Vorstellungswelt eine Theorie der Ansteckung für die Übertragung der Pest vollständig und kategorisch zurück. Gott hatte die Befallenen speziell und einzeln ausgesucht.

Die Christenheit verstand das Auftreten der Pest sehr viel weniger speziell und individuell. Die Pest war wegen der Sünde eine allgemeine Strafe für alle. Im Osten konnten Christen diese Strafe als Konsequenz der pluralistischen, kosmopolitischen Welt verstehen, in der sie lebten. Der Osten verfügte über zahlreiche Arten des Christentums (die sich wechselseitig für heterodox und ketzerisch hielten). Darüber hinaus war der Erfolg des Islam (von den Orthodoxen oft als ketzerische Form des Christentums betrachtet) nur eine weitere Plage, die als Strafe und Warnung über das Ostchristentum und sein Reich gebracht wurde. Mit anderen Worten, die Pest konnte den Christen des Ostens als konservative Kraft dienen, die sie schließen ließ, dass es eines orthodoxeren Glaubens bedurfte. Bevor sie also sich selbst in Frage stellten, waren der Niedergang des Reiches, die Pest, die Niederlage eher Rufe nach größerem Eifer, mehr Spiritualität, Mystizismus und orthodoxem Glauben.

Für die Christen des Westens war die Deutung komplexer. Die Christenheit war unter der Kontrolle der römisch-katholischen Kirche ziemlich monolithisch. Die westliche Christenheit verstand sich als die „richtige", im Gegensatz zu der verwirrten, heterodoxen und ketzerischen Welt des Ostens. Der Osten war dekadent oder stand, noch schlimmer, unter dem Einfluss der ungläubigen Muslime. Wenn der Westen die letzte Bastion des „wahren Glaubens" war, wie sollte man es dann aufnehmen, dass Gottes Zorn sich durch die Pest so offensichtlich gegen den Westen richtete? Wenn Gregor der Große, einer der größten Exponenten des päpstlichen Supremats und der römischen Kirche, in der Lage gewesen war, die Pest zu beenden, warum war sie dann zurückgekehrt? Was war verkehrt an der westlichen Christenheit? Die islamische Vorstellungswelt konnte die Pest als Segen für die Gläubigen deuten, und die Christen des Ostens konnten sie als Warnung gegen jegliche Zugeständnisse im fortlaufenden Kampf gegen Heterodoxie, Ketzerei und den Islam betrachten. Die westliche Christenheit war dagegen gezwungen, vielleicht darüber nachzudenken, dass die Pest eine Strafe für einen internen und noch nicht erkannten Fehler war. Daher konnte –und würde- die gemeinsame historische und „theologische" Welt der Epidemien und der Medizin dazu führen, dass die unterschiedlichen Kulturen des Mittelmeerraumes und Westeuropas den schwarzen Tod auf sehr unterschiedliche Weise verstanden und auf ihn reagierten.

Todt zum Juristen: 71

ES hilfft da kein Fund noch Hofieren/
Kein Auffzug/ oder Appellieren:
Der Todt zwinget alle Geschlecht/
Darzu Geistlich vnd Weltlich Recht.

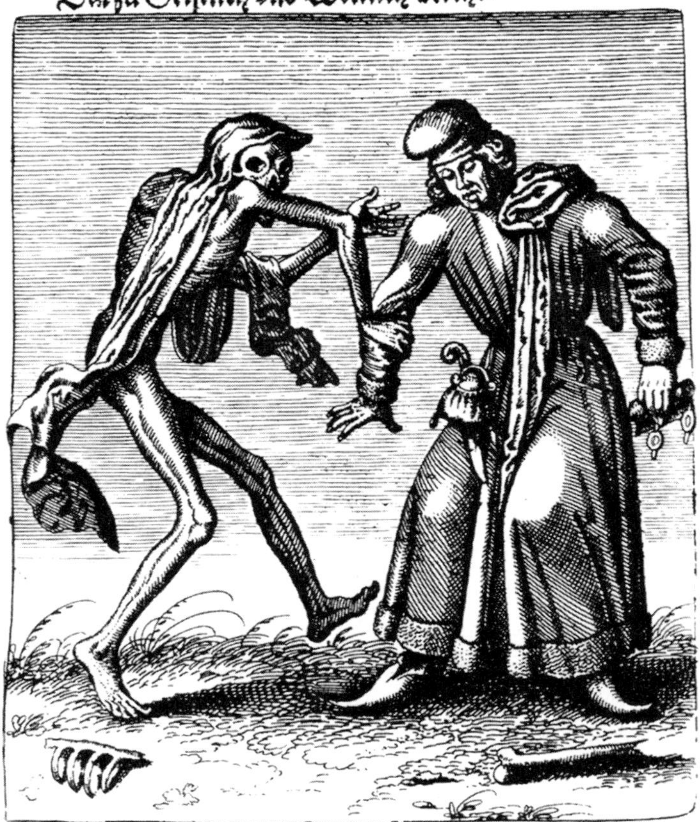

Der Jurist.

VOn GOtt all Recht gegeben sindt/
Wie man die in den Büchern findt:
Kein Jurist sol dieselbig biegen/
Die Lug hassen/die Warheit lieben.

Todt

Der Tod und der Jurist

2

Der Tod steht vor der Tür

Der schwarze Tod und seine Auswirkungen

1347 – 1400

Oh glückliche Nachwelt, die das entsetzliche Leid nicht durchleben und unsere Geschichte für eine Fabel halten wird

Petrarca

Für den heutigen Leser, der durch die unauslöschliche Erinnerung an den schwarzen Tod geprägt ist, ist es schwierig, wenn nicht gar unmöglich, sich die sozio-kulturelle Vorstellungswelt Westeuropas während des Jahrhunderts vor dem Heraufziehen der Pest vor Augen zu führen. Doch um die Auswirkungen von Pestilenz, sowohl die „tatsächlichen“ als auch die „psychologischen“ zu verstehen, ist es wesentlich, sich eine Welt vorzustellen und zu begreifen, die vom schwarzen Tod nichts wusste. Am Rande eines verheerenden Abgrunds, vor einem katastrophalen demographischen Einbruch, ging eine Welt der Bauern und städtischen Kaufleute ihrem täglichen Leben nach, akzeptierte den wiederkehrenden Rhythmus der Natur und hatte keinerlei Achtung vor welterschütternden Erdbeben. Die Gesellschaft wusste nichts von und war taub gegenüber der zunehmenden Flut des Klagens, das dem schwarzen Tod bei seinem unaufhaltsamen Marsch nach Westen folgte.

Es gibt eine allgemeine Übereinstimmung unter Historikern, dass das Westeuropa von ca. 1300 – 1340 ein relativ stabiler Ort war, der aber eine Reihe ernsthafter Probleme aufwies. Durch die langsame Erholung der Bevölkerungszahlen nach der ersten Pandemie waren die Menschen gezwungen, mehr und mehr Land, egal wie ungeeignet, zu bebauen. Darüber hinaus wurde wo immer möglich beinah alles Land auf Getreideanbau umgestellt, um das wichtigste Nahrungsmittel, Brot, zur Verfügung zu haben. Daher hatte die Bevölkerungszahl das Maximum erreicht, das durch das verfügbare Land am Leben erhalten werden konnte. Ohne Zweifel kämpften viele, wenn nicht gar die meisten, auf reiner Subsistenzebene um das Überleben – eine Ernte oder eine Katastrophe vom

Tode entfernt. Gleichzeitig, wie die Forschung zeigt, verschlechterte sich langsam das Klima. Die sogenannte „kleine Eiszeit" wurde Zeuge zunehmend harter Winter und feuchter Sommer. Das Ergebnis war, dass es viele Missernten gab oder die Ernten die Menschen nicht über die (längeren) Winter bringen konnten. Dies führte zu regelmäßigen Hungersnöten, zu besonders schlimmen im zweiten Jahrzehnt des vierzehnten Jahrhunderts. Auch wenn unter diesen Bedingungen sicherlich viele umkamen, scheint die Bevölkerung in der Lage gewesen zu sein, sich recht schnell zu erholen.

Der zunehmende Landdruck durch eine große Bevölkerung schuf zusätzliche Probleme. Eine Abhängigkeit von Getreide wie auch die Notwendigkeit des ständigen Neuanbaus (im Gegensatz zu zeitweiligen Brachen) zehrte das Land aus. Dies führte insgesamt zu einem Rückgang der Erntemenge an Getreide. Zur Mitte des dreizehnten Jahrhunderts gab es Erträge von 6 – 8 Körnern pro gesätem Korn; ein Verhältnis von 10 zu 1 war nicht unbekannt. Als die Fruchtbarkeit des Landes nachließ, begann das Verhältnis geringer zu werden und wurde bei 2 – 3 zu 1 nachgewiesen. Mit anderen Worten, statt 5 – 7 oder gar 9 Säcken an Korn für die Nahrung pro Sack für die Saat hatten viele Bauern lediglich einen Ertrag von 1 – 2 Säcken, nachdem die Saat für die nächste Anpflanzung beiseite gelegt worden war. Man braucht nur wenig Vorstellungskraft, um zu erkennen, dass die Situation zwar so bleiben konnte, um die Bevölkerung zu versorgen, aber sie äußerst anfällig für Ernteschwankungen machte.

Über beinah zwei Jahrhunderte haben Historiker vorgebracht, dass dieser prekäre Balanceakt den großen demographischen Einbruch des schwarzen Todes verursacht hätte. Diese Interpretation folgte den Ansichten von Thomas Malthus (1766 – 1834), einem anglikanischen Kleriker, die er in seinem Aufsatz Essays on the Principle of Population zum Ausdruck brachte. Kurz gesagt argumentierte er, dass es ein natürliches Limit für jede Bevölkerung gebe, das auf der Verfügbarkeit von Land und anderen notwendigen Ressourcen basierte. Sobald dieses Limit einmal erreicht sei, würde die „Natur" (gewaltsam) eingreifen, um die Zahl der Menschen zu reduzieren. Diese Eindämmung im Sinne Malthus' kann in Form von Kriegen, Hungersnöten oder Seuchen auftreten. Dieses relativ einfache und scheinbar logische Gesetz bedeutete, dass in der Spätantike die Welt ihr „natürliches" Limit erreicht hatte und die erste Pandemie zuschlug, die einen katastrophalen Bevölkerungsrückgang mit sich brachte. Zu einem bestimmten Zeitpunkt danach (ca. 750 n.Chr.) begann sich die Bevölkerungszahl zu erholen und erreichte zur Mitte des vierzehnten Jahrhunderts ihr natürliches Limit. Die Eindämmung im Sinne Malthus' durch eine Epidemie schlug wiederum zu und führte zu einem enormen Bevölke-

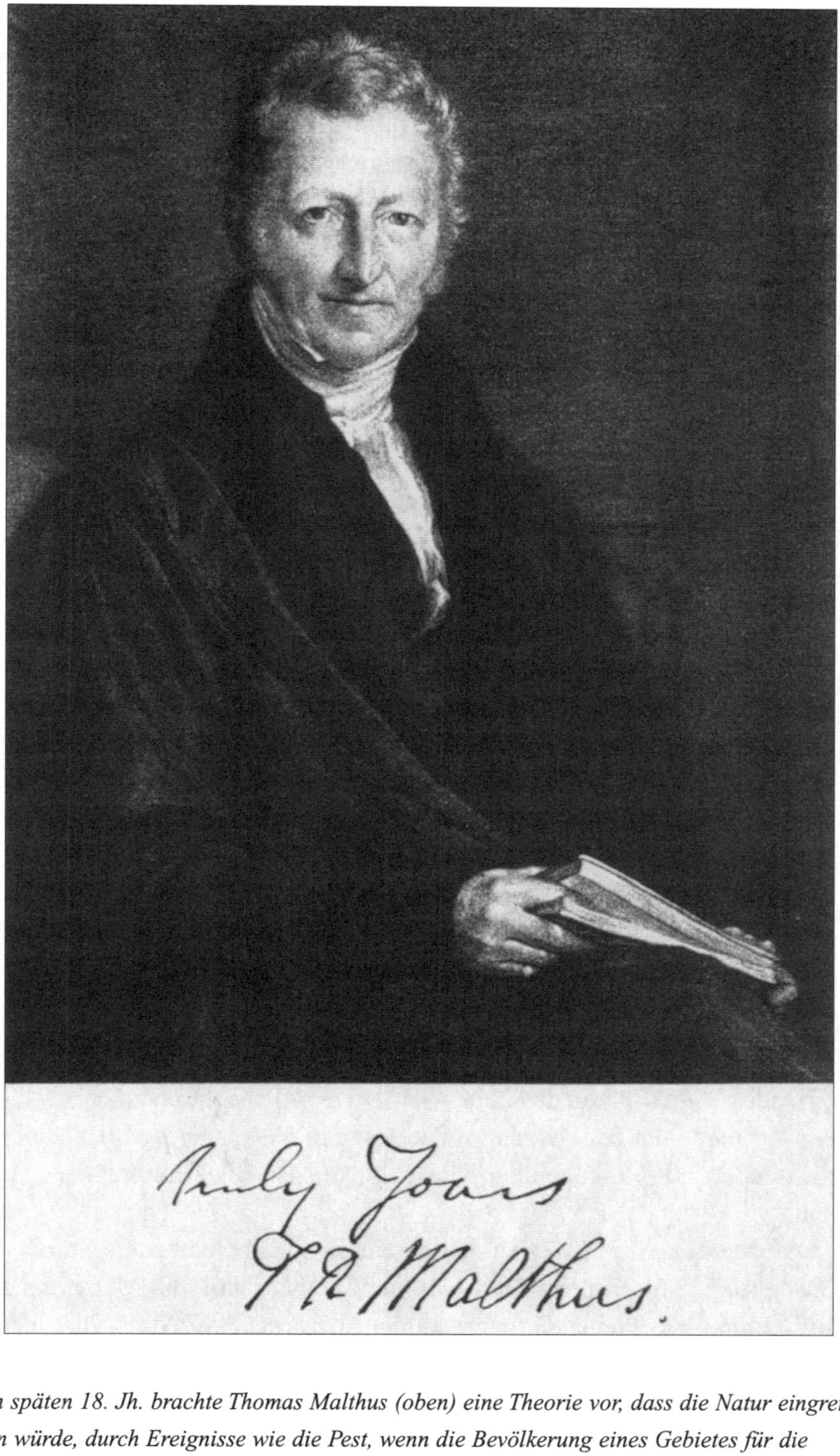

Im späten 18. Jh. brachte Thomas Malthus (oben) eine Theorie vor, dass die Natur eingreifen würde, durch Ereignisse wie die Pest, wenn die Bevölkerung eines Gebietes für die natürlichen Ressourcen zu ihrer Existenzsicherung zu groß wurde.

rungsrückgang in ganz Westeuropa, der erst zur Mitte des neunzehnten Jahrhunderts vollständig rückgängig gemacht worden war. Das heißt, die Auswirkungen der ersten Pandemie waren nach sechs Jahrhunderten rückgängig gemacht, während die zweite ihre Spuren über die folgenden 400 Jahre hinterließ (wenn wir von einem Beginn der Erholung ca. 1450 – 1500 ausgehen).

So reizvoll diese Erklärung auch sein mag, es ist offensichtlich, dass eine Reihe von Problemen damit einhergehen. Zunächst wird den Kräften der Natur direktes Handeln zugeordnet, indem die Natur die Bevölkerungszahl durch direktes Eingreifen des Krieges, von Hungersnöten oder Seuchen korrigiert. Es ist kaum überraschend, dass ein Kleriker des achtzehnten Jahrhunderts dazu neigt, der Natur eine beinah göttliche Kraft der Vorsehung zuzuweisen. Überraschender ist die Kraft dieser Deutung bis zum heutigen Tag. Natürlich kann man die Ansicht vertreten, der schwarze Tod (und das nächste Jahrhundert der Pest, aber nicht die beiden darauf folgenden Jahrhunderte) sei eine Eindämmung nach Malthus gewesen. Aber dann müssen wir auch davon ausgehen, dass die beiden Weltkriege und die Spanische Grippe von 1918 – 20 eine ähnliche Eindämmung einer angenommenen Überbevölkerung Westeuropas waren. So scheinbar logisch wie das Gesetz Malthus‘ für die Erklärung des schwarzen Todes auch ist, seine Anwendung auf (heutige) Katastrophen bringt das Kartenhaus zum Einsturz.

Noch wichtiger als jede philosophische oder intellektuelle Kritik an Malthus ist der Umstand, dass die Einzelheiten der Lebenswelt vor dem schwarzen Tod klar machen, dass selbst hier die Annahmen keinen Sinn machen. Die Bevölkerung Westeuropas hatte sicherlich auf Grundlage der verfügbaren Ressourcen ihr Maximum erreicht. Doch dieses Maximum war ein Jahrhundert vor dem schwarzen Tod erreicht und seitdem aufrechterhalten worden. Hungersnöte, Überbeanspruchung des Landes und schlechter werdendes Wetter hatten das Leben schwieriger gemacht und sicherlich die Verzweiflung unter den Armen größer werden lassen, aber sie hatten keinen bedeutenden oder anhaltenden Rückgang der Bevölkerungszahlen verursacht.

Die Menschen im Westen hatten einen gleichbleibenden Stand der Bevölkerungszahl erreicht. Dies soll nicht heißen, dass die Menschen gut oder auch nur ausreichend ernährt waren. Aber trotz aller Armut überlebten sie. Wenn man von einer Eindämmung sprechen will, ist es realistischer, von einer Deckelung statt von einer Guillotine auszugehen. Das heißt, die Bevölkerung hatte ihr Maximum erreicht und sich durch verschiedene aktive und passive Mittel stabilisiert. Im Gegensatz dazu brachte Malthus vor, dass sobald das Limit erreicht sei, die Natur durch einen umfassenden Reduktions„abschuss“ eingreifen würde. Die Fakten machen deutlich, dass dies nicht passiert war.

Aber wir stehen noch vor der Frage, wie die Bevölkerung es geschafft hatte, eine solch hohe Zahl zu erreichen, die sich dann stabilisieren konnte. Irgendwelche eindämmenden Faktoren waren sicherlich am Werk, aber welche waren es? Auf jeden Fall diente der Rückgang der Fruchtbarkeit des Bodens als Eindämmung, indem er (und das Wetter) zu regelmäßigeren Hungersnöten und höherer Sterblichkeit führte. Mehr Menschen hungerten auf regelmäßigerer Grundlage, und in manchen Jahren gab es in bestimmten Regionen einen bedeutenden demographischen Rückgang. Einige sprechen zum Beispiel für die Jahre 1309 – 1325 von einem Rückgang um 10 – 20 %. Doch die Auswirkungen waren nicht von Dauer und auch nicht in ganz Europa zu finden. Zusätzlich diente die tatsächliche Landfläche als weitere Eindämmung. Es gab halt lediglich so und so viel Hektar an bebaubarem Land. Das Problem, wenn man sich zu sehr auf eine dieser Erklärungen verlässt, ist, dass beide Malthus folgen, der Rolle der Natur eine bestimmte „Absicht“ bezüglich der Bevölkerungszahl zuzuweisen.

Aber es gab andere eindämmende Faktoren für die Bevölkerungszahl, die der Bevölkerung selbst entwuchsen. Zunächst einmal führte die ständige Unterteilung des Landes in kleinere und kleinere Parzellen mit jeder Generation zu einer Erbform (Primogenitur), die Besitz einem einzigen Kind hinterließ (dem ältesten Sohn). Dies bedeutete, dass jüngere Kinder nicht in der Lage sein würden, eine Familie zu ernähren, da sie kein Land besaßen. Die Zunahme der Ehelosigkeit aus religiösen oder wirtschaftlichen Gründen würde eine direkte Auswirkung auf die Geburtenrate und den allgemeinen Bevölkerungszuwachs haben. Es ist vielleicht in der Tat bemerkenswert, dass die Kirche in jener Periode größeren Wert auf die Ehelosigkeit unter Gemeindepriestern legte. Dies blieb zwar größtenteils erfolglos (die Priester hielten sich Konkubinen), aber das Problem der Erbschaft und der Aufteilung des Landes an die Nachkommen von Priestern war gelöst. Sie mochten zwar (uneheliche) Kinder haben, aber die Ländereien der Kirche mussten nicht zu ihrer Versorgung belastet werden.

Die einzelnen Menschen selbst waren auch in der Lage zu begreifen, dass es eine Grenze für die Zahl der zu stopfenden Mäuler gab. Es gab eine Reihe von Methoden für die Nichtehelosen zur Geburtenkontrolle. Die offenkundigste war der Aufschub der Heirat, bis das Paar in der Lage wäre, sich und seine Kinder zu ernähren. Anschließend konnte Abstinenz in der Ehe angewandt werden, um keine Kinder zu bekommen. Die Menschen des Mittelalters waren sich sicherlich darüber bewusst, dass das Hinauszögern des Stillens eines Kindes zur Verzögerung einer weiteren Schwangerschaft führen konnte. Auch gab es Heilkräuter, um Empfängnis zu verhindern (und auch zu fördern). Und schließlich, auch wenn es sich um schwerwiegende Verbrechen handelte, waren Methoden, die zu einem Abort führten, und sogar Kindsmord (und Aussetzen des Kindes) nicht unbekannt.

Die einfache Betrachtung des schwarzen Todes nach Malthus sollte daher einem realistischeren Verständnis der Welt des vierzehnten Jahrhunderts Platz machen. Westeuropa war extrem überbevölkert, und die Bevölkerung stand durch den zunehmenden Mangel an Ressourcen und das sich verschlechternde Wetter unter enormem Druck. Trotzdem scheint die Bevölkerungszahl relativ stabil gewesen zu sein. Eine ganze Reihe von Faktoren, sowohl natürliche als auch menschliche, erwiesen sich als mehr als ausreichend, um diese Stabilität aufrechtzuerhalten. Wir können davon ausgehen, dass diese Gesellschaft und Bevölkerung wohl in der Lage gewesen wäre, sich auf unbegrenzte Zeit zu erhalten. Doch die Realität war, dass die Lage (und die Bevölkerung) auch sehr prekär war.

Im Oktober 1347 wurde diese in Not befindliche, überbelastete Gesellschaft am Rande des Existenzminimums durch den Einzug der Pest im Hafen von Messina auf Sizilien über den Rand gestoßen. Ihr Einzug begann den Zyklus, der den Zug der Seuche über den Kontinent kennzeichnete. Normalerweise wütete die Seuche in den Sommermonaten und im Frühherbst (davon abhängig, wann sie eintraf). Während der kühleren Wintermonate ging sie zurück, nur um im folgenden Frühjahr wieder aufzutreten. Vom ursprünglichen Ort eines Hafens verbreitete sich die Seuche ins ländliche Hinterland und auf andere Häfen, wo sich der Zyklus wiederholen würde.

In den zwanziger Jahren des vierzehnten Jahrhunderts war die Pest aus den Regionen der Mongolei und der Wüste Gobi ausgebrochen, wo sie unter den einheimischen Nagetieren endemisch war (und noch immer ist). Sie befiel sowohl den Westen als auch den Osten. Zeitgenössische Forschung lässt annehmen, dass die Ausbrüche der Pest in China (1331 – 1353) vielleicht 65 % der Bevölkerung töteten. Wie auch immer, zum Jahre 1393 war die Gesamtbevölkerung von 120 Millionen auf 90 Millionen zurückgegangen – ein Rückgang um 25 % in sechzig Jahren.

Auf ihrem Vormarsch nach Westen scheint die Pest zunächst die christlichen Gemeinschaften der Nestorianer von Issykkul am Balkaschsee befallen zu haben, wo sowjetische Archäologen für die Jahre 1338 – 1339 eine große Sterblichkeit dokumentierten, einschließlich dreier Grabsteine, die überdauert haben und die Pest als Todesursache angaben. Von dort zog die

Pest 1345 nach Sarai an der unteren Wolga auf der Krim. Danach wurde von ihr 1346 in Astrachan (Aserbaidschan) berichtet. Bevor sie die Krim erreichte, war die Pest über Land gezogen, eine Reise, die beinah fünfzehn Jahre gedauert hatte. Doch nun wurde die Pest seegestützt

Es gibt eine traditionelle Erzählung, wie dies geschah. 1345 – 1346 wurden die Genuesen im Hafen von Kaffa (heute Fedosia auf der Krim) durch die Truppen von Djanibek, dem Khan der goldenen Horden, belagert. Seine Einheiten wurden von der Pest befallen, und da er das Verlangen hatte, die Krankheit auf seine Feinde zu übertragen, ließ er die Toten nach Kaffa hinein katapultieren. Die Genuesen warfen die Leichen schnell ins Meer. Trotz ihrer Bemühungen wurden auch sie von der Pestilenz befallen. Man geht davon aus, dass ihre Schiffe, die der Belagerung entflohen, die Seuche in den Mittelmeerraum brachten, wo sie sich entlang der Seewege schnell ausbreitete. Falls diese Geschichte wahr ist, kommt dieser frühe Akt biologischer Kriegsführung den Auswirkungen der Pocken auf die einheimische Bevölkerung Mittel- und Südamerikas und dem Beschenken der nordamerikanischen Indianer mit verseuchten Decken durch europäische Siedler und Eroberer gleich. Wahrscheinlicher ist, dass sich die Pest ganz natürlich aus dem Belagerungscamp in die Stadt und dann auf die genuesischen Seeleute ausbreitete.

Ob nun natürlich oder durch die helfende Hand Djanibeks, die Pest befiel den Mittelmeerraum 1347. Im byzantinisch-islamischen Osten wurden die großen Seehäfen Konstantinopel und Alexandria genauso befallen wie Zypern. Doch das extensive Netzwerk an Handelsrouten, das das Mittelmeer durchkreuzte, führte zum Befall der westlichen Häfen noch im gleichen Jahr. Messina auf Sizilien und die merkantilen Seemächte Genua, Florenz, Pisa und Venedig wurden ebenfalls befallen. 1348 waren weitere Häfen (z.B. Marseille) an der Reihe. Noch wichtiger war, dass die Seuche sich über die Handeslrouten zu Lande ins Binnenland ausbreitete und die Metropolen Kairo, Antiochia und Tunis wie auch die Binnengebiete in Italien (z.B. Pistoia) und Frankreich (Montpellier, Narbonne, Carcassonne, Toulouse, Montabaun, Bordeaux und Avignon) befiel. 1349 verlor das große Zentrum des Islam, Damaskus, beinah die Hälfte seiner Bevölkerung. In der Tat sollte man bedenken, dass die Pestilenz den gesamten Mittelmeerraum durchfegte und 30 – 40 % der Menschen der islamischen Levante und Nordafrikas dahinraffte, auch wenn die meisten Leser den schwarzen Tod für ein (west)europäisches Phänomen halten mögen.

Die Geschwindigkeit des Vormarsches der Pest war phänomenal und kommentiert die extensiven Handelsrouten in Europa. Die Epidemie hatte nicht nur im Jahr 1348 Binnengebiete befallen, sondern war entlang der

Haupthandelsrouten der Rhône, Sôane, Seine und des Rheins durch ganz Frankreich gefegt. Die Niederlande waren in Gent, Brügge, Ypres, Brüssel und Antwerpen befallen, ebenso Nordfrankreich in Paris und der Normandie. Zusätzlich übersprang die Pestilenz den Ärmelkanal und schlug in London, Bristol, Plymouth, Southampton zu, nachdem sie, wie man annimmt, zunächst in Melcombe Regis, Dorset, auf englischen Boden geriet. Im folgenden Jahr war die Pest in Cornwall und Bergen (Norwegen). Als Schweden 1350 befallen wurde, sagte der König, Magnus II. (1317 – 1374): „Gott hat die Welt wegen der Sünden der Menschen mit dieser großen Strafe des schnellen Todes heimgesucht. Durch sie sind die meisten unserer Landsleute tot.“ Das einzige europäische gekrönte Haupt, das durch die Pest umkam, erlag ihr im März jenes Jahres, als Alfonso XI. von Kastilien, der Unerbittliche, starb, als er Gibraltar belagerte. Zum Jahre 1350 erreichte die Seuche nicht nur die nördlichsten Gebiete Europas in Schweden und Norwegen, sondern auch die westlichsten. Schottland, Island, Orkney, Grönland, die Färöer und Shetland wurden befallen. Tatsächlich scheint die Pest der Nagel zum Sarg der europäischen Besiedlung in Grönland gewesen zu sein, die schon sehr unter dem Klimawechsel und einer Hungersnot gelitten hatte; die dänisch-wikingischen Kolonien wurden vollständig aufgegeben.

Die Epidemie hatte auch die Alpen überquert und war den Rhein entlang gezogen, verwüstete die Schweiz und Deutschland und erreichte 1351 schließlich Brandenburg. Im gleichen Jahr fegte die Pestilenz nach Norden und Osten nach Russland, wo der Großherzog von Moskau und der Patriarch der russisch-orthodoxen Kirche beide an der Krankheit starben. Schließlich zog die Pest nach Süden in das Wolgabecken und die Ukraine. Nachdem sie nach Westen, Norden, Osten und schließlich nach Süden durch die europäische Halbinsel der eurasischen Landmasse gewütet war, kehrte die Pestilenz tatsächlich beinah auf die Krim zurück, von wo sie 1346, lediglich fünf Jahre zuvor, ausgegangen war.

Papst Clemens VI. (1291 – 1352) schätzte in ihrer Folge, dass 23.840.000 Menschen einer Gesamtbevölkerung von 75 Millionen gestorben waren – volle 31 %. Der einzige Weg, dieses Ausmaß an Zerstörung und Tod zu begreifen, ist, Vergleiche mit der heutigen Welt zu ziehen. Um einen vergleichbaren Verlust zu erleiden, müssten die heutigen Vereinigten Staaten 84 Millionen Bürger in fünf Jahren sterben sehen. Die Europäische Union müsste 108 Millionen und Großbritannien 18 Millionen (die Bevölkerung des Großraums London und des Südostens) verlieren. Die chinesische oder indische Bevölkerung würde um 310 Millionen zurückgehen müssen. Eine weltweite demographische Katastrophe dieses Ausmaßes würde (in nur sechs Monaten) beinah 1,9 Milliarden Menschen töten. Man

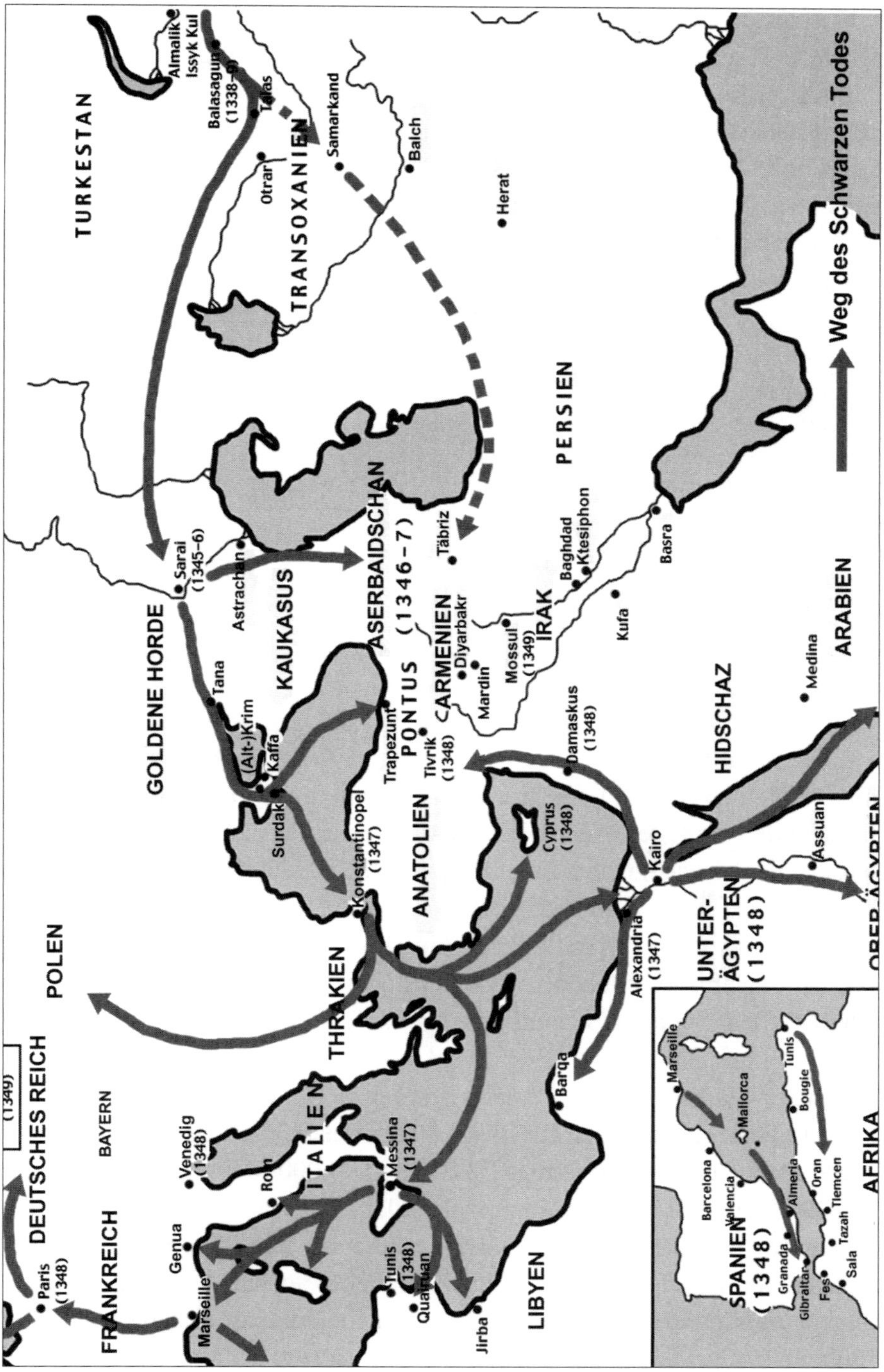

Eine Karte, die die Ausbreitung des schwarzen Todes zwischen 1338 und 1349 zeigt. (Aus Michael W. Dols, The Black Death in the Middle East, Princeton: University Press, 1977)

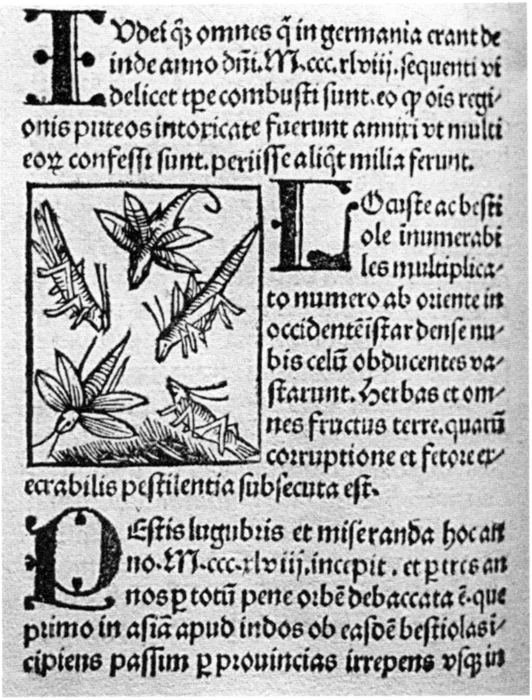

Iudei q3 omnes q̄ in germania erant de inde anno dñi.M.ccc.xlviij.sequenti videlicet tpe combusti sunt.eo q̄ ois regionis puteos intoxicate fuerunt annuri vt multi eoꝝ confessi sunt.periisse aliq̄t milia ferunt.

Locuste ac bestiole innumerabiles multiplicato numero ab oriente in occidentē instar dense nubis celū obducentes vastarunt. Herbas et omnes fructus terre.quarū corruptione et fetore execrabilis pestilentia subsecuta est.

Pestis lugubris et miseranda hoc anno.M.ccc.xlviij.incepit.et ꝑ tres annos ꝑ totū pene orbē debaccata ē.que primo in asiā apud indos ob casū de bestiolas incipiens passim ꝑ prouincias irrepens vsq3 in

Die Nürnberger Chronik wurde im 15. Jh. gedruckt und beinhaltete diese Darstellung des Ausbruchs der Pest 1348.

muss sich also den Tod der gesamten Bevölkerung Chinas und Indiens in fünf Jahren vorstellen. Tod und Katastrophe dieses Ausmaßes sind schlicht jenseits des menschlichen Vorstellungs- oder Erklärungsvermögens, damals wie jetzt. Aber der vorherige Gallop durch die Chronologie der Pest vermittelt eine gewisse Vorstellung der Geschwindigkeit der Seuche. Um ihre Auswirkungen zu verstehen, muss man sich dem kleineren Maßstab einzelner Nationen, Städte und Familien zuwenden.

Einige Städte wie z.B. Venedig wurden besonders hart getroffen. Die besten Schätzungen geben für die Zeit zwischen Dezember 1347 und Mai 1439 Opferzahlen von zwischen 72.000 und 90.000 Menschen an, bei einer Bevölkerungszahl vor der Pest von 120.000 – 150.000 Menschen eine Verlustrate von 60 %. Noch überraschender als das schiere Ausmaß der Katastrophe ist, dass Venedig schnell handelte, um die Auswirkungen der Seuche zu begrenzen. In vielerlei Hinsicht hätte die Lage Venedigs auf einer Reihe Inseln es leichter machen müssen, den Einzug der Seuche in die Stadt zu verhindern oder, wenn das gescheitert wäre, sie auf den infizierten Inseln unter Kontrolle zu halten. Beim ersten Anzeichen der Pestilenz ging die Stadt daran, alle einlaufenden Schiffe für volle vierzig Tage zu beschlag-

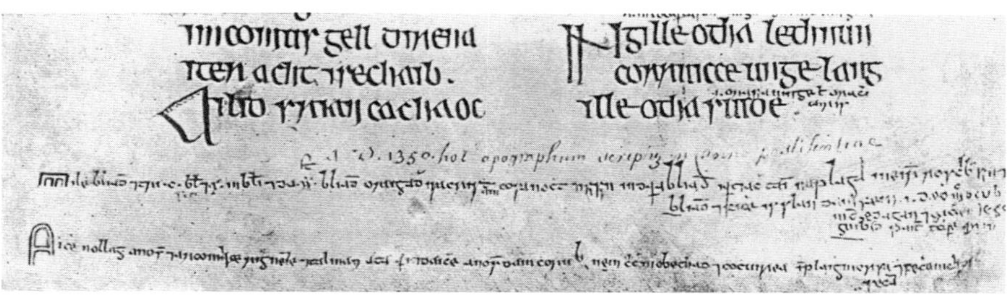

Diese Anmerkungen wurden am Fuße einer Seite alter irischer Gesetze, die dem heiligen Patrick zugeschrieben werden, hinzugefügt und geben Einblick in die Ängste, die der schwarze Tod verursachte.

nahmen (daher der Begriff Quarantäne, vom französischen quarante, vierzig). Die venezianische Regierung wies auch bestimmte unbewohnte Inseln als Friedhöfe aus, darauf bestehend, dass die Toten mindestens fünf Fuß tief begraben werden. Trotz schnellen Handelns, natürlich zu verteidigender Barrieren und strikter Quarantäne schaffte es die Stadt nicht nur nicht, die Seuche zu kontrollieren oder aufzuhalten, sondern erlitt auch eine der höchsten Sterblichkeitsraten jeder größeren Stadt.

Im Gegensatz dazu erlitt Mailand bei einer Bevölkerung von über 100.000 nur 15.000 Todesfälle. Mailand war ein ziemlich großer Staat (nach norditalienischen Maßstäben), doch es verfügte nicht über die exzellenten Wasserbarrieren wie Venedig. Eigentlich hätte die Pest in Mailand leichter Einzug halten und Verwüstung üben müssen. Aber über einige Unterschiede können Mutmaßungen angestellt werden. Zunächst unterstand die Regierung Mailands einer mächtigen autokratischen Familie, die sich schnell daran machte, den Zug der Menschen und der Waren in die Stadt zu kontrollieren. Trotz des besten medizinischen Rates, die Seuche sei miasmisch, entschied der mailändische Staat, sie sei ansteckend, und handelte entsprechend. Jede Familie mit Anzeichen der Infektion wurde in ihren Häusern eingemauert und musste mit an Seilen heruntergelassenen Körben ernährt werden. Traditionellerweise wurde dies als Hauptfaktor zur Erklärung der relativ wenigen Todesfälle in Mailand herausgestrichen. Doch selbst eine oberflächliche Untersuchung deutet darauf hin, dass, egal welche offizielle Erklärung die Venezianer für die Pest hatten, ihr Handeln gegen eine Ansteckung genauso erfolgreich gewesen wäre, wie alles, was in Mailand getan worden war. Man könnte noch einen anderen möglichen Vorschlag machen. Mailand mit seinem großen Hinterland bot Platz für viele Bürger, die flohen, während Venedig, auf seinen überbevölkerten, feuchten Inseln eingepfercht, eine ideale Brutstätte für die Pest darstellte. Die Wirklichkeit

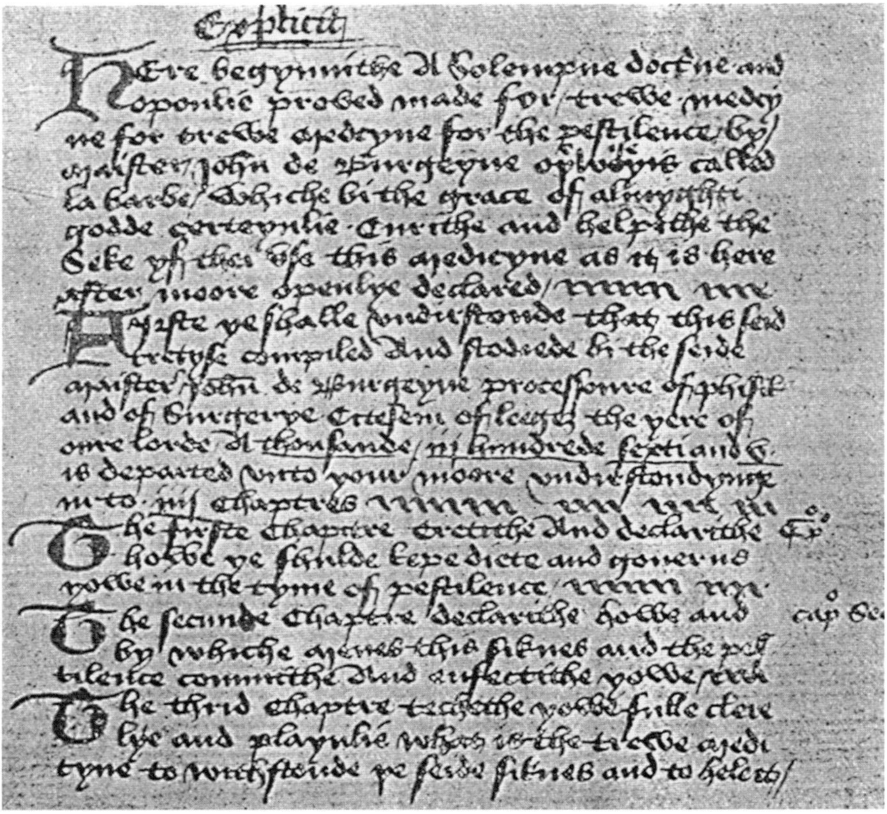

Eine englische Version einer Abhandlung über die Pest von Jean de Bourgogne, die er auf 1365 datiert.

ist, dass bisher noch keine ausreichende Erklärung für die niedrige Todesrate in Mailand vorgebracht worden ist.

Die Verluste in London scheinen nach europäischen Standards relativ normal gewesen zu sein, wenn man unter diesen Umständen von normal sprechen kann. Die Schätzungen geben an, dass 25 – 50 % einer Zahl von 50.000 starben (also 12.500 – 25.000 oder Einer von Vieren bis jeder Zweite). Diese Zahlen vermitteln kaum eine Vorstellung vom überwältigenden Ausmaß der Sterblichkeit. In den zwei Monaten zwischen dem 2. Februar und dem 2. April 1348 wurden 2.000 Leichen auf einem einzigen Friedhof begraben (oder auch 34 Begräbnisse pro Tag). Geht man von zehn Stunden Tageslicht zu dieser Jahreszeit aus, ist das ein Begräbnis alle zwanzig Minuten. Ein weiteres Beispiel wird reichen zu erklären, warum so viele glaubten, ihre Gesellschaften würden vom Tode überwältigt. Zwischen Juni und September, wenn die Pest noch schlimmer wütete als im Frühling, starben in London Tag für Tag 290 Menschen. Diese Toten, von denen viele Notare angefordert und von denen alle einen Priester verlangt haben würden, mussten abgeholt, ihre Häuser gereinigt, die verschmutzten, infizierten Laken vernichtet und die Begräbnisse vollzogen werden (ausgehend von zwölf Stunden Tageslicht, bei einer Rate von 24 pro Stunde – ein Begräbnis alle zweieinhalb Minuten).

Während die meisten Städte ungefähr 40 % ihrer Bevölkerung verloren, kann man sich eine Vorstellung von der extrem hohen Sterblichkeitsrate machen, indem man sich vor Augen hält, dass viele Historiker von einer „milden" Pest in Antwerpen reden, die „nur" jeden Vierten oder Fünften tötete (20 – 25 %). Auch wenn die tatsächliche Zahl an Toten in einer jeden Stadt vorstellbarer ist als die Gesamtzahl der Toten in ganz Westeuropa, darf man nicht vergessen, dass ein Massensterben weitere Ergebnisse hat als lediglich Leichen. Viele Industrien und Dienstleistungen sind von einer bestimmten kritischen Masse an Arbeitskräften abhängig. Einige Bereiche würden schlicht aufhören, ausgeübt zu werden, wenn 35 % der Arbeitskräfte in wenigen Monaten sterben würden. Nicht nur das, Arbeitskraft würde auch für eine ganze Bandbreite bisher unbekannter Funktionen benötigt werden. Es gab beispielsweise einen unmittelbaren Bedarf an medizinischem Personal. Doch dies waren äußerst hochqualifizierte Einzelpersonen, die, wenn sie in engem Kontakt mit den Befallenen arbeiteten, schneller und in größerer Zahl sterben würden als die allgemeine Bevölkerung. Gesellschaften, die von der Pest befallen waren, benötigten mehr als nur qualifizierte Ärzte. Es gab eine unmittelbare Nachfrage nach Pestarbeitern, Arbeitskräften in den Hospitälern, Wächtern (die jene erkannten, die in Verdacht standen, infiziert zu sein) und besonders nach Totengräbern. Die Sterbenden würden auch zusätzlich das Potential an Notaren (um Testamente aufzusetzen) und Priestern (um die letzte Beichte zu hören) strapaziert haben. Als Resultat starben arme Arbeitskräfte (einschließlich vieler Frauen), die gegen Bezahlung engen Kontakt mit Toten und Sterbenden hatten, und ausgebildete Menschen, die lesen und schreiben konnten und deren berufliche Dienste von den Infizierten benötigt wurden, in besonders hoher Zahl.

Beispiele der Auswirkungen der Seuche können beim gut ausgebildeten Klerus in England gefunden werden. Im Januar 1349 berichtete der Bischof von Bath und Wells, dass

> die ansteckende Pestilenz heutzutage, die sich weit ausbreitet, etliche Gemeinden der Priester beraubt hat ... Da kein Priester gefunden werden kann ... sterben viele Menschen ohne das Sakrament der Reue [die Letzte Ölung] ... überzeugt alle Menschen ... dass sie kurz vor dem Tod sich gegenseitig beichten ... [oder] selbst gegenüber einer Frau.

Offensichtlich meinte der gute Bischof, dass so viele Priester gestorben (oder geflohen) waren, dass es selbst Frauen erlaubt war, eines der heiligsten Sakramente der Kirche zu spenden. Auch wenn es sicherlich theologische Grundlagen gab, Frauen in Notsituationen zu gestatten, Sakramente zu spenden (besonders die Taufe eines sterbenden Kindes bei der Geburt), hatte die Kirche nicht die Angewohnheit, die Praxis kundzutun, geschweige denn, sie zu empfehlen.

Zwei besondere Fälle aber vermitteln uns eine Vorstellung, warum der Bischof glaubte, dies sei notwendig. Als die Pest nach Nordengland (und Schottland) zog, wurde die Diözese von York dahingerafft. Über 40 % des Klerus waren gestorben. Wenn man annimmt, dass einige andere ihre Posten verlassen hatten, um zu fliehen, kann man davon ausgehen, dass viele Christen, unabhängig von ihrem medizinischen Zustand, in Zeiten äußerster Not ohne kirchlichen Segen auskommen mussten. Die allgemeine Katastrophe, die die Kirche befiel, wird weiterhin durch den Fall der Erzbischöfe von Canterbury während der Pest verdeutlicht. Im Mai 1348 starb John Stratford an der Pest. Ein Jahr später erlag ihr auch Stratfords Nachfolger John Offord, ohne zum Erzbischof geweiht worden zu sein. Innerhalb weniger Monate, im August, starb auch der nächste Erzbischof Thomas Bradwardine (1290 – 1349).

Noch einmal: So notwendig es ist, die persönlichen Tragödien nicht zu vergessen, so wichtig ist es gleichermaßen, sich an die langfristigen Folgen solcher Verluste zu erinnern. Während des Zeitabschnitts vor der Pest war die Kirche sehr erfolgreich dabei, den Gesamtstandard des Priesteramtes zu heben und die meisten Gemeinden mit Priestern zu versorgen. Viele Gemeindepriester hatten Jahre an Universitäten verbracht und waren sehr gebildet. Tatsächlich hing die Liturgie der Kirche von einem Klerus ab, der lesen und schreiben konnte und in einer Fremdsprache, Latein, ausgebildet war. Offensichtlich benötigte jede Diözese etliche Jahre, wenn nicht gar ewig, um einen Verlust von 40 % der Priester in einem einzigen Jahr auszugleichen. Daher konnte eine Gemeinde, die 1348 – 49 ihren Priester verloren hatte, weil er gestorben war, nicht alsbald auf einen neuen Priester hoffen. Darüber hinaus waren die verfügbaren Priester, wenn es sie gab, nicht so gut ausgebildet, weniger erfahren und wahrscheinlich deutlich jünger. Eine Untersuchung der Diözese von York untermauert, dass das allgemeine Niveau der Ausbildung, des Alters und der Erfahrung (in vorhergehenden Pfarrämtern) nach der Pest dramatisch sank und für viele folgende Jahrzehnte niedriger blieb.

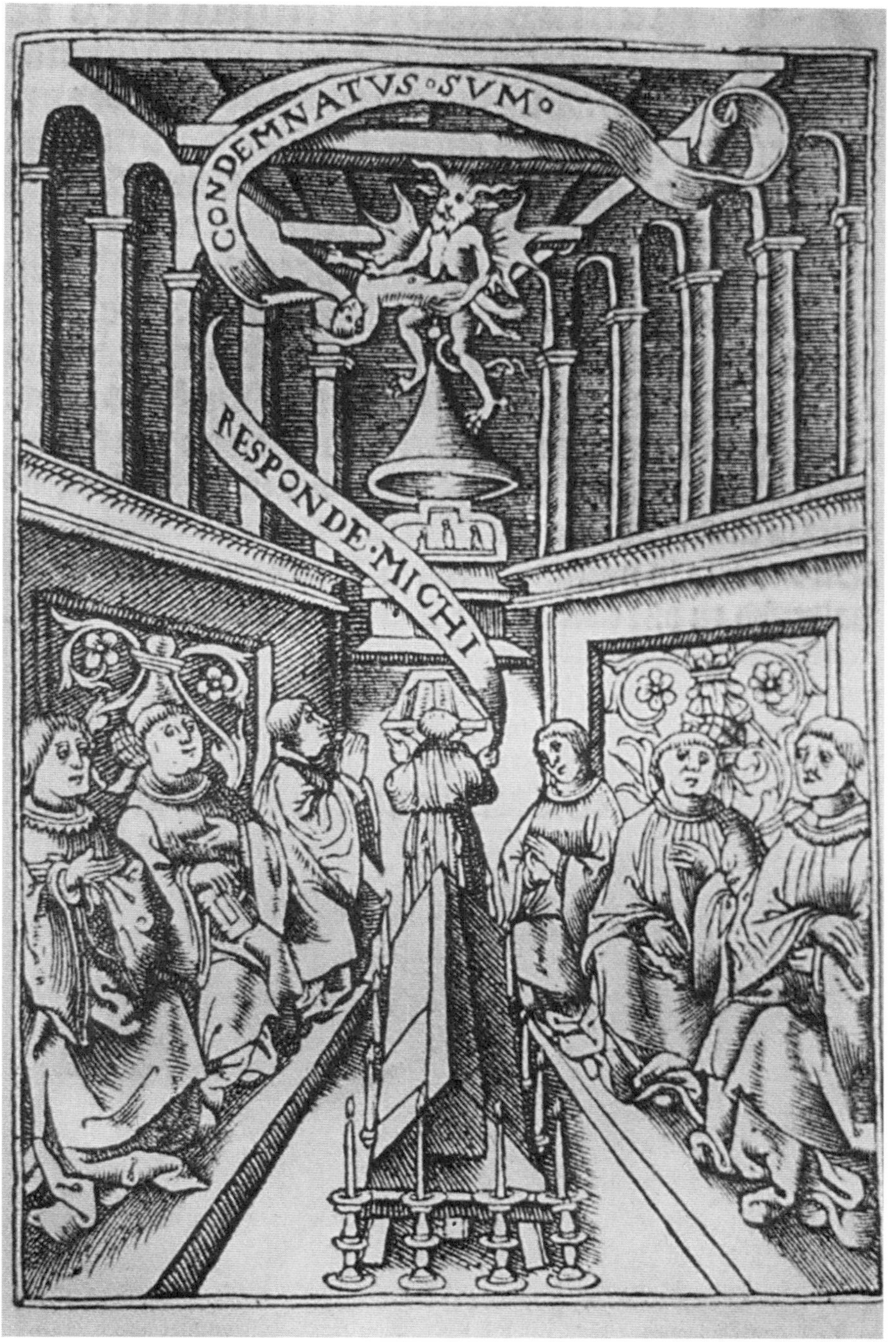

Eine Totenmesse aus einem gedruckten Stundenbuch. Man beachte oben die davon getragenen Seelen.

So dramatisch das Ausmaß des Todes auch war, haben wir doch allen Grund zu glauben, dass die mittelalterliche westliche Gesellschaft in der Lage gewesen sein könnte, sich zu erholen. Doch wie bei der ersten Pandemie war der anfängliche Ausbruch der Epidemie (den der Begriff „schwarzer Tod" normalerweise bezeichnet) kein einzigartiges Ereignis. Die Quellen deuten darauf hin, dass die Bevölkerung zum Jahre 1361 auf dem Weg der Erholung war. Die Rückkehr der Pest in jenem Jahr resultierte in einem demographischen Niedergang von insgesamt vielleicht 20 %. Daher war der zweite Ausbruch vielleicht nur halb so heftig wie der erste (der eigentliche schwarze Tod). Diesem Befall folgte 1369 – 71 ein weiterer Ausbruch der Pestilenz, der Schätzungen zufolge weitere 10 – 15 % der Bevölkerung tötete. Danach kehrte die Pest bis zum Ende des fünfzehnten Jahrhunderts alle 6 – 12 Jahre zurück.

Der zweite Ausbruch (und die nachfolgenden Pestilenzen) unterschied sich insofern, als dass er sich eher auf städtische Gebiete beschränkte. Ein besonderes Kennzeichen des schwarzen Todes war, dass er sowohl ländliche Gebiete als auch Städte befiel. Nachfolgende Ausbrüche waren eher auf Bevölkerungszentren beschränkt. Trotzdem waren die Auswirkungen auf die ländlichen Gebiete noch immer groß, denn Städte neigten nach dem unmittelbaren Nachgang eines Befalls dazu, sich durch Menschen vom Lande „wiederzubevölkern". In England beispielsweise wurden zwischen 1350 und 1500 ungefähr 1.300 Dörfer aufgegeben, vor allem durch die Migration vom Land in durch die Pest verfallene städtische Zentren.

Daher war der kumulative Effekt der Pest, selbst wenn sie auf die Städte beschränkt war, dramatisch. Auch das Leben auf dem Lande veränderte sich. Dörfer wurden aufgegeben, Bauernhöfe gingen zugrunde, Felder lagen brach und wurden der Natur überlassen. Wölfe, die zum Jahre 1300 auf den hohen Norden beschränkt waren, wurden zum Jahre 1420 an den Rändern der Vorstädte Paris' gesehen. Weniger Münder benötigten weniger Getreide. Dies erlaubte es den verbliebenen Bauernhöfen, sich auch mit Forstwirtschaft, Viehzucht und der Produktion von Wolle zu beschäftigen. Auch wenn die Getreidepreise auf hohem Niveau stabil geblieben zu sein schienen (der Rückgang der Produktion hielt mit dem Rückgang der Nachfrage Schritt), wiesen die Preise für andere landwirtschaftliche Produkte wie Holz, Fleisch, Wolle und Leder steile Preisverfälle auf. Gleichzeitig bedeutete der Kollaps (wörtlich) des Arbeitsmarktes, dass die Löhne steigen konnten. Darüber hinaus konnten Pachtbauern reizvolle, gut bezahlte Arbeit in den Städten finden, und viele gaben ihren Besitz auf. Dies ließ die Kosten für Arbeit auf dem Land steigen und zwang zu Innovationen bei den Methoden und zur Übernahme weniger arbeitsintensiver Produktionsformen (z.B. Schafzucht statt Getreideanbau).

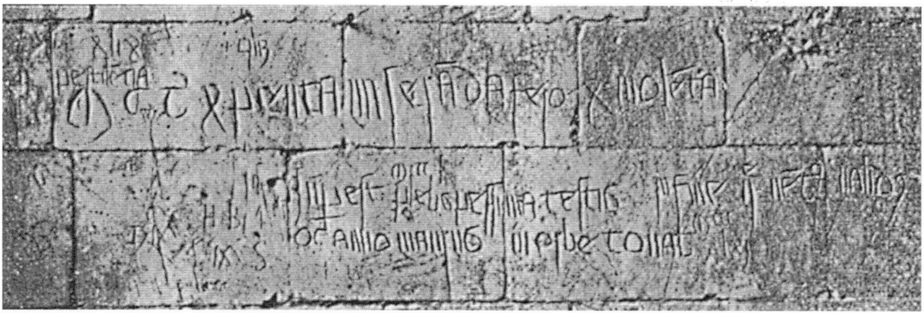

Eine Inschrift aus der Ashwell Church in Hertfordshire, die besagt, dass 1350 „die verachtenswerte, heftige, wütende Pestilenz verschwand; der Abschaum der Menschen überlebte, um die Geschichte zu erzählen." Die zweite Reihe bezieht sich auf die Rückkehr der Pest 1361: „Am Ende des zweiten Befalls gab es einen mächtigen Wind. Maurice [sic] donnert durch die Stadt."

Bestimmte Gewerbe mussten ebenfalls Veränderungen an traditionellen Praktiken vornehmen. Die Wirkung des Massensterbens auf den Klerus haben wir bereits vermerkt. Ähnliche Effekte gab es in verschiedenen Zünften. Die Dauer der Lehrlingsausbildung wurde beispielsweise verkürzt, jüngere Menschen konnten Meister werden und Branchen warben Arbeitskräfte außerhalb des familiären Bereiches an. Zum Jahre 1430 war die Bevölkerungszahl in Westeuropa, die 1290 bei 75 – 80 Millionen gestanden hatte, auf vielleicht 20 – 40 Millionen gefallen. Auf beinah jeder gesellschaftlichen Ebene führte dies zu mehr Möglichkeiten und Mobilität. Viele Gewerbe waren wie der Bischof von Bath und Wells sogar gezwungen, auf Frauen zurückzugreifen.

Der kulturelle Wandel, den diese Massensterblichkeit schuf, ist am besten bei den Bemühungen der traditionellen Elemente in der Gesellschaft zu erkennen, den Wandel aufzuhalten oder zumindest zu verlangsamen. Es gab zahlreiche Versuche, Löhne und Preise einzufrieren. Landarbeiter und Pächter wurden angewiesen, auf dem Land zu verbleiben. Regularien wurden angewandt (Gesetze zur Aufwandsbeschränkung genannt), die es gesellschaftlichen Schichten verbot, sich „über ihrem Stand" zu kleiden oder zu verhalten. Dies impliziert, dass Luxusgüter wie Seide auf breiter Basis verfügbar und bezahlbar waren. Angehörige der Elite waren schockiert, dass „schlichte Ladenbesitzer" ausschweifende Bankette geben, sich extravagante Hochzeitsfeiern leisten, unter immensem Pomp begraben werden und, noch schlimmer, ihre Frauen und Töchter in großer Pracht kleiden konnten. Die ständige Wiederauflage dieser Gesetze zeigt nur, wie nutzlos sie dabei waren, die dramatischen Veränderungen, die in der Gesellschaft stattfanden, aufzuhalten. Die statische (manche mögen sagen: stagnierende), traditionelle Welt der Subsistenzwirtschaft, die vor der Pest existiert hatte, war auseinander gesprengt worden. Auch wenn sich unter dem Druck der Überbevölkerung, der zurückgehenden Fruchtbarkeit des Landes und des Klimawandels schon vorher Risse gezeigt hatten, beschleunigten die Ausbrüche der Pest in der zweiten Hälfte des vierzehnten Jahrhunderts den Prozess mit unglaublichem Tempo.

Daher haben so viele Historiker den schwarzen Tod und die nachfolgenden Ausbrüche im späten vierzehnten Jahrhundert als Wendepunkt in der Geschichte Westeuropas betrachtet. Frühere Gelehrte schrieben den Auswirkungen der Pest die massiven strukturellen Veränderungen in der Gesellschaft und Kultur zu. Kardinal Gasquet sagte, sie markiere das Ende des Mittelalters, den Niedergang des Mönchtums im Besonderen und des Katholizismus‘ im Allgemeinen. Gleichermaßen glaubte Coultan, dass sie unaufhaltsam zu höheren Löhnen und mehr Reichtum und der folgenden Renaissance und Reformation geführt habe. Thompson betonte, dass die psychologischen Auswirkungen größer gewesen seien als die des Ersten Weltkrieges. Aber es gab auch Mahnungen vor einer Überschätzung der Auswirkungen der Pest. Postan dachte, der Westen sei bereits im Niedergang und in einer Krise befindlich gewesen und die Epidemien hätten den Prozess nur beschleunigt; eine Ansicht, die auch von Herlihy, Carperntier, Baratier und Bois geäußert wurde. Shrewsbury behauptete sogar, dass die Pest nicht wie in den traditionell anerkannten Zahlen mehr als 20 % der englischen Bevölkerung getötet haben könnte. Schließlich haben einige Historiker (Jutikkala, Kaupinnen, Chambers, Hatcher, Biraben, Le Roy Ladurie) hervorgehoben, dass die Sterblichkeit durch die Pest Teil eines größeren Schemas ökologischer Krisen – über drei Jahrhunderte verteilt – war.

Diese Historiker liegen gemeinsam und einzeln in jedem Sinne richtig. Zusammen verstärken sie schlicht das Bild vom schwarzen Tod als eines der hauptsächlichen Ereignisse in der Geschichte Westeuropas. Die zweite Pandemie ist sogar eines der hauptsächlichen Ereignisse in der Weltgeschichte, da sie China, die islamische Welt und das byzantinische Reich befiel. Wie Ibn Khaldūn in seiner *Muqaddimah* vermerkte:

> Die Zivilisation im Westen und Osten wurde von einer zerstörerischen Seuche heimgesucht, die Nationen verwüstete und zum Verschwinden der Bevölkerung führte. Sie verschluckte viele der guten Dinge der Zivilisation

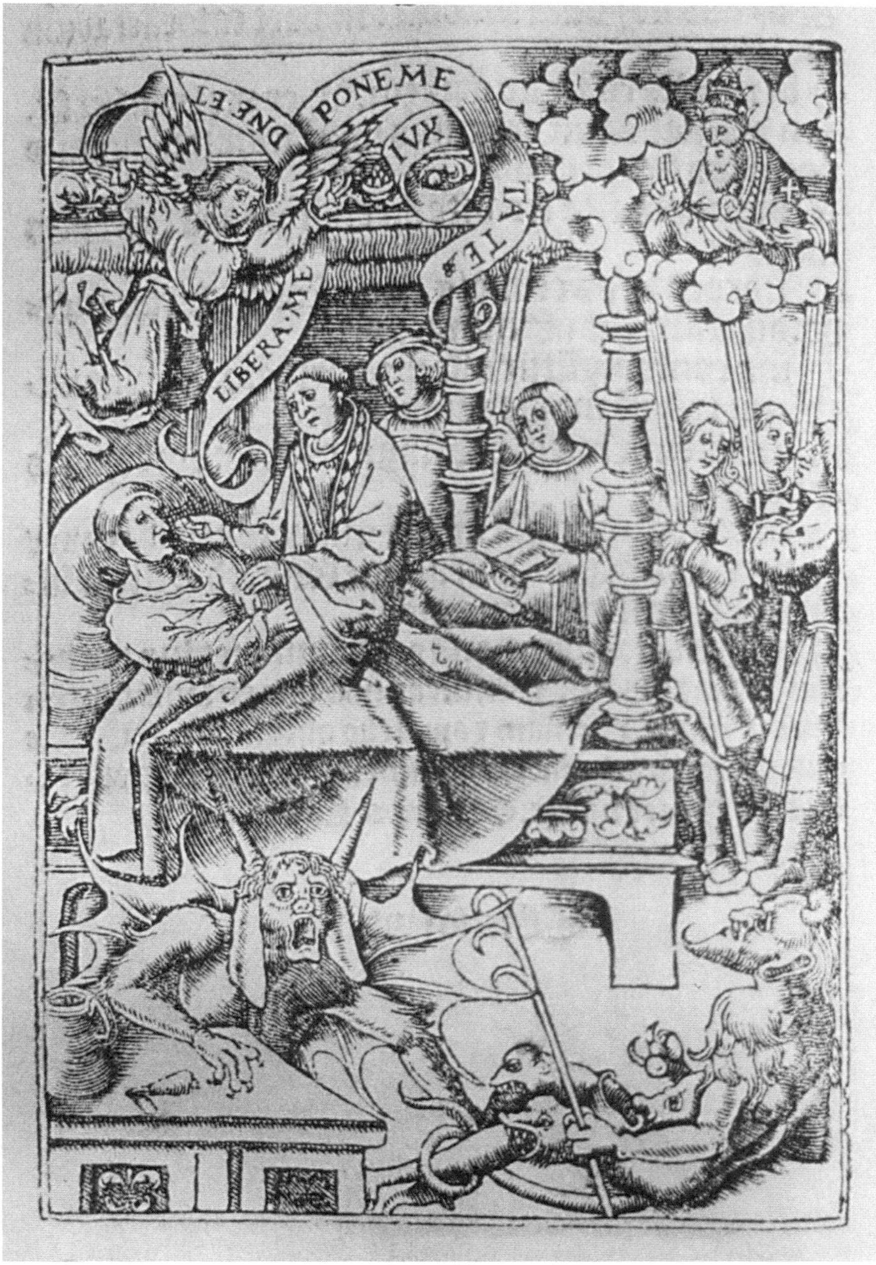

Ein Priester gibt einem Sterbenden die Letzte Ölung, während oben ein Engel und Gott niederschauen und unten der Teufel und ein Greif die Stunde des Todes erwarten.

und vernichtete sie ... Die Zivilisation ging mit dem Rückgang der Menschheit zurück ... Die gesamte bewohnte Welt wandelte sich.

Auch wenn man versucht sein mag, sich auf die Deutungen moderner Akademiker zu konzentrieren, erinnert uns Khaldūn daran, dass die Menschen, die von der Pestilenz verschont geblieben waren, sich gezwungen sahen, ihre eigene Erklärung der Katastrophe und Deutung ihrer Auswirkungen zu geben. Wie reagierten die Menschen des Mittelalters auf so viele Tode? Wie das erste Kapitel betonte, würde alles in ihrer mentalen Welt darauf hindeuten, dass sie nach einer religiösen oder spirituellen Deutung für die Ursache der Katastrophe und nach einer religiösen oder spirituellen Antwort für die Verhinderung einer Rückkehr der Pestilenz suchen würden.

Es ist möglich, eine Reihe der Reaktionen aufzuzeigen. Aus offensichtlichen Gründen war die Flucht vielleicht die natürlichste Reaktion während einer Epidemie. Der Befall Florenz‘ bietet uns ein lebhaftes Beispiel dessen sowie eines der größten literarischen Meisterwerke der Welt. Der Seuche entfliehend verbringt eine Gruppe florentinischer Männer und Frauen die Zeit in freiwilligem Exil, indem sie sich Geschichten erzählen. So werden die Ereignisse jedenfalls von Boccaccio (1313 – 1375) in seinem Decamerone erzählt. Viele der Geschichten, die er wiedergibt, heben eine zweite Reaktion hervor, die vielleicht noch länger andauerte und sicherlich psychologischerer Natur war. Zeitgenössische Chronisten vermerkten eine „epikureische“ Reaktion auf den schwarzen Tod: Die Menschen gingen schlicht in die Tavernen und lebten ihr Leben so, als sei jeder Tag der letzte. Für diese Menschen war „Esset, trinket und seid froh, denn morgen sterben wir“ nicht nur eine profane Phrase, sondern ein Motto, eine Lebensart. Viele berichteten, dass Gesetze bedeutungslos geworden waren, Männer und Frauen ohne Ehrgefühl oder Blick auf ihren Ruf lebten und großer Wert auf Luxus und ausschweifendes Leben gelegt wurde.

Der offensichtlichste Aspekt dieser Reaktion der Flucht und des Exzesses ist der Gegensatz zu jeder Art religiöser Reaktion. Wir müssen uns nur daran erinnern, dass der Islam Flucht verbot. Gott sandte die Pest als Segen und niemand konnte oder sollte Gottes Willen entfliehen. Auch wenn die christliche Theologie nie ein derartig deterministisches Verständnis von Naturkatastrophen entwickelte, so gab es doch sicherlich die Vorstellung, dass ein Christ (besonders in hohen Ämtern oder in der Kirche) die Pflicht hatte, auf seinem Posten zu bleiben und sich um die Kranken und Sterbenden zu kümmern. Flucht, wenn auch nicht ein Vergehen gegen den Willen Gottes, stellte sicherlich einen Verrat an der gemeinschaftlichen und gesellschaftlichen Pflicht dar. Der Epikureismus auf der anderen Seite war entschieden unchristlich. Die Betonung der gegenwärtigen, weltlichen Existenz ohne Berücksichtigung der Folgen in der Ewigkeit war eine Leugnung des Glaubens. Sie war nicht nur gesetzlos und unehrenhaft, sondern auch blasphemisch und irreligiös.

Was konnte Menschen dazu gebracht haben, ihre Nachbarn, ihre Verantwortung, das Gesetz und ihren Glauben aufzugeben? Teilweise machte der Zusammenbruch der zivilen Strukturen das Übermaß an Gesetzlosigkeit und aufrührerischem Verhalten einfacher. Das heißt, die „Epikureer" haben vielleicht immer für den Tag gelebt, aber ihre Vorlieben waren zuvor durch die Gesellschaft und ihre Gesetze und Konventionen eingeschränkt gewesen. Wie auch immer, der beinahe Zusammenbruch der Kirche mag sehr wohl eine Rolle gespielt haben. Während ohne Zweifel auch viele Priester blieben und sich seelsorgerisch um die Befallenen kümmerten, bis auch sie der Pest erlagen, flohen doch viele und ließen ihre Gemeindemitglieder allein. Menschen sind nun einmal so wie sie sind, und daher blieb das Bild eines fliehenden Priesters bedauerlicherweise länger in Erinnerung (und des Tratsches wert) als die Zehn, die blieben und in ihrem Amt starben. Viele mögen sich den genussvollen Dingen des Lebens zugewandt haben, da sie sich von den Institutionen und der Hierarchie ihrer Religion allein gelassen fühlten. Oder aber der ständige Zug der Toten und Sterbenden durch ihre Straßen hatte die Lebenden mit einer rasenden Furcht infiziert. Betäubt durch Trauer und Verzweiflung wurden sie möglicherweise durch ein Bemühen „sich lebendig zu fühlen, überhaupt etwas zu fühlen" zu Exzessen getrieben.

Doch es gab auch viele Menschen, die Trost in ihrer Religion fanden. Tatsächlich wurden der schwarze Tod und die späteren Ausbrüche des vierzehnten Jahrhunderts oftmals als Ansporn zu religiösem Handeln gesehen. Eine der offensichtlichsten Reaktionen war es, Wege zu finden, eine Infizierung oder, wenn das nicht gelang, den Tod zu vermeiden. Dafür wandten sich die Menschen natürlich der Religion zu, um für die Betroffenen in ihrem Namen bei Gott um Hilfe zu bitten. Da beinah jedermann überzeugt war, dass Gott sein Volk aus irgendwelchen Gründen heimgesucht hatte, war das Anflehen Gottes, um seinen Zorn abzuwenden, völlig normal. Aber die Menschen würden sich nicht direkt an Gott gewandt haben. Ihr Glauben würde sie dazu gebracht haben, sich an diejenigen zu wenden, die größere geistige (und geistliche) Kraft und Würde hatten, um sich für sie einzusetzen und zu beten. In der Praxis war der erste, an den sie sich wandten, der Priester. Die Plagen in der Bibel waren oft durch die Vermittlung von Priestern und heiligen Männern abgewendet worden, nach-

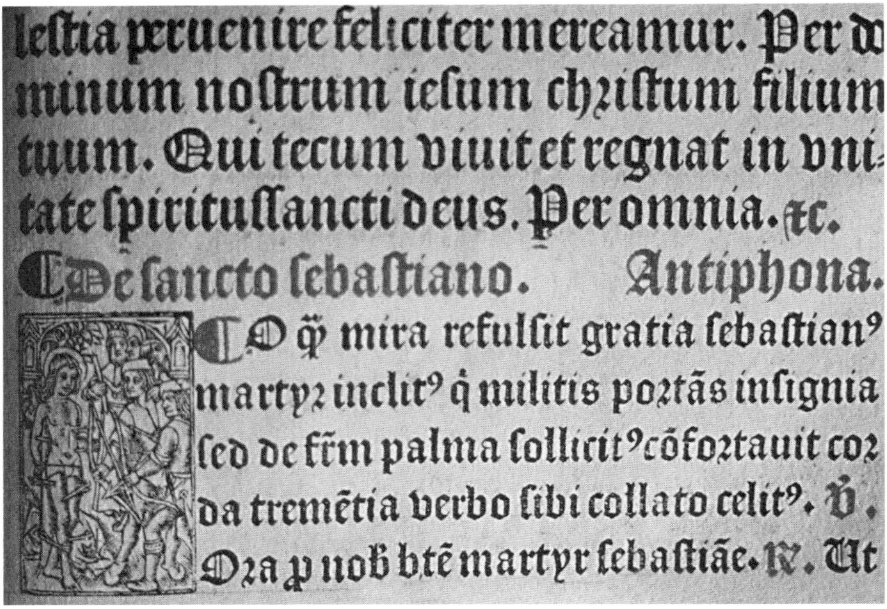
leſtia peruenire feliciter mereamur. Per do
minum noſtrum ieſum chꝛiſtum filium
tuum. Qui tecum viuit et regnat in vni
tate ſpirituſſancti deus. Per omnia. ꝛc.
De ſancto ſebaſtiano. Antiphona.
O q̄ mira refulſit gratia ſebaſtian⁹
martyꝛ inclit⁹ q̄ militis poꝛtās inſignia
ſed de frm̄ palma ſollicit⁹ cōfoꝛtauit coꝛ
da tremētia verbo ſibi collato celit⁹. V.
Oꝛa ꝓ nob bt̄e martyr ſebaſtiāe. R. Ut

Eine Antiphon (Hymne) an den heiligen Sebastian, dessen Martyrium im Kupferstich aus dem 15. Jh. abgebildet ist.

dem die Menschen Buße getan hatten. Doch bei so vielen sterbenden, toten oder vermissten Priestern würden andere religiöse Figuren mit noch größerer Macht aufgesucht worden sein.

Es überrascht nicht, dass die Menschen taten, was sie immer taten: Sie wandten sich an die Heiligen. Die Religion des Mittelalters lehrte sie, dass die Heiligen aufgrund ihrer großen Heiligkeit ein besonderes Verhältnis zu Gott hatten. Leider gab es keinen offensichtlichen Schutzheiligen für die von der Pest Befallenen, da seit der ersten Pandemie sechs Jahrhunderte verstrichen waren. Teilweise half hier die Ikonographie der Pest. Die Seuche wurde durch von Gott geschossene Pfeile visualisiert. Der heilige Sebastian (ca. 288 gestorben) war der geeignetste Heilige, der Menschen vor tödlichen Pfeilen schützen konnte. Er war zur Hinrichtung durch Pfeile verurteilt worden, da er sich als römischer Soldat geweigert hatte, dem römischen Kult zu folgen. Aber die heilige Irene hatte seine tödlichen Wunden geheilt. Daher wird er als Figur an einen Baum gebunden und mit Pfeilen durchbohrt dargestellt. Der heilige Rochus (1327 gestorben) war ebenfalls ein beliebter Kandidat. Der heilige Sebastian war eine bekannte Figur, doch Rochus war ein wenig obskur, obwohl er aus jüngerer Zeit stammte. Er hatte sich der Linderung der Not der Kranken verschrieben. Darüber hinaus hatte er eine Schwellung am linken Oberschenkel, die als Pestbeule gedeutet werden konnte. Darstellungen des heiligen Rochus zeigen ihn die Kleider anhebend und auf die Schwellung deutend.

Als Erstes würden die sich vor der Pest Fürchtenden an die Jungfrau Maria gewandt haben. Als Mutter Gottes war sie die größte Mittlerin. Oft wurde sie dargestellt, indem sie unter ihrem Umhang Seelen vor Pfeilen schützte. Daher galt sie nicht nur als wahrscheinlichste Kandidatin, die erfolgreich bei ihrem Sohn um Gnade bitten konnte, sondern auch als eine aktive Beschützerin armer Christen vor den Schlingen und Pfeilen eines fürcherlichen Schicksals. Darüber hinaus konzentrieren sich manche Statuen Marias auf die Trauer, die sie wegen der Leiden ihres Sohnes empfand, und stellen sie durch Lanzen, Speere, Schwerter und manchmal Pfeile „verwundet“ dar. Bei allen drei Mittlern gibt es wiederkehrende Motive. Aus bestimmten Gründen wurde geglaubt, dass sie die Leiden derjenigen, die der Pest ausgesetzt waren, verstehen würden. Auch wurden sowohl die Jungfrau Maria als auch der heilige Sebastian in den Bildern und Statuen in den Kirchen mit Pfeilen in Verbindung gebracht. Daher gab es eine natürliche Synthese der Symbolik der Pest als Pfeile des Zorns Gottes und der Fähigkeit, Pfeile abzuwehren oder sich von ihren Wunden zu erholen. Diese allegorische Deutung der Rolle der Jungfrau Maria und des heiligen Sebastian unterscheidet sich von dem „offensichtlicheren“ Flehen an den heiligen Rochus. Er hatte sich der Hilfe der Kranken verschrieben und war von einer Schwellung nahe seiner Lenden befallen gewesen. Unabhängig von den Gründen hinter dieser Auswahl wurden die Jungfrau Maria, der heilige Sebastian und der heilige Rochus zum Fokus der Gebete nach Trost, Schutz, Erlösung und Vermittlung durch Einzelne und Gemeinschaften, die von der Pest befallen waren.

Eine komplexere religiöse Antwort war, sich auf persönliche Frömmigkeit und Andacht zu verlassen. Da die institutionelle Struktur der Kirche offenbar versagt hatte (durch Sterben oder Flucht), wurden die Menschen gezwungen, über persönliches Handeln nachzudenken, das sich ihrer Seelen und Körper annehmen konnte. Offensichtlich sollte man die Andacht gegenüber der Jungfrau Maria oder den Heiligen Sebastian und Rochus betonen. Man konnte auch Gott selber direkter im Privatem oder zu Hause verehren, wie es die Brüder und Schwestern vom gemeinen Leben, eine halb-monastische Laienbewegung, taten. Messen für die Toten (die sehr wohl ohne Letzte Ölung gestorben sein mögen) wurden zunehmend populär wie auch ein zunehmendes Bewusstsein der Schrecken des Fegefeuers, wo die Seelen vor ihrem letztendlichen Einlass in den Himmel von ihren Sünden gereinigt wurden. Wallfahrten, auf denen man Gnade

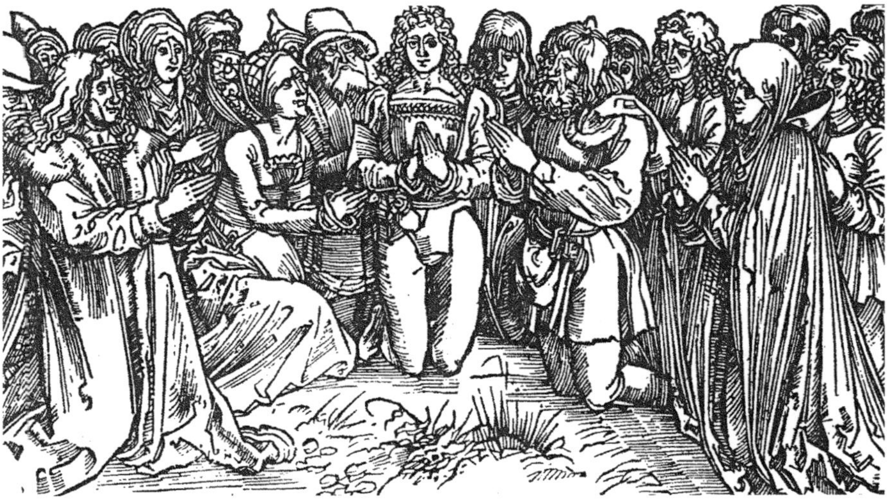

Szene von Dürer, Männer und Frauen beim Gebet und dadurch persönliche Frömmigkeit zeigend.

erhalten konnte, waren ein Mittel, um diese geistliche Zusatzversicherung zu erwerben, die während einer Pest oder im Fegefeuer von Nutzen sein konnte. Mystizismus und eine Konzentration auf den Tod (auch wenn beides seine Wurzeln in Trends hatte, die es vor dem schwarzen Tod schon gegeben hatte) kamen zum Vorschein. Beispielsweise wurde die Bildhaftigkeit des Totentanzes (danse macabre, Dance of Death) regelmäßiger (und furchterregender). Totendenkmäler begannen, eher den Verfall zu betonen – und die Schrecken der Gräber – als die Auferstehung und das Leben nach dem Tode.

Für die heutige Sicht ist keine Reaktion bizarrer als die der Flagellanten. Bevor wir sie näher betrachten, ist es wichtig, drei bedeutende Punkte zu betonen. Zunächst gab es bereits Flagellanten in der Zeit vor dem schwarzen Tod (z.B. während der Milleniumsbegeisterung vor dem Jahre 1000 und des „Großen Alleluia“ in Italien im Jahre 1260) und in anderen Religionen (z.B. bis heute im schiitischen Islam). Zweitens war das Flagellantentum vorherrschend eine deutsche Antwort auf die Pest und dauerte nur eine kurze Zeit, auch wenn es ein relativ verbreitetes Phänomen war. Und schließlich wurde das Verhalten sehr schnell (innerhalb eines Jahres) vom Staat und der Kirche zurückgewiesen und von Papst Clemens VI. am 20. Oktober 1349 ausdrücklich verurteilt.

Die einfache Erklärung für die Flagellanten ist, dass sie glaubten, durch die Bestrafung ihres eigenen Körpers könnten sie Gottes Zorn besänftigen und er würde die Pest beseitigen. Oftmals behaupteten die Flagellanten, Gott habe sie

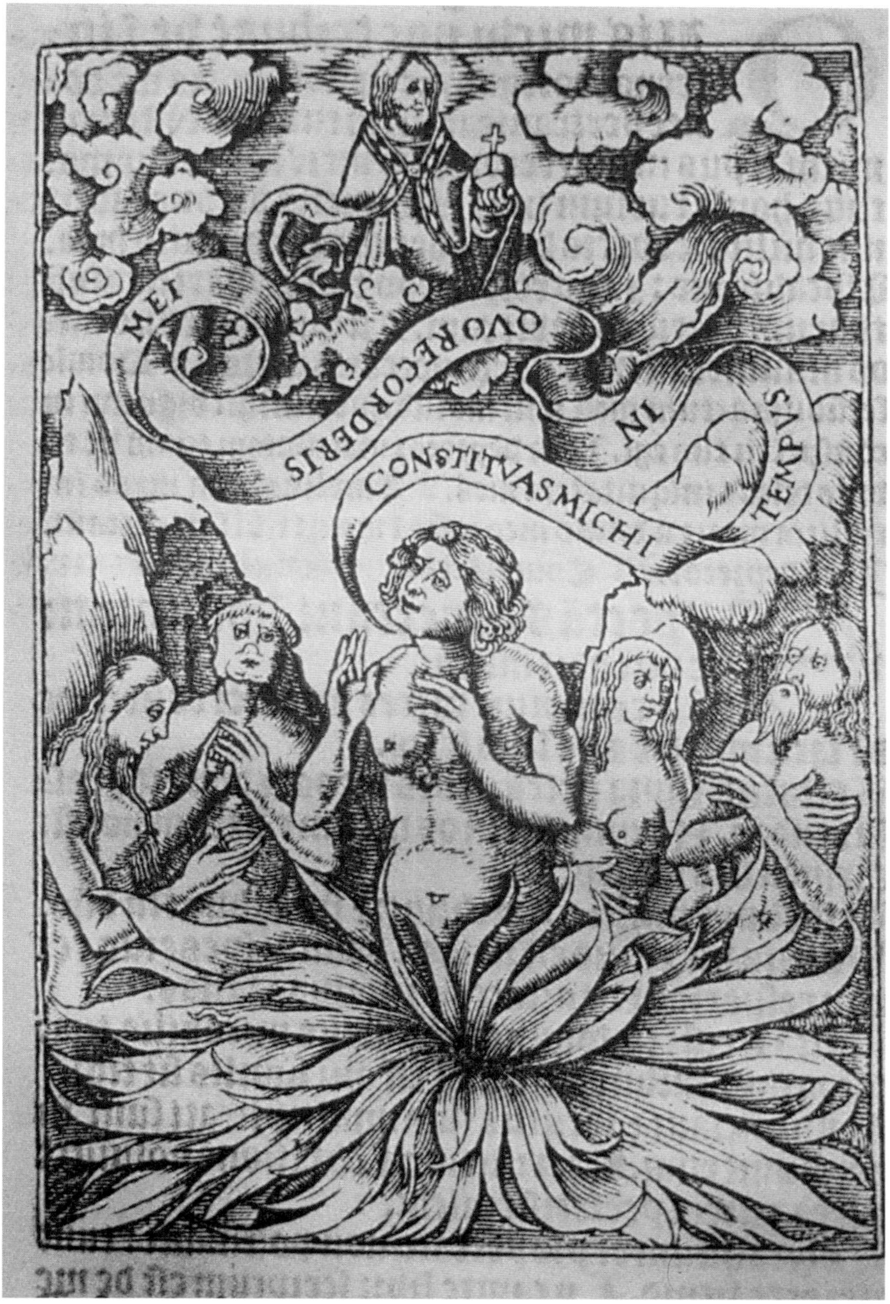

Seelen werden für ihre Sünden in den Flammen des Fegefeuers bestraft.

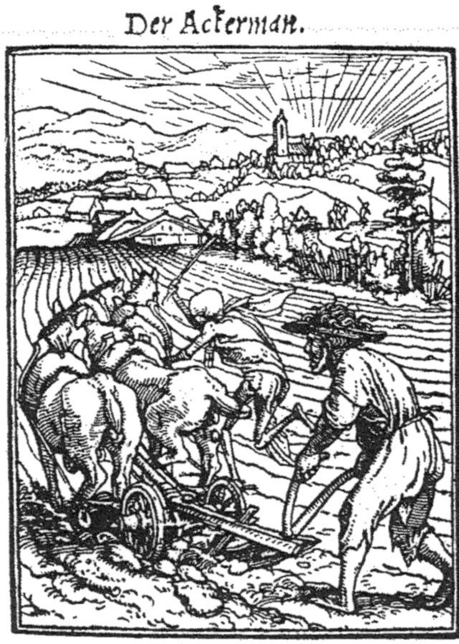

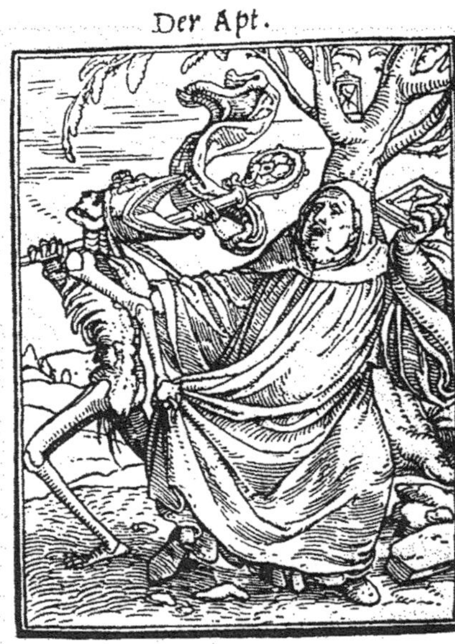

Zwei Szenen aus Holbeins Totentanzblättern, die er im frühen 16. Jh. zeichnete. Der Tod begleitet den Pflüger und peinigt den Bischof.

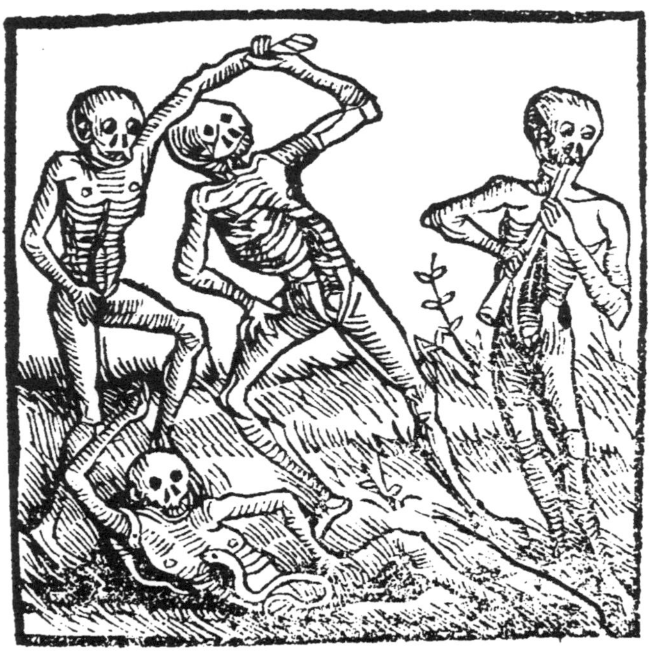

Der Totentanz aus der Nürnberger Chronik.

durch einen Brief, der vom Himmel fiel, direkt zu ihrem Handeln inspiriert. Sie zogen in Gruppen mit ihren selbsternannten Führern von Stadt zu Stadt. Einmal in einer Stadt angekommen, scharten sie sich um eine Kirche und begannen ihren rituellen Tanz und ihre Buße, indem sie Kirchenlieder sangen. Wenn jemand den Kreis aufbrach, musste das Ganze von vorne beginnen. Am Ende des Tanzes fielen alle zu Boden und schlugen sich selbst. Ihre Selbstverstümmelung wurde im *Chronicon Henrici de Hervordia* verzeichnet:

> Jede Peitsche bestand aus einem Stock mit drei Peitschenriemen mit Knoten, die am Ende des Stockes befestigt waren. Zwei Teile nadelspitzen Metalls liefen von beiden Seiten durch die Mitte der Knoten und bildeten ein Kreuz, dessen Ende über die Länge eines Weizenkornes oder kürzer aus dem Knoten hervorragte. Mit diesen Peitschen schlugen und peitschten sie ihre nackte Haut, bis ihre Körper aufgeschrammt und geschwollen waren und Blut herabregnete und auf die Mauern nahebei spritzte. Ich habe, wenn sie sich selbst peitschten, gesehen, wie diese Metallstücke die Haut manchmal so tief durchstießen, dass es mehr als zwei Versuche brauchte, sie herauszuziehen.

Der Autor zeigte auch seine Verachtung für die Praxis und die offizielle Ablehnung, als er berichtete, dass

> Die Flagellanten die Strafe der Exkommunikation, die die Bischöfe gegen sie aussprachen, jedoch ignorierten und höhnisch verlachten. Sie nahmen keine Notiz von der päpstlichen Bulle gegen sie, bis die Fürsten, Adligen und die mächtigeren Bürger begannen, sie auf Distanz zu halten. Die Menschen in Osnabrück ließen sie niemals ein, obwohl ihre Gattinnen und andere Frauen nach ihnen flehten. Anschließend verschwanden sie so schnell, wie sie gekommen waren, so wie Erscheinungen oder Geister durch Hohn vertrieben werden.

Dieser massenhafte Aderlass war nichtsdestotrotz sehr populär, auch wenn er vom Klerus (der ihn als Bedrohung seines Monopols auf geistliche und vermittelnde Macht betrachtete) und den weltlichen Herrschern (die schon zu guten Zeiten Angst vor dem Mob hatten) abgelehnt wurde. Der theatralische Wert allein hätte schon eine große Menge angezogen. Noch wichtiger war, dass körperliche Kasteiung als Akt der Andacht galt. Er war potentiell so mächtig, dass Berichte auswiesen, dass „manche törichte Frau Kleider bereit hatte, um das Blut zu sammeln und sich auf die Augen zu reiben. Sie sagten, es sei Wunderblut“.

Zum Schluss ist noch eine Massenbewegung es wert, erwähnt zu werden, da sie aufzeigt, dass solches Handeln nicht zu den Exzessen der Flagellanten führen musste. Im Jahre 1399 verbreitete sich in Italien das Gerücht, die Jungfrau Maria sei einem jungen Hirten erschienen. Sie sagte, ihr Sohn, Christus, sei über die Menschen wegen ihrer Sünden erzürnt und hätte bereits ein Drittel der Welt zur Strafe und Mahnung vernichtet. Falls nicht etwas getan würde, würde zweifelsohne Schlimmeres folgen. Auch wenn die Erscheinung der Jungfrau Maria in Frankreich stattgefunden haben soll, gab es nur in Italien eine Reaktion. 1399 zogen große, in Weiß gekleidete Gruppen (daher wurden sie Bianchi genannt) durch Italien. Sie sangen Kirchenlieder (wie die Flagellanten) und taten Buße (aber nicht in gewaltsamer Weise). Noch dramatischer war, dass sie im spalterischen Milieu des Italiens der Stadtstaaten nach Frieden und der Beendigung der Kriege riefen. Auch wenn die Kirche nicht gerade hocherfreut war, gab sie diesen Gruppen unter ihren selbsternannten Anführern ihren Segen. Ihre Bitten um Frieden endeten – wie diese Wiedergabe des ersten halben Jahrhunderts der Pest – mit einer traurigen Note: Der Ausbruch der Pest im Jahre 1400 war wahrscheinlich der schlimmste seit dem schwarzen Tod.

Der Leser mag bereits ein verwirrendes Merkmal der vorhergehenden Diskussion bemerkt haben. Es gab ein bewusstes Bemühen, eine Bandbreite an Worten zu benutzen, um die Seuche, die den Westen 1347 befiel, zu beschreiben. Und der Begriff „schwarzer Tod“ wurde nur sparsam benutzt. Dafür gibt es zwei vorherrschende Gründe. Der Erste bezieht sich auf den Begriff „schwarzer Tod“. Er scheint zur Mitte des sechzehnten Jahrhunderts gebräuchlich geworden zu sein. Bis heute ist er unter Historikern Frankreichs, Italiens und Spaniens nicht gerne gesehen. Zu der in Frage stehenden Zeit benutzten die Christen meistens „Das große Sterben“ oder „Die große Pestilenz“, um sich auf die Ereignisse von 1347 – 1351 zu beziehen. Muslime hatten eine größere und evokativere Bandbreite an Ausdrücken: die universelle Pest, die Pest der Verwandtschaft, die große Zerstörung, die große Pest, die große Pestilenz und (am ergreifendsten) das Jahr der Auslöschung.

Die komplexeren Gründe für die Anwendung der Begriffe Epidemie, Pest und Pestilenz beziehen sich austauschbar auf die Bestimmung der Seuche selbst. Für die meisten bezeichnet die Pest die Beulenpest, während Epidemie und Pestilenz weniger spezifische Begriffe sind. Auch wenn es für viele überraschend sein mag, noch immer gibt es eine ernsthafte Debatte unter Gelehrten bezüglich der korrekten Bestimmung der Seuche. Teilweise ergeben sich die Probleme aus den Quellen, die diesen Zeitabschnitt über-

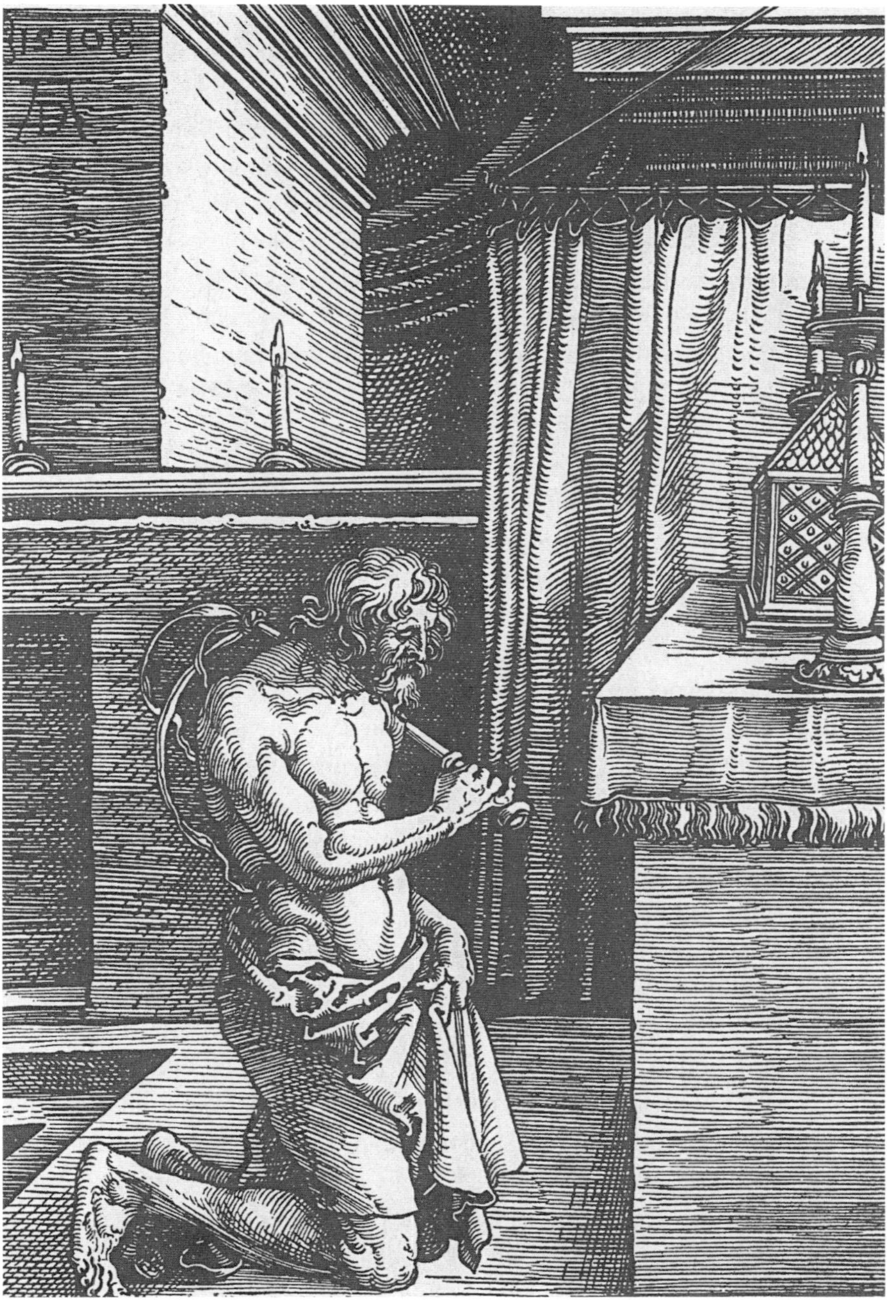

Kupferstich eines Flagellanten von Dürer, 1510. Der Flagellant geißelt vor dem Altar seinen Körper als Strafe für seine Sünden. Trotz öffentlicher Ablehnung war solches Verhalten im Zuge der Pest geläufig, als Menschen sich selbst straften, um Gottes Missfallen zu besänftigen, das die Pest verursacht hatte.

dauert haben. Chronisten waren keine Pathologen oder Diagnostiker. Sie geben oftmals keine genauen Informationen über die Symptome der Befallenen. Auch gibt es die Möglichkeit, dass sie nicht zwischen den Todesfällen durch die primäre Krankheit (Pest) und sekundären Infektionen (z.B. Lungenentzündung) unterschieden. Darüber hinaus verschwand die Krankheit nach dem achtzehnten Jahrhundert aus Europa, und daher hat es keine anhaltende historische oder medizinische Debatte der Krankheit gegeben, wie wir sie bei der Syphilis, den Masern und den Pocken finden. Daher ist es möglich, dass die Krankheit, die in den neunziger Jahren des 19. Jahrhunderts klinisch bestimmt wurde, nicht die Seuche war, die Europa zwischen 1347 und 1722 oder gar während der ersten Pandemie verwüstete.

Die Krankheit, die heute Pest genannt wird, wurde zuerst 1894 wissenschaftlich bestimmt. Alexandre Yersin, der am Pasteur-Institut in Paris ausgebildet worden war, eilte während einer Epidemie nach Hong Kong, isolierte den Bazillus und produzierte ein Serum. Die Ursache dieser dritten Pandemie (1894 – 1899) wurde Pasteurella pestis (oder heute verbreiteter *Yersinia pestis*) genannt. Die Seuche verwüstete Hunan, Kanton, und Hong Kong bevor sie nach Bombay, Bengalen (einschließlich Kalkutta), Oporto, Glasgow und Sydney zog. Die Seuche tritt in drei unterschiedlichen Formen auf, die nach ihren offensichtlichsten Kennzeichen benannt werden: Beulenpest (Pestbeulen oder Schwellungen treten auf), Hautpest (auch durch Septikämie gekennzeichnet: der Bazillus ist im Blut konzentriert) und Lungenpest (der Bazillus sammelt sich in den Lungen und wird im Sputum ausgeworfen). Jede Form wird durch den gleichen Bazillus verursacht, und eigentlich ist nicht bekannt, warum die Krankheit in drei verschiedenen Formen auftritt.

Doch *Yersinia pestis* ist kein menschlicher Bazillus. Normalerweise tritt er bei Ratten und anderen Nagetieren auf und wird durch deren Flöhe von Tier zu Tier übertragen. Manchmal kann eine Konzentration des Bazillus eine Massensterblichkeit unter der Population der Nager verursachen. Wenn das passiert, springen die Flöhe der Nagetiere auf jeden warmen Körper. Wenn eine ausreichende Konzentration des Bazillus im Floh vorhanden ist, wird sein Saugorgan blockiert und der Bazillus in das Wirtstier ausgeworfen. Während der Perioden der Sterblichkeit der Nager kann der Floh Menschen befallen und den Bazillus auf sie übertragen. Die schwarze Ratte, der lange die Schuld für die Epidemie zugeschoben wurde, ist ein weniger wahrscheinlicher Kandidat als die braune. Die schwarze Ratte, wenn auch ziemlich „gesellig“, lebt größtenteils auf dem Lande, während die braune Ratte sich in der Nähe von Menschen wohlfühlt. Doch da die braune Ratte nur ein begrenztes Gebiet hat, scheint sie ein unwahrscheinlicher Kandidat für eine sich rasch ausbreitende Epidemie zu sein. Es hat einige Spekulation darüber gegeben, ob menschliche Flöhe oder Läuse dazu beigetragen haben, die Seuche in der Spätantike und im Mittelalter andauern zu lassen. Die Annahme ist, dass menschliche Flöhe und Läuse die Menschen in so großer Zahl infizierten, dass sie es sehr wohl geschafft haben mögen, die Infektion zu verbreiten, nachdem der Übergang vom Nagetier auf den Menschen erst einmal vollzogen war, auch wenn sie nur unregelmäßiger Überträger gewesen sind.

Die meisten Gelehrten, die die Epidemie von 1347 als *Yersinia pestis* bestimmen, gehen davon aus, dass die Beulenpest die bei weitem häufigste Form war. Nachdem ein Überträgerfloh die Person gebissen hat, dauert die Inkubationszeit 2 bis 8 Tage. Dann wird der Patient von hohem Fieber befallen (über 40 °C), begleitet von Schüttelkrämpfen, Erbrechen, Schwindel, Lichtempfindlichkeit und extremen Gliederschmerzen. Der Patient wirkt benommen. Wenn der Befallene kräftig ist, beginnen die Lymphdrüsen (Lenden, Hals und Achselhöhlen), die dem Biss am nächsten liegen, 2 bis 3 Tage nach Einsetzen des Fiebers dramatisch anzuschwellen (von der Größe eines Eis auf die eines Apfels). Schließlich werden diese sehr schmerzhaften Schwellungen (Pestbeulen) eitern und platzen. In schweren Fällen erscheinen feurige, dunkelrote Flecken (petechiae) auf der Haut. In 25 – 30 % der Fälle kommt es in 8 bis 10 Tagen zur Erholung. Diejenigen, die sterben, erliegen Erschöpfung, Herzversagen oder inneren Blutungen.

Auch wenn die meisten meinen, die Beulenpest sei die normale Form der Pest, bringen manche vor, dass auch die Lungenpest den schwarzen Tod ausmachte. Wenn der Bazillus einmal inkubiert hat, kommt es zu einem dramatischen Absinken der Körpertemperatur statt zum Einsetzen hohen Fiebers. Der Bazillus zieht sich in die Lungen zurück, die sich mit Flüssigkeit voller Bazillen füllen. Die Krankheit verbreitet sich durch blutigen Auswurf (Sputum), der abgehustet oder ausgeniest wird, oder gar beim Sprechen. Innerhalb weniger Tage weist der Patient extreme neurologische Störungen auf und fällt in ein Koma. Diese Form ist in 95 % aller Fälle tödlich. Die Lungenpest ist die einzige Form der Pest, die ohne Eingriff eines übertragenden Insekts von Mensch zu Mensch übertragen werden kann.

Die Hautpest ist sehr selten, aber immer tödlich. Aus irgendwelchen Gründen befällt der Bazillus das Blut, wenn die Person gebissen wurde. Die Konzentration im Blut produziert innerhalb von Stunden einen Ausschlag (durch die Tausenden geplatzter Kapillargefäße), und der Tod tritt innerhalb eines Tages ein. Wenn auch sehr selten und nicht in der Lage, sich schnell auszubreiten (der Überträger stirbt zu schnell), kann die Konzentration des

Bazillus im Blut zur Aufnahme und Verbreitung durch menschliche Flöhe und Läuse führen. Die moderne Medizin hat auch noch zwei weitere, wenn auch noch seltenere Varianten gefunden: *Yersinia pseudo-tuberculosis* (die wie die Tbc auftritt) und *Yersinia enterocolita* (die den unteren Verdauungstrakt befällt).

Man muss diese spezifisch bestimmten medizinischen Erkrankungen mit dem vergleichen, was über die Seuche bekannt ist, die Europa 1347 befiel. Die Chronisten damals (und bei späteren Ausbrüchen) erwähnen Schwellungen (oft in der Leistengegend), Fieber, Flecken (die eigentlich bei der Beulenpest selten sind) und Delirium. Viele dieser Symptome treten auch bei anderen virulenten Krankheiten auf: Milzbrand, Tuberkulose, Typhus und Flecktyphus. Das größte Problem einer richtigen Bestimmung der Pestilenz als Beulenpest liegt in ihrem Verhaltensmuster im großen Maßstab. Yersinia pestis beispielsweise befällt Menschen nur, wenn die Nagerflöhe ihre üblichen Wirtstiere aufgeben müssen. Das heißt, jedem Ausbruch der Pest bei Menschen müsste ein Massensterben unter Nagetieren vorhergehen. Eine solche Sterblichkeit wird von westlichen Chronisten nicht vermerkt, auch wenn chinesische und islamische Quellen gelegentlich ein Massensterben unter Nagetieren mit der Pest bei Menschen in Verbindung bringen.

Wenn die Beulenpest (d.h. die 1894 isolierte Krankheit) die Schuldige ist, muss man erklären, wie sie es schaffte, von Stadt zu Stadt zu ziehen. Selbst bei der „milderen" Form der Beulenpest mit einer Inkubationszeit von 2 bis 8 Tagen kann eine infizierte Person kaum von einem Ort zum anderen gelangen. Und selbst wenn sie es schaffte, kann die Beulenpest nicht von einem Menschen auf den anderen übertragen werden. Auch Rattenflöhe können nicht so lange auf dem menschlichen Körper verweilen. Auch wenn die schwarze Ratte solche Entfernungen zurücklegen können mag, ist es unwahrscheinlich, dass sie in engen Kontakt mit Menschen gerät. Die braune Ratte lebt in Häusern, aber legt nur selten große Entfernungen zurück. Mit anderen Worten, unser Wissen über *Yersinia pestis* geht mit den Fakten aus dem Mittelalter nicht weit einher.

Es hat eine Reihe von Erklärungen für diese Diskrepanzen gegeben. Zunächst haben einige vorgebracht, dass eine andere Krankheit verantwortlich sei (z.B. Milzbrand). Andere schlugen vor, die Krankheit könnte über die Zeit mutiert sein, und daher sei der Bazillus der Spätantike und des Mittelalters ausreichend anders, um die Diskrepanzen zu erklären. Diese Erklärung wurde regelmäßig als zu praktisch beiseite gewischt, bis plötzlich der HIV/AIDS-Virus auftrat und man die Geschwindigkeit der Mutation unter gegen Antibiotika resistenten Bakterien feststellte. Sowohl Viren als auch Bakterien gelten nun als deutlich anpassungsfähiger als vorher geglaubt. Schließlich hat manch einer theoretisiert, dass die Mutation nicht beim Bazillus, sondern beim Menschen stattfindet. Das heißt, die heutige Bevölkerung, beinah unausweichlich, stammt von einem Genbestand, der in der Lage war, der Pest zu widerstehen.

Auch wenn es eine beinah unwiderstehliche Faszination bei dieser Debatte gibt, ist sie doch in mancher Hinsicht sinnlos. Es kann keine klinische Bestimmung der Seuche geben, die Europa in der ersten oder zweiten Pandemie verwüstete. In diesem Sinne kann es keine Auflösung geben. Noch wichtiger ist, dass die Auseinandersetzung die Tendenz hatte, die Ereignisse selbst in den Hintergrund rücken zu lassen. Selbst wenn man die Krankheit mit Sicherheit bestimmen könnte, müsste man immer noch unsicher sein, wie viele an ihr und nicht an sekundären Infektionen starben. Auch würde die genaue Bezeichnung der Pest an den Ereignissen nichts ändern. Die Zahl der Toten bliebe gleich, die Reaktionen würden nicht anders sein: Ein Begreifen der Auswirkungen und Folgen der Pest – das Erzählen der Geschichte der Seuche – hängt nicht von dem genauen klinischen Begriff für die Pestilenz ab und wird von einem solchen auch nicht geändert.

Die Realität ist, dass die Menschen der Vergangenheit wussten, was sie tötete, und sie hatten dafür einen Namen: Pest/Pestilenz. Sie lernten, darauf in bestimmter Art zu reagieren. Sie verstanden, was sie war, wann sie zuschlagen würde und welche Folgen sie wahrscheinlich hätte. Die Westeuropäer lebten über beinah vierhundert Jahre mit dieser Seuche. Aus sehr logischen Gründen, die ihnen eigen waren und von ihrer Sicht der Wirklichkeit abhingen, waren sie überzeugt, dass sie mit der Krankheit fertigwerden und gelegentlich ihre Wirkung steuern konnten. Die Debatte um die „richtige" Bestimmung der Krankheit ist zwar oberflächlich faszinierend – eine ideale Gelegenheit für Akademiker ihre Beherrschung der klinischen Medizin und der Pathologie zu zeigen – aber sie dient nur dazu, von dem Versuch, die Auswirkungen der Krankheit und die Reaktionen auf sie zu verstehen, abzulenken.

Todt zum Cardinnal: 57

Springen auff mit dem rothen Hut/
Herr Cardinal/der Tantz ist gut:
Wol gesegnet habt jhr die Leyen/
Jhr müßt auch jetzund an den Reyen.

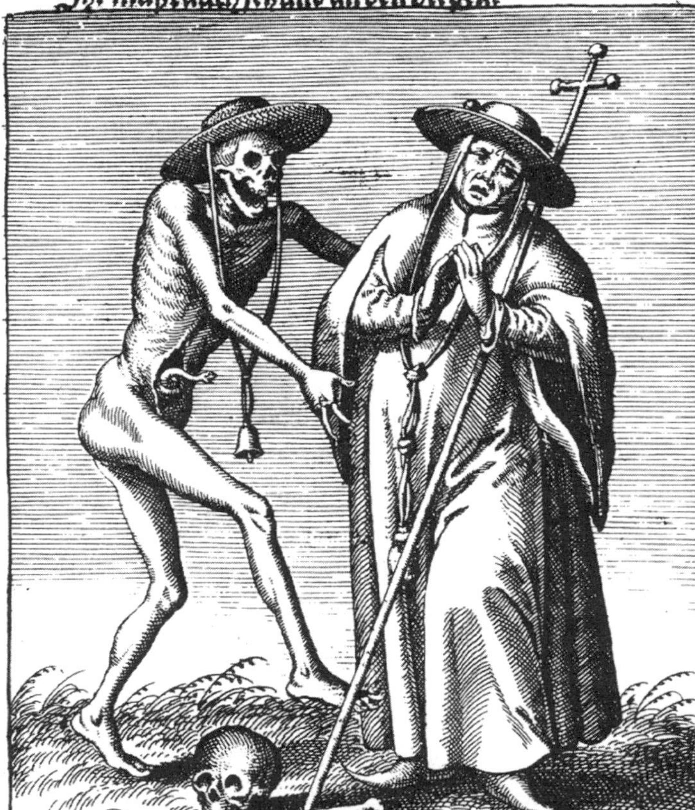

Der Cardinal.

Ich ware mit Bäpstlicher Wahl
Der Heiligen Kirchen Cardinal:
Die Welt hielt mich in grossen Ehren/
Noch mag ich michs Todts nicht erwehren. H

Der Tod und der Kardinal

3

Der Tanz mit dem Tod

Das Verstehen der Pest und ihre Kontrolle

1400 – 1500

Ihr müsst die Ursachen der Pest heilen, die da sind die abscheulichen Sünden, die begangen werden: Blasphemie gegen Gott und die Heiligen, die Schulen der Sodomie, die unerhörte Wucherei...Handelt, handelt, und ihr werdet mit der Pest fertig.

Predigt der Franziskaner

Zum Ende des vierzehnten Jahrhunderts war es ziemlich offensichtlich, dass die Pest ein regelmäßiger und zerstörerischer Aspekt des Lebens geworden war. Der schwarze Tod hatte sich nicht als eine einzige furchtbare Katastrophe, sondern als schockierende Einführung in eine neue und andauernde Bedrohung erwiesen. Der Tod, in Form dieser neuen Pestilenz, tanzte durch Europa und ließ zyklisch zerstörte Gemeinden hinter sich zurück. Auch wenn die Pest nach dem späten vierzehnten Jahrhundert viele ländliche Gebiete relativ unberührt ließ, kam die Epidemie beinah jedes Jahrzehnt in die Städte zurück. Das erste Auftreten von Pestbeulen im Frühsommer, das rapide Anwachsen der Sterblichkeit, der Zusammenbruch des normalen Lebens, der Rückgang der Pest im frühen Winter –diese Ereignisse wurden genauso zum Teil des normalen Lebensrhythmus wie die Jahreszeiten und die kirchlichen Feiertage. Die westliche Gesellschaft, und besonders die städtischen Zentren, war gezwungen, die Pest zu akzeptieren und sich ihr anzupassen. Entweder konnten Wege gefunden werden, den Einzug der Pest zu verhindern oder die Auswirkungen zu lindern, oder die Städte würden nicht lange überleben. Nicht in der Lage, die Pest mit Gleichmut als Segen Gottes zu empfangen wie die islamischen Gesellschaften, strebte der christliche Westen danach, den erzürnten Fluch Gottes abzuwenden oder zu besänftigen. Dieses Kapitel wird sich auf die Entwicklung von Methoden zur Vermeidung, Eindämmung und Heilung der Pest konzentrieren, wie sie in Italien während des fünfzehnten Jahrhunderts

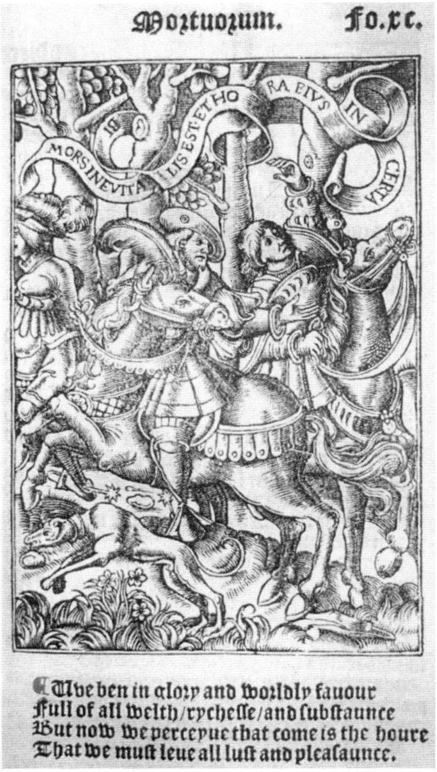

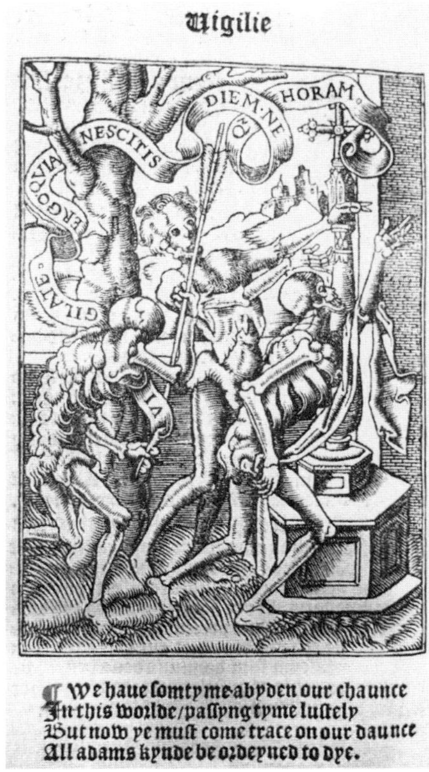

Für die Gerippe, die die Lebenden durch ihr Leben begleitet haben, ist die Zeit gekommen, da die Lebenden (als Reiter abgebildet) gezwungen sind, ihr genussvolles Leben aufzugeben. Die Verse unten betonen die Unausweichlichkeit des Todes.

stattfand. Über beinah drei Jahrhunderte bildeten diese Verordnungen und Regularien den Rahmen, um mit der Pestilenz in ganz Westeuropa umzugehen.

Diese Antworten fielen in drei breite Kategorien. Zunächst versuchten Regierungen die Ausbreitung der Seuche durch Begrenzung des Zuges der Menschen und Waren zu kontrollieren. Quarantänen, Gesundheitszeugnisse und städtische Hygiene waren manche der angewandten Methoden. Es gab auch eine allgemeine religiöse Reaktion, die sich sehr auf persönliche und gemeinschaftliche Frömmigkeit, Gebete, Wallfahrten und Prozessionen verließ. Zum Schluss hatte die Gesellschaft als solche Mittel, mit der Seuche umzugehen. Wie wir schon gesehen haben, konnte die Mir-ist-alles-egal-Haltung dazugehören und, erschreckender, die Bestimmung und Verfolgung von Sündenböcken. Es war möglich, Elemente jeder dieser Methoden bei

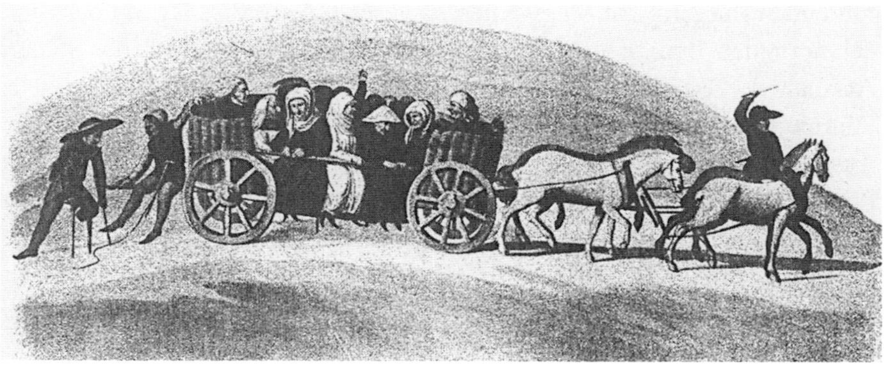

Ein Fresko aus Luzern zeigt einen Karren voller Bettler, die aus der Stadt getrieben werden.

jeweiligen Ausbrüchen der Pestilenz zu kombinieren. Wie weiter unten detaillierter gezeigt werden wird, konnte die Gesellschaft beispielsweise eine Gruppe (die Juden) als Pestträger herausstellen, die dann vom Staat abgeschoben oder hingerichtet wurden, während dem ganzen Ereignis durch den Bau einer Kirche oder eines Heiligtums (an der Stelle eines Ghettos oder, noch besser, einer Synagoge) gedacht wurde. In der Tat war die normale Reaktion eine Kombination (oder das Ausprobieren) so vieler „Lösungen" wie möglich. Als die Pest das erste Mal auftrat, war die Bandbreite der Reaktionen ziemlich eingeschränkt. Eigentlich modifizierten die Beamten nur Methoden für den Umgang mit anderen Epidemien, mit denen sie vertraut waren. Wenn zum Beispiel die Grippe zuschlug, gaben die meisten städtischen Gebiete Anweisung, alles, was stank, aus der Stadt zu entfernen. Dann wurden Innereien gesammelt, Gerber und Ledermacher angewiesen, die Arbeit einzustellen oder sicherzustellen, dass ihre Nebenprodukte schnell entfernt würden, und menschliche Abfälle wurden von den Straßen und den Abflüssen verbannt. Wenn das die Krankheit nicht aufhalten konnte, wurden auch Menschen, die für moralisch verseucht gehalten wurden, entfernt. Also wurden Prostituierte, Vagabunden und andere „Sünder" aus der Stadt getrieben. Diese Antworten basierten auf dem einfachen Prinzip, dass Krankheit durch Infektion (Miasma) der Umwelt entstand. Die physische Welt konnte durch schlechte Gerüche oder schlechte Menschen verschmutzt werden.

Wenn die Pest kam, wurden diese allgemeinen Mittel eingesetzt, aber mit wenig Erfolg. Darüber hinaus wurde bald offenbar, dass den Gemeinden eine noch größere Gefahr drohte. Während der allerersten Pestilenzausbrüche hatten einige Städte vorübergehende Gesundheitsausschüsse aus führenden Bürgern und Magistraten eingesetzt. Auch dies lag auf der Linie der normalen Praktiken bei anderen Seuchen. Doch als sich das schiere Ausmaß der Gefahr, die mit der Pest einher ging, offenbarte, zogen es Führungspersönlichkeiten in städtischen Zentren vor, vor dem eigentlichen Ausbruch der Krankheit aufs Land zu fliehen. Die Städte waren ohne Führung. Als Resultat wurden Plünderungen eine ernste Gefahr. Magistrate befürchteten, dass das gemeine Volk und die Handwerker einen Ausbruch der Pest und die Abwesenheit ihrer Herrscher nutzen würden, um die Macht zu übernehmen. Während des Ausbruchs von 1383 zogen florentinische Handwerker durch die Stadt und riefen revolutionäre Parolen. Die verbliebenen Magistrate waren in der Lage, die entstehende Revolte zu unterdrükken und der allgemeinen Sterblichkeit noch hingerichtete Unzufriedene hinzuzufügen. Die Stadt versuchte dann, die Flucht führender Bürger zu verhindern, aber wie Marchionne Stefani, ein zeitgenössicher Chronist, berichtet, mit wenig Erfolg:

> Viele Gesetze wurden verabschiedet, dass wegen besagter Pest kein Bürger die Stadt verlassen durfte. Denn [die Herrscher] fürchteten, dass das [gemeine Volk] nicht gehen und sich erheben würde und die Unzufriedenen sie vereinigen könnten ... [Diese Gesetze scheiterten weil,] es immer so ist, dass die mächtigen wilden Tiere springen und die Zäune durchbrechen.

Daher mussten die städtischen Eliten neben der Vermeidung und Eindämmung der Krankheit auch Wege finden, Chaos zu vermeiden und die Bevölkerung zu halten. Die Antworten auf die Pest wurden genauso eine Frage der sozialen Kontrolle wie des Umgangs mit der Krankheit.

Ohne unmittelbare Methoden zur Erklärung, Vermeidung oder Beseitigung der Krankheit, die von ihren weltlichen Herrschern vorgebracht worden wären, wandten sich die Menschen ihren medizinischen und religiösen Ratgebern zu. Die führenden Ärzte erklärten, dass Seuchen aus einer Reihe von Gründen auftraten. Zum Beispiel könnte eine spezielle Anordnung von Himmelskörpern eine Störung der Atmosphäre (der Umwelt) verursachen, die in einer miasmischen (verschmutzenden und verunreinigten) Störung resultiert. Diese gebildeten Männer waren vor allem Philosophen. Sie theoretisierten über Krankheit mit Hilfe der logischen und philosophischen Grundannahmen der Antike (besonders von Aristoteles) in Kombination mit den philosophischen und auf der Logik basierenden Schriften antiker Ärzte (besonders Galen und, durch dessen Deutungen, Hippokrates). Im Gegensatz zu dieser intellektuellen Reaktion auf Krankheit stand der Ansatz der Empiriker, die zu ihren Interpretationen von Krankheit durch Erfahrung und Beobachtung kamen. Da die Empiriker lediglich Beobachtung benutzten und nicht die notwendige Ausbildung in der hohen Kunst des Denkens, der Führerschaft hatten, betrachteten die Ärzte mit Universitätsausbildung sie, ihre Methoden und Ansichten als minderwertig. Wie ein führender Arzt, Eleazer Dunk (der im frühen siebzehnten Jahrhundert nach zweieinhalb Jahrhunderten der Pest schrieb), erklärte:

> Der Name eines Empiristen ... [bedeutet] Erfahrung; und unter einem Empiriker ... [versteht] man einen [medizinischen] Praktiker, der keine Kenntnis der Philosophie, der Logik oder Grammatik hat; sondern all seine Fähigkeit aus der bloßen und nackten Erfahrung schöpft. Die Ignoranz ist also der Unterschied, durch den diese Männer von anderen Ärzten unterschieden werden.

Daher war das Erste, was man lernte, wenn man einen Arzt wegen der Pest zu Rate zog, dass Beobachtung und Erfahrung keinerlei Nutzen für das Verständnis, die Vermeidung, die Eindämmung oder die Beseitigung der Seuche hatte. Die Philosophie und die antike Weisheit bestanden auf einem besonderen Satz von Grundannahmen über die Realität, und die logische Schlussfolgerung daraus war, dass Pest eine Art Fieber war, die durch schlechte Luft verursacht wurde.

Diese Männer mögen dabei von Nutzen gewesen sein, ein moderates Regime der Ernährung, körperlicher Betätigung und des Verhaltens zu verschreiben, um die allgemeine Gesundheit zu fördern, aber sie waren völlig unfähig, mit einer ansteckenden Krankheit umzugehen. Da die meisten, wenn nicht gar alle, darüber hinaus dachten, Krankheiten entstünden aufgrund von Faktoren in der Umwelt (oder der Anordnung z.B. der Himmelskörper), gab es wenig zu tun, nachdem die Krankheit ausgebrochen war. Die Prävention war ihre Stärke. Da aber bestimmte geographische Lagen (z.B. sumpfiges, feuchtes Land) und bestimmte Verhaltenswirklichkeiten (z.B. Armut und Lasterhaftigkeit) durch ihre ureigenste Natur ungesund waren, konnten sie nur ihre Beseitigung empfehlen. Solches Handeln könnte den Aufzug einer Epidemie vermeiden oder, vielleicht, ihre Virulenz beschneiden.

Die andere mögliche Quelle an Rat war der Klerus. Da er ein besonderes Verhältnis zum Göttlichen hatte, war es möglich, dass er in der Lage wäre, den Verlauf einer Epidemie zu erklären oder zu verändern. Seine Erklärung war deutlich weniger durchgeistigt als die der Ärzte. Es gab einen offensichtlichen Grund für die Pest: Gott war über die Gemeinschaft

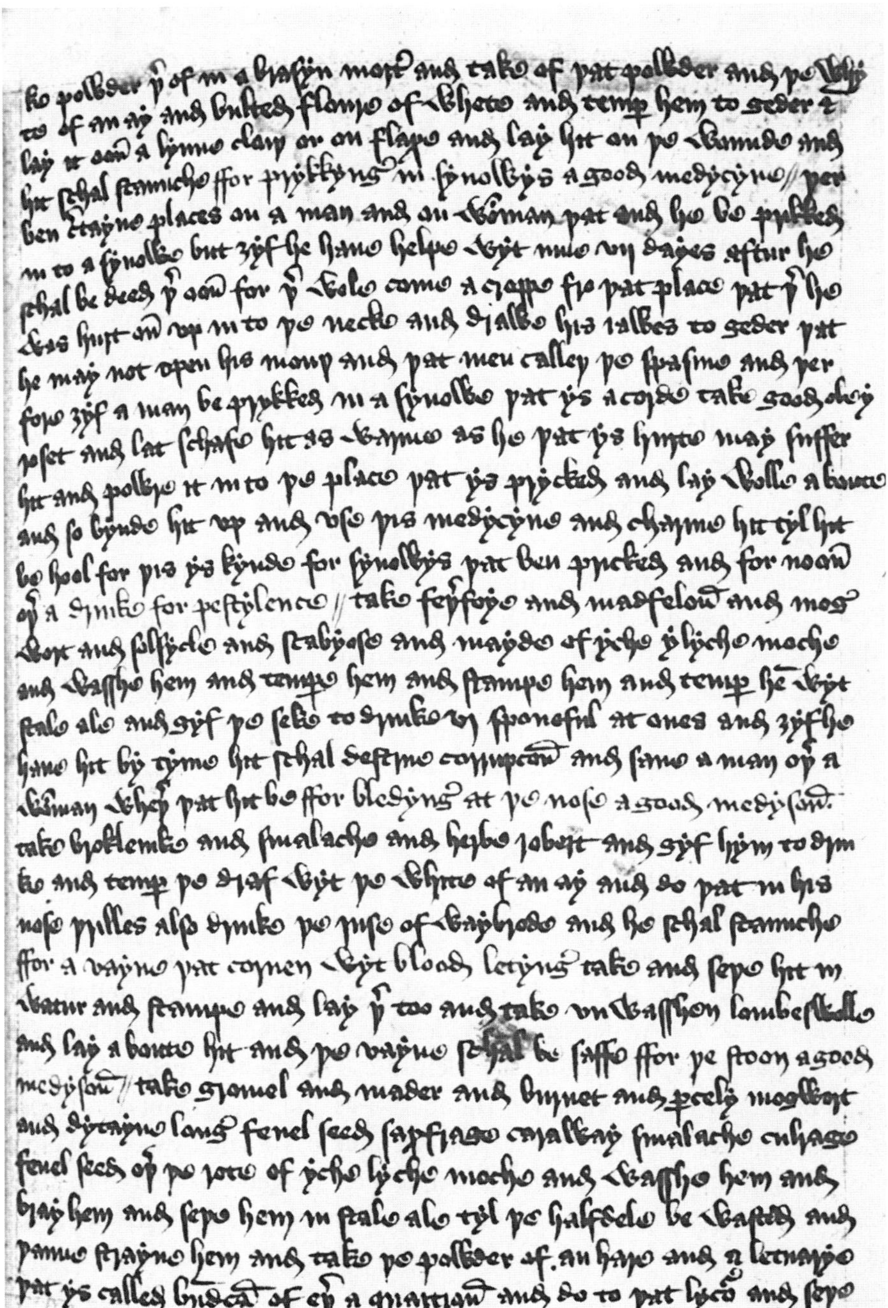

Das englische Manuskript zeigt eine Reihe von Zaubersprüchen und Kräuterheilmitteln gegen Seuchen, einschließlich – auf der Mitte der Seite – eines „Tranks gegen Pestilenz". (Aberdeen University Library)

erzürnt. Es war absolut wesentlich, dass die Sünden, die den Zorn Gottes hervorriefen, herausgefunden und beseitigt wurden. Drei Hauptziele konnten bestimmt werden. Zunächst wurde die allgemeine Frömmigkeit oder Unfrömmigkeit der gesamten Gemeinschaft untersucht. Die Menschen wurden ermutigt, die Sakramente der Kirche zu empfangen, auf Wallfahrt zu gehen, zu beten, an Prozessionen teilzunehmen und andere fromme Handlungen zu begehen. Zweitens mochte die Gemeinschaft schuldig sein, unfromme oder gottlose Gedanken zu hegen. Daher musste die Häresie ausgemerzt werden und mit ihr die offensichtlichste unorthodoxe Gruppe, die Juden. Da die Juden die „Wahrheiten" des christlichen Glaubens zurückwiesen, wurden sie als Feinde Gottes und – wie auch die Ketzer – in der Weiterführung dieses Axioms als Anhänger von Gottes großem Feind, Satan betrachtet. Schließlich wurde den Gesellschaften geraten, die Sünden auszumerzen, die am sichtbarsten waren und am wahrscheinlichsten, Gottes Zorn heraufzubeschwören. Die Prostitution und gleichgeschlechtliche sexuelle Handlungen waren die offensichtlichsten Ziele.

Eigentlich rieten die religiösen Führer zu einem ähnlichen Kurs wie die Ärzte. Die Probleme, die zu Epidemien führten, lagen in der Umwelt. Etwas in der Region infizierte die Gemeinschaft. Die Ärzte dachten an die Verschmutzung der Luft im Sinne der Natur, während religiöse Führer davon ausgingen, dass Verschmutzung (in der Luft) im metaphorischen und religiösen Sinne vorlag. Für beide war die Pest Resultat von Faktoren, die bereits vor Ort und im Staatswesen existierten. Man „fing" sich die Pest nicht von jemand anderem oder anderswo. Die Pest „brach aus" wegen der verunreinigten Bedingungen, die bereits herrschten. Dinge, Menschen, und Orte trugen und übertrugen die Pest nicht (durch Ansteckung) in einem neutralen Sinne. Der Weg, die Pest zu vermeiden, einzudämmen oder zu heilen, war sowohl für die Ärzte als auch für die religiösen Führer die Veränderung der Aspekte der Umwelt, die die Quellen der Verschmutzung waren. Während die Magistrate bereit waren zu akzeptieren, dass schlechte Hygiene die städtische Gesundheit verschlimmern konnte, hielten sie konsistent an ihrer Ansicht fest, dass die Pest ansteckend war und kein Fieber, das durch schlechte Luft verursacht wurde. Zudem waren sie auch bereit zu glauben, dass der Zorn Gottes in Form einer ansteckenden Epidemie gegen eine Stadt gerichtet sein mochte. Das gemeine Volk war besonders geneigt zu glauben, dass bestimmte Handlungen (besonders von anderen) die Schuld trugen. Wie auch immer die theoretische Argumentation aussah, ein Weg des Handelns war offensichtlich: Die Gemeinschaft musste sich von der Verschmutzung befreien und Wiederbefall vermeiden.

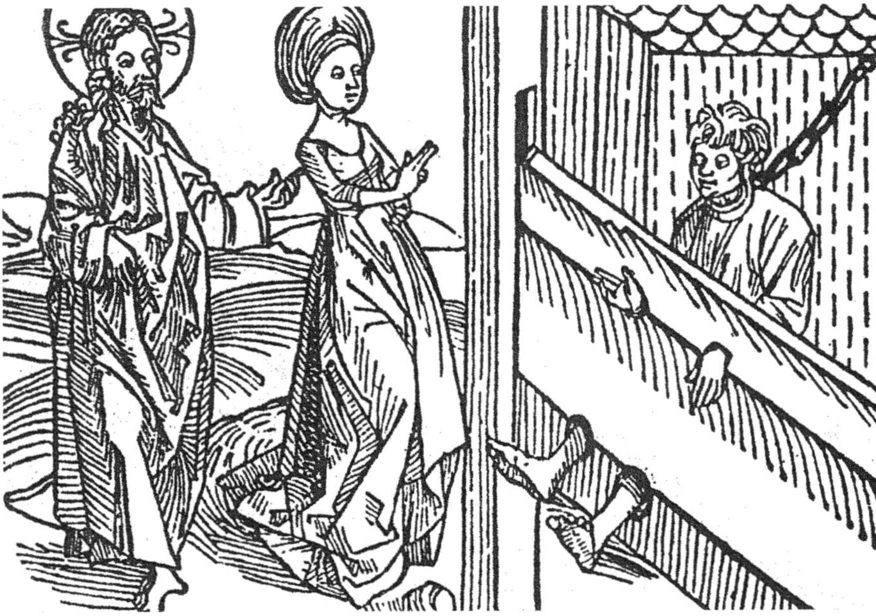

Holzschnitte, die zwei der leiblichen Gnadenakte zeigen: Christus sieht zu, wie eine Frau sich um einen Gefangenen kümmert (oben) und die Toten begräbt (unten). Die Sorge um die persönliche Frömmigkeit war ein wichtiges Merkmal der Zeit.

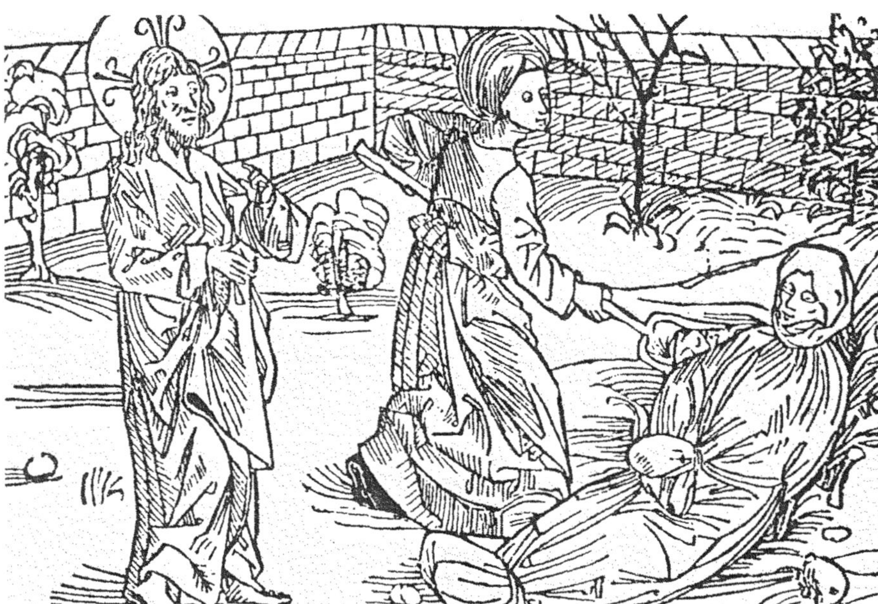

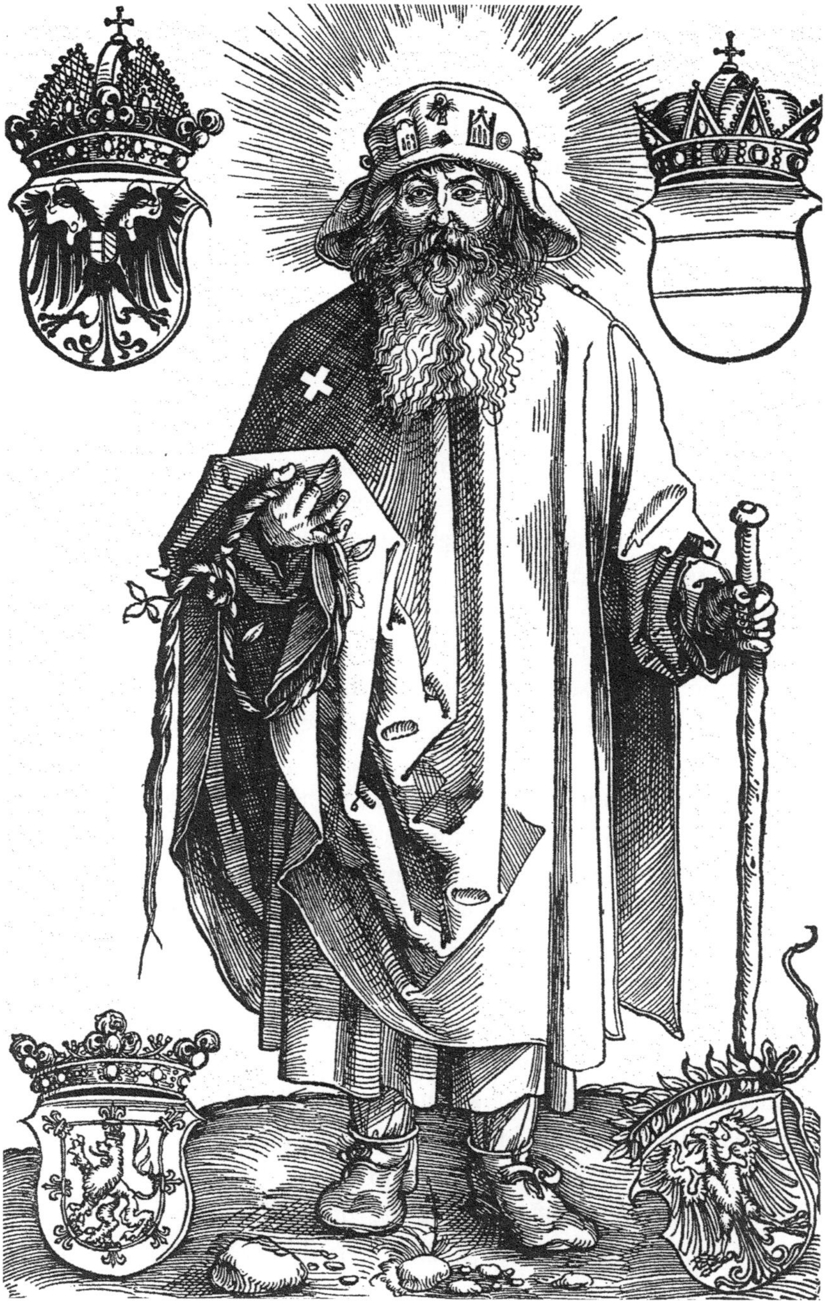

Wallfahrten waren eine weitere Form der persönlichen Frömmigkeit, die von denen unternommen wurden, die Gottes Missfallen fürchteten. John Stabius (dessen Wappen mit denen des Heiligen Römischen Kaisers, Österreichs und Schottlands gezeigt wird) wollte seine Frömmigkeit aufzeigen, indem er sich als als Pilger St. Coloman porträtieren ließ.

Angriffe auf Juden waren das offensichtlichste und erschreckendste Beispiel dieses Versuchs, die städtischen Gemeinschaften von Gruppen und Einzelnen zu reinigen, die als verschmutzt und verseucht galten. Zum Jahre 1550 waren beinah keine Juden in Westeuropa mehr übrig, als ein Land nach dem anderen seine jüdische Bevölkerung vertrieben oder getötet hatte. Doch der Antisemitismus hatte nicht mit der Pest begonnen. Edward I. (1239-1307) hatte Englands jüdische Bevölkerung in den neunziger Jahren des dreizehnten Jahrhunderts ausgewiesen. 1215 hatte das 4. Ökumenische Laterankonzil angewiesen, dass alle Juden und Muslime besondere Kleidung und Abzeichen zu tragen hatten, so dass sie jedermann leicht und auch aus der Entfernung erkennen konnte. Die Anforderung, dass der Glaube an die Wandlung (Brot und Wein der hl. Kommunion werden tatsächlich zu Christi Fleisch und Blut) ein notwendiger Glaubensartikel war, wurde auch bei anschließenden Anschuldigungen gegen Juden für vorgebliche Übergriffe auf Hostien wichtig. Während des ganzen dreizehnten und vierzehnten Jahrhunderts gab es zunehmend heftigere Angriffe auf Juden, besonders (aber nicht ausschließlich) in den Predigten der Dominikaner und Franziskaner. Das Auftreten der Pest und die Beschuldigung, die Juden würden absichtlich die Pestilenz verbreiten, führten zusammen zu häufigeren und heftigeren Rufen der Mönche nach einer Vertreibung der Juden aus dem christlichen Westen.

Die Anschuldigungen gegen die Juden waren vielfältig. Sie wurden als die Gruppe betrachtet, die allein für die Kreuzigung Christi verantwortlich war, trotz der Verwicklung Pilatus‘ und des Römischen (also nichtjüdischen) Reiches. Zudem behaupteten Gerüchte, Juden benützten das Blut christlicher Kinder („Blutschande“) in verschiedenen religiösen Zeremonien (z.B. beim Passahfest). Ihre Feinde bezichtigten sie des Diebstahls geweihter Hostien („Hostienentweihung“) zu ähnlichen Zwecken. Juden wurden regelmäßig der Verschwörung mit Muslimen, ketzerischen und orthodoxen Christen gegen die Katholiken im Westen bezichtigt. Auch gab es die Beschuldigung, die offenbare Sturheit der Juden bei der Verweigerung gegenüber der christlichen „Wahrheit“ sei ein weiterer Hinweis ihres absichtlichen und bewussten Bösen, das unausweichlich zu ihrer Verbindung zu Satan und dämonischen Praktiken führe. Sogar Brandstiftungen (und andere katastrophale Ereignisse) wurden ihnen in die Schuhe geschoben. Schließlich wurden die Juden während der Pestausbrüche des späten vierzehnten und frühen fünfzehnten Jahrhunderts beschuldigt, mit jeweils Muslimen, Leprakranken und dem Teufel zusammenzuarbeiten, um Brunnen zu vergiften und die Pest zu verbreiten. Viele führende Kirchenvertreter verurteilten diese Angriffe entsprechend der Lehre des heiligen

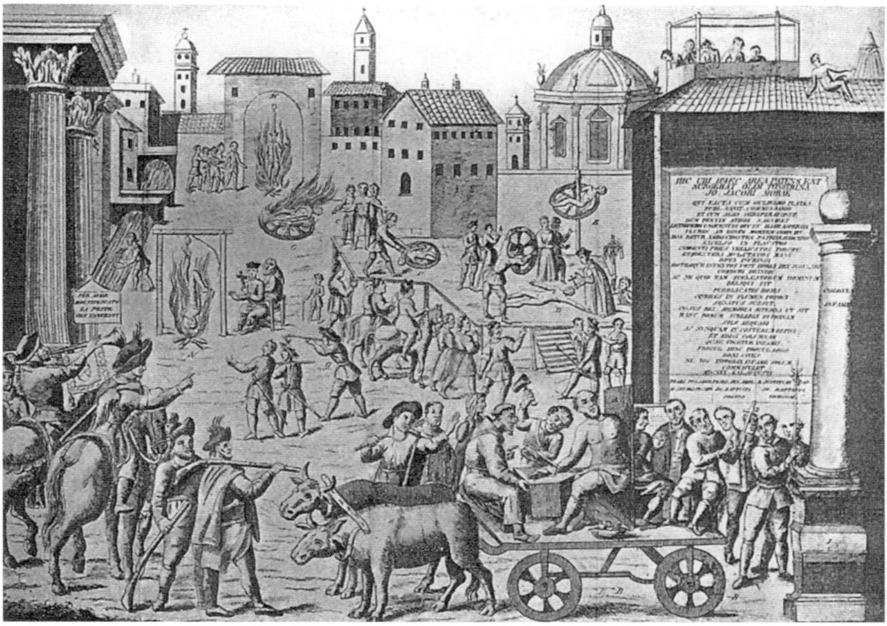

Die in Mailand als Träger und Überträger der Pest für schuldig gehalten wurden, wurden gefoltert und hingerichtet. Als erst einmal die naheliegendsten Sündenböcke nicht mehr zur Verfügung standen, überrascht es nicht, dass Gesellschaften, wie in Mailand, sich denen zuwandten, die angeworben wurden, um sich um die Befallenen zu kümmern.

Augustinus von Hippo (354 – 430), dass Juden als wesentlicher Teil der kosmischen Geschichte des Christentums toleriert werden müssen. In der Tat verurteilten Papst Clemens VI. und nachfolgende Päpste die Versuche, die Juden für die Pest verantwortlich zu machen – sie verwiesen darauf, dass Juden und Christen in gleicher Zahl an der Pestilenz zu sterben schienen.

Schon im zwölften Jahrhundert vermerkte ein christlicher Chronist die Wirkung des Antisemitismus im Volke und schrieb, „ob das, was ich berichte, nun wahr ist oder nicht, ist nicht meine Sorge, es wird erzählt, und daher muss es anerkannt werden". Während des unmittelbaren Jahrzehnts vor der Pest (1337) weihten Gemeindemitglieder in Deggendorf (Bayern) eine Tafel an der Kirche ein, die daran erinnerte, dass dort die Juden getötet worden waren, weil sie die Stadt angezündet hatten. Andere Kirchen wurden zur Erinnerung an die Zerstörung jüdischer Viertel (Ghettos) und besonders Synagogen errichtet. Im Jahre 1300 wurde in Lauda (Würzburg) nach einem Massaker in Begleitung der Anschuldigung der Hostienentweihung an der Stelle der zerstörten jüdischen Häuser eine Kapelle gebaut. Und viele der Kirchen aus jener Zeit, die dem Leib Christi, dem Blut Christi oder der Jungfrau Maria geweiht sind, stehen an Stätten, an denen vormals jüdische Häuser oder Synagogen standen.

Die Pest scheint die Verfolgung – und Vernichtung – der Juden schlicht beschleunigt und intensiviert zu haben. In den vierziger Jahren des vierzehnten Jahrhunderts wurden die Juden in Frankreich, Italien, der Schweiz und Deutschland als Pestbringer ins Visier genommen. Einige Bürger reinigten ihre Städte sogar vor dem Einzug der Pest von Juden, um zu versuchen, die Pestilenz zu vermeiden; diese präventive Verfolgung gab es in Strassburg (900 Juden wurden bei lebendigem Leibe verbrannt), Nürnberg, Regensburg, Augsburg und Frankfurt. Der Kaiser des Heiligen Römischen Reiches Deutscher Nation, Karl IV. (1316 – 1378), erließ sogar Gesetze, wie mit jüdischem Eigentum zu verfahren sei, wenn ein Ghetto ausgelöscht wird. Judenverfolgung blieb ein konstantes Merkmal vieler Pestausbrüche: Halle (1382); Rappoltsweiler, Dürkheim, Colmar (1397); Freiburg im Breisgau (1401); Köln (1424); Schweidnitz (1448 – 53, 1543); Regensburg (1472); in ganz Deutschland (1475); Brieg (1541); Aix-en-Provence (1580); Wien (1679). Vorher bestehende Anschuldigungen der Brunnenvergiftung scheinen die Verbindung, die zwischen Juden und der Pest gezogen wurde, zu erklären. Schon 877 wurde ein jüdischer Arzt der Vergiftung Karls des Kühnen (823 – 877) bezichtigt; 1161 wurden sechsundachtzig Juden in einem einzigen Massaker wegen Vergiftungen hingerichtet. Juden wurden, zusammen mit Muslimen und Leprakranken, in der Folge der Vergiftung im Vaud (1308); in Eulenburg (1316), Franken (1319); in ganz Frankreich (1321); in der Provence und in ganz Deutschland (1337) und nochmals in der Provence (1348) beschuldigt. Der Weg von der Verfolgung wegen der Brunnenvergiftung zur Verfolgung wegen der Verbreitung der Pest vollzog sich praktisch übergangslos.

Es scheint auch eine Verbindung zwischen den Anschuldigungen der Brunnenvergiftung und der Verbreitung der Pest und der Beteiligung von Juden an medizinischer Tätigkeit gegeben zu haben. Die Betonung der Fähigkeit unter Juden, lesen und schreiben zu können, und ihr Ausschluss aus vielen Gewerbezweigen (vor allem Landwirtschaft und Landbesitz) führte zu einer Konzentration von Juden in städtischen Gebieten und ihrer Überrepräsentanz in Berufen, die die Fähigkeit zu lesen voraussetzten. Darüber hinaus verlieh die Vertrautheit der Juden mit der hebräischen und arabischen Sprache ihnen über die islamische Welt Zugang zu den medizinischen Arbeiten der antiken Autoren. Und die Fertigkeiten der Juden in der Medizin gestatteten ihnen oftmals, in Gebieten zu arbeiten, die anderen Juden verschlossen blieben. Trotz der Ausweisung der Juden aus England

Verbrennung der Juden, aus der Nürnberger Chronik. Auf der gleichen Seite wird der Einzug der Pest erzählt. Die jüdische Gemeinde wurde oft zum Sündenbock für die Ausbreitung von Pest und Krankheit gemacht.

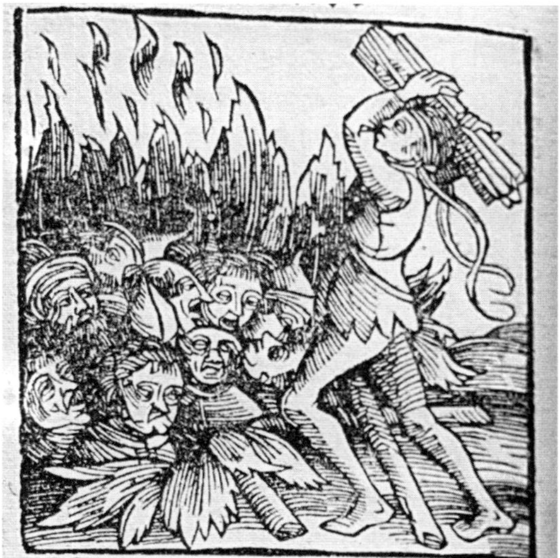

Calamitosa gens hebreorum in oppido
bayoarie noie deckendorff sito in lit-
tore danubij anno dñi. M.ccc.xxxvij
mayestatē ihesu xpi in diuinissimo sacro mirū
immodū contempsit et religionē nostrā illusit.
Id post varias punctiones in fornace ignis po
suerūt. illesum tñ ab igne mansit. In incude q3
malleis percusserūt. Qua re (diuino nutu) cog-
nita pfectus oppidi. hartmann9 de degenberg.
cū ciuibus oppidi in deorum dom9 inuaserunt. nō
seruis. nō etati parcentes. veritate cognita debitis pe
nis affixerunt et neci dederūt. Sacramentū ob
seruatū in ecclesia sepulchri dñi miraculis vari-
is in eo oppido honorat.

durch Edward I. beschäftigten beispielsweise Edward II. (1248 – 1327) und Henry IV. (1367 – 1413) Juden als Leibärzte (eine Praxis, die unter Adligen und wohlhabenden Familien recht geläufig war). Die Macht jüdischer Ärzte war für viele ein Grund zur Sorge. Im sechzehnten Jahrhundert notierte Hans Wilhelm Kirchhoff, dass „wir Christen so hirnlose Narren sind, dass wir uns unseren Erzfeinden [den Juden] zuwenden, um [uns] zu retten, wenn unsere Leben in Gefahr sind". Besonders die Mönche waren sehr erpicht darauf, der Abhängigkeit von jüdischen Ärzten Einhalt zu gebieten, und waren dabei so erfolgreich, dass viele italienische Städte gezwungen waren, den ausdrücklichen Dispens des Papstes zu erwirken, um Juden als städtische Ärzte zu beschäftigen.

Die komplexe Wechselwirkung zwischen Juden als Heilern und Vergiftern ist offensichtlich. Auch wenn Juden Außenseiter und verdächtig waren, so waren sie auch für manche Lebensbereiche wesentlich. Nur bei einer Zunahme nichtjüdischer (christlicher) Betätigung in der Medizin und Finanzwelt (um nur zwei Bereiche zu nennen) war es möglich, ohne Abhängigkeit von Juden zu überleben. Doch die Abhängigkeit von Juden änderte keineswegs etwas an ihrem enorm negativen und verdächtigen Image bei den meisten, wenn nicht gar allen Christen. Wie Petrus Venerabilis (1122 – 1157), Abt von Cluny, es formulierte: „Ich beweifle wirklich, ob ein Jude menschlich sein kann, denn er wird weder dem menschlichen Verstand nachgeben [und das Christentum akzeptieren], noch Befriedigung in den Äußerungen der Autoritäten finden, ob göttliche oder jüdische [indem er sich weigert, die katholische Interpretation der Bücher des jüdischen/Alten Testaments zu akzeptieren]". Shakespeare (Der Kaufmann von Venedig, I.i.) verfasste eine deutlichere und unverhohlenere Einschätzung: „Der Jude ist der wahre eingefleischte Teufel".

Während Juden am einfachsten herauszuheben waren, waren sie aber nicht die einzige Gruppe in der Gesellschaft, die angegriffen wurde, nachdem sie beschuldigt worden war, einen Ausbruch der Pestilenz verursacht zu haben. Arme Ausländer (die wir heute „Gastarbeiter" nennen) wurden normalerweise beim geringsten Anzeichen der Pest vertrieben. Flüchtlinge vor Kriegen und Verfolgung (die heutigen „Asylbewerber") wurden oft als „schmutzig" und daher als potentielle Seuchenquelle betrachtet. Gerber, Ledermacher, Schlachter, Fischhändler und Totengräber, deren berufliche Tätigkeit schlechte Gerüche oder Abfälle produzierte, mussten oftmals während Pestausbrüchen Beschneidungen ihrer Arbeit hinnehmen. Doch der Schwerpunkt auf der Kontrolle jeder Gruppe oder jedes Einzelnen, die oder der mit Schmutz, Verschmutzung, Abfall und Krankheit assoziiert wurde, war konsistent. Menschen, die in das sexuelle Gewerbe oder in von der Norm abweichende sexuelle Praktiken verwickelt waren, wurden, was nicht überrascht, genauso oft wie die Juden ins Visier genommen und blieben, nach der Vertreibung der meisten europäischen Juden, eine Gruppe der wenigen potentiellen Sündenböcke.

Es ist wesentlich, sich vor Augen zu führen, dass die Haltung zum Sex und zur Sexualität im Spätmittelalter sich dramatisch von der heutigen unterscheidet. Bis in das späte fünfzehnte Jahrhundert (und oftmals noch bis ein Jahrhundert später) waren Bordelle beispielsweise ein akzeptierter – und legaler – Teil der städtischen Landschaft. Bordelle wurden aus öffentlichen Mitteln gebaut und von „Madames" (oft „Äbtin" oder „Königin der

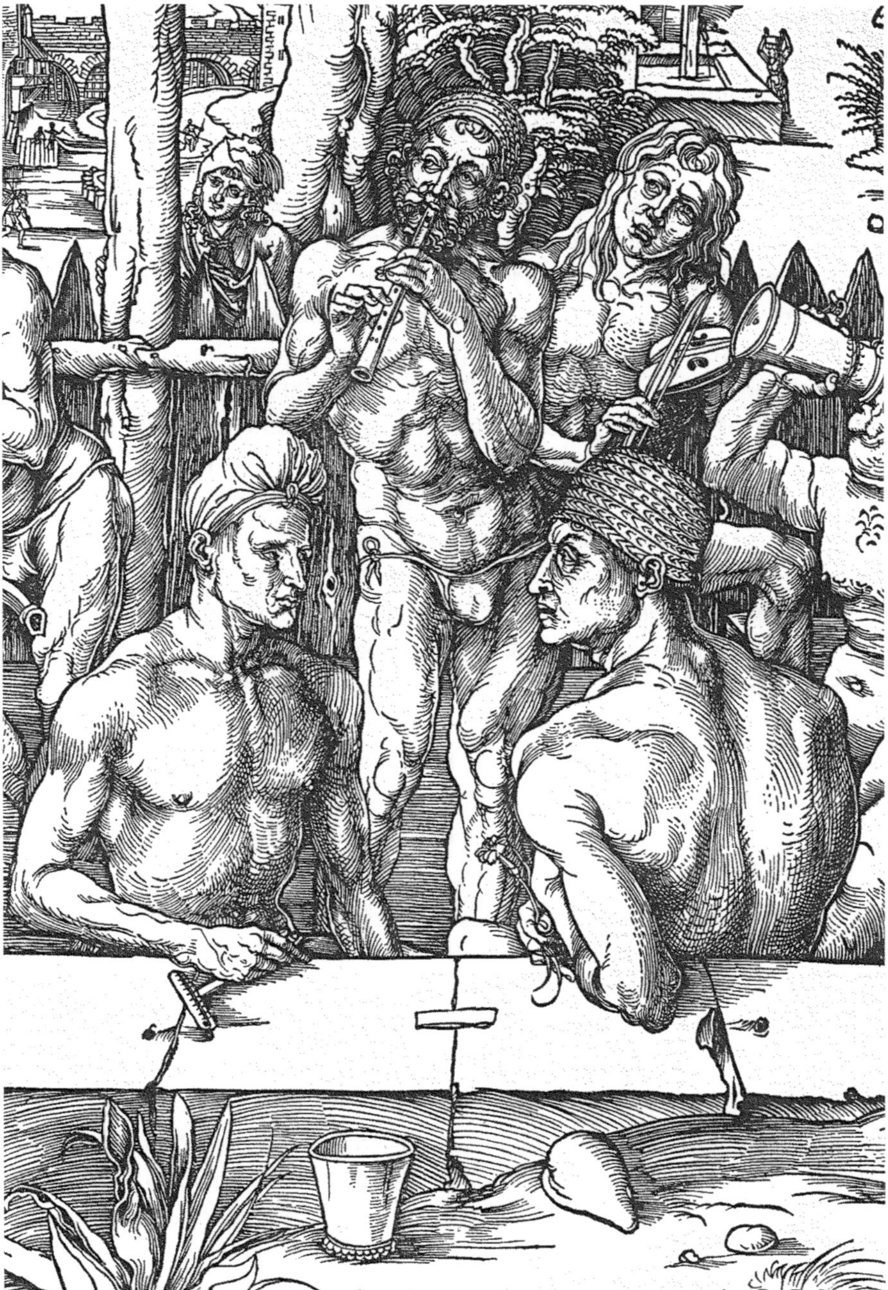

Kupferstich von Dürer, Männer im Badehaus zeigend.

Huren“ genannt) beaufsichtigt, die vom Staat ernannt oder gebilligt waren. 1447 baute Dijon ein großes Gebäude, das als Bordell der Stadt dienen sollte. Es gab Räume für die Aufseherin, ein geräumiges Gemeinschaftszimmer und beinah zwei Dutzend Schlafzimmer jeweils mit Kamin. Die Stadt mit 10.000 Seelen wurde durch über 100 Prostituierte gut versorgt.

Viele öffentliche Bäder wurden zur Prostitution genutzt und es gab ebenfalls kleine, „private“ Bordelle. Die meisten dieser Einrichtungen und Aktivitäten wurden von der Stadtverwaltung offen anerkannt, reguliert und besteuert. Darüber hinaus gab es einen Straßenstrich. Magistrate rechtfertigten die Bereitstellung von Prostituierten (gegenüber ihrem oftmals kritischen Klerus) mit „Gemeinnutz“ und dem „Interesse am allgemeinen Wohlergehen“. Sie sollten ein Ventil für den sexuellen Appetit der vielen alleinstehenden Männer bieten. Da Handwerker und Arbeiter in der Regel nicht heiraten durften, bis sie Meister ihrer Zunft waren (also erst, wenn sie über dreißig waren), stellten junge Männer ein ernstes Problem dar. Prostituierte wurden als akzeptable Alternative zur Massenvergewaltigung „respektabler“ junger Frauen oder Männer in den Straßen betrachtet, die nicht selten vorkam. Sie boten der Gesellschaft nicht nur höhere Einnahmen (durch Steuern) und mehr Ordnung (durch die Lösung sexueller Anspannung), die Stadt hatte durch legale Prostitution auch die Möglichkeit sicherzustellen, dass die in diesem Gewerbe Tätigen und die Bordelle „sauber“ waren.

Anfänglich scheint es keine Gleichsetzung legaler Prostitution (in Bordellen) mit der Pest gegeben zu haben. Die Zeit zwischen 1350 und 1450 war sogar die Periode der Errichtung und Institutionalisierung öffentlicher Bordelle. Statt die Prostituierten zu entfernen, scheinen die Stadtverwaltungen eher bemüht gewesen zu sein sicherzustellen, dass sie sauber waren. Die Bettelmönche aber betonten, dass körperliche Sauberkeit und Gesundheit die moralische Schmutzigkeit ihrer Arbeit nicht zudecken konnten. Sie gingen noch weiter und behaupteten, dass die Gesetzgebung die Gesellschaft, im Allgemeinen, untrennbar mit einer schmutzigen Tätigkeit verband. Die allgemeine Bevölkerung scheint dem zugestimmt zu haben, und Prostituierte (die wie die Juden oft besondere Abzeichen und Kleidung tragen mussten) wurden bei Pestausbrüchen oder Missernten oder nach besonders erfolgreichen und charismatischen Predigten angegriffen. Trotzdem gingen bis in die achtziger Jahre des fünfzehnten Jahrhunderts die meisten alleinstehenden Männer als regelmäßiger Bestandteil ihres Sonntags in Bordelle – die Bordelle mussten lediglich während des Hochamtes schließen. In den späteren Jahrzehnten des fünfzehnten Jahrhunderts wurde die Prostitution zunehmend von Predigern und, besonders während der protestantischen und katholischen Reformationen des sechzehnten Jahrhunderts, von der Gesellschaft im Allgemeinen angegriffen.

Es ist vielleicht schwierig, heutzutage zu verstehen, wie die Prediger in der Lage waren, die Gesellschaft davon zu überzeugen, dass legale Prostitution so gefährlich sei. Die meisten Männer würden irgendwann vor ihrer Hochzeit einmal ein Bordell aufgesucht haben. Väter schickten ihre Söhne ziemlich offen dorthin. Scham war kein effizientes Mittel. Doch die Prediger waren in der Lage, die Gesellschaft zu beschuldigen, ein Verhalten zu fördern, das die Bevölkerung Europas, die ständig von der Pest verwüstet wurde, nicht wiederherstellte. Das heißt, Prostitution (und illegitime Kinder) waren unproduktiv und daher sündhaft. Als solche war sie unnatürlich. Diese theoretische Herangehensweise an geschlechtliche Sünden wird bei den ebenfalls geführten Angriffen auf gleichgeschlechtliche Akte am deutlichsten. Männliche Homosexualität (normalerweise unter den allgemeinen Begriff Sodomie sortiert) war ein genauso unproduktives Handeln und wurden daher von den Predigern verunglimpft – von lesbischen Aktivitäten scheint nur selten Notiz genommen worden zu sein. Die Entvölkerung Europas als Resultat der Pest legte den Schwerpunkt auf die Produktion ehelicher Kinder. Arbeiter für die Zukunft (Kinder) wurden benötigt, um die Gesellschaft wiederherzustellen, und alles, was dem entgegenlief, galt als soziales Übel. Die Prediger hatten nun einen Weg gefunden, die Sündhaftigkeit der Prostituierten (und Hurenböcke und Ehebrecher) und Sodomiten dem gemeinen Volk verständlich zu machen. Diese Sünden waren nicht nur ein Affront gegen Gott, sondern auch eine Bedrohung der Gesellschaft und konnte zu weiterem göttlichen Zorn führen. Wie der heilige Bernhard (1380 – 1444) seinen Mitbürgern in Siena predigte: „Ihr versteht nicht, dass Sodomie der Grund für den Verlust Eurer halben Bevölkerung in den letzten fünfundzwanzig Jahren ist". Er behauptete, dass Gottes (poetisches) Urteil gegen eine Gesellschaft, die Kinder zu verachten schien (indem sie sich weigerte, eheliche Abkömmlinge zu haben), darin bestand, die Menschen um die wenigen Kinder zu bringen, die sie für nötig befanden zu produzieren. Er behauptete, dass er, tosend in seinen Ohren, die Ungeborenen (Ungezeugten) nach Rache rufen höre.

Es überrascht nicht, dass der Bevölkerungsverlust eine große Sorge der städtischen Regierungen und ihrer Bevölkerungen war. Florenz verfügte beispielsweise in den dreißiger Jahren des vierzehnten Jahrhunderts über 120.000 Menschen. Die Bevölkerungszahl stabilisierte sich schließlich von 1410 bis 1460 bei 40.000. Moralische Rechtschaffenheit und Pflichten gegenüber der breiten Öffentlichkeit wurden Angelegenheiten größter Sorge des Staates. Florenz unternahm Versuche, politische Ansichten

(1378), den Straßenstrich (1403), sexuelle Unmoral in den Konventen (1421), Fehlverhalten bei Beamten (1429) und Sodomie (1432) zu kontrollieren. Die Schaffung des Ufficiali di Notte 1432, um die Sodomie zu kontrollieren, führte zu siebzig Jahren gerichtlicher Verfolgung von Männern, die gleichgeschlechtliche Handlungen vollzogen (normalerweise ein älterer Mann mit einem jüngeren). Eine ähnliche Institution (das Collegium sodomitarum) wurde 1418 in Venedig errichtet.

Zwischen 1432 und 1502 wurden bei einer florentinischen Bevölkerung von 40.000 über 17.000 (240 pro Jahr, beinah fünf jede Woche) Männer angeklagt und 3.000 (43 pro Jahr) wegen Sodomie verurteilt. Wenn man die Dauer einer Generation bei 20 Jahren veranschlagt, wurden in jeder Generation ca. 12 % der männlichen Bevölkerung öffentlich und offiziell der Sodomie beschuldigt und 2 % verurteilt. Das Problem, so scheint es, war nicht unbedeutend. Der florentinische Staat versuchte sogar zu fordern, dass alle Friedensrichter zwischen dreißig und fünfzig Jahren verheiratet sein müssen, damit nicht heimliche Sodomiten bei Gericht tätig waren, die ihresgleichen schützten. Die Praxis war so verbreitet, dass der heilige Bernhard Mütter und Väter beschuldigte, ihren Söhnen wissentlich zu gestatten, gleichgeschlechtliche Handlungen zu vollziehen und gleichgeschlechtliche Beziehungen zu führen. Er sagte, ihre Söhne müssten zu Hause eingesperrt werden, damit sie nicht zu diesem Verhalten angeregt werden. Der Heilige predigte, es sei ein „kleineres Übel", wenn ihre Töchter statt ihrer Söhne vergewaltigt werden. Er nannte Sodomie „diese pestilenzartige Verderbnis", die die Stadt befallen hätte. Die Wechselbeziehung zwischen Sodomie, Pest, Verschmutzung und Sünde ist so eng, dass die meisten florentinischen Gesetze und die Predigten Bernhards während oder kurz nach Pestausbrüchen ergingen.

Was aber bei Bernhard und anderen am meisten Anstoß erregte, war die Tolerierung dieser Sünden auf den höchsten Ebenen der Gesellschaft. Adlige und Wohlhabende schützten aus finanziellen und medizinischen Gründen Juden. Die Führer der Gesellschaft legalisierten und schützten die Prostitution. Noch schlimmer war, dass viele große Figuren der westlichen christlichen Kultur sodomitische Praktiken vollzogen oder darüber hinwegsahen. Poliziano (1454 – 1494) beispielsweise, der ein Hauslehrer der Kinder von Lorenzo de' Medici (1449 – 1492) und ein Freund und Lehrer Michelangelos (1475 – 1564) und weiterer 500 Männer aus ganz Europa war, war eine der führenden neoplatonischen Figuren der Renaissance. Er war auch (um den zeitgenössischen Ausdruck zu benutzen) ein „notorischer Sodomit", der niemals heiratete. Er und andere schrieben Gedichte über ihre Liebe zu anderen Männern. Z.B.:

> Sprecht in meiner Gegenwart
> nicht über die Liebe der Frauen...
> Ich ersuche alle Ehemänner: Strebt nach Scheidung,
> und jeder von Euch entfliehe der Gesellschaft der Frauen

Cellini (1500 – 1571) wurde im August 1545 während eines Gesprächs mit dem Herzog von Florenz von einem gegnerischen Künstler, Baccio, angegriffen: „Oh sei still, Du dreckiger Sodomit". Verblüfft ob dieser öffentlichen Beschuldigung, amüsierte (nicht aber schockierte) er die versammelten Höflinge, als er antwortete:

> Du Irrer gehst zu weit. Aber ich wünsche zu Gott, ich wüsste, wie ich mich in einer so ehrenvollen Praxis [Sodomie] ergehe ... es ist die Praxis der größten Kaiser und der größten Könige der Welt. Ich bin ein unbedeutender einfacher Mann, ich habe weder die Mittel noch das Wissen, mich so wunderbar zu verhalten.

Seine vier Verhaftungen und zwei Verurteilungen wegen Sodomie machen seine Erwiderung um so prägnanter.

Es überrascht kaum, dass die Kirche und der Klerus die Sodomie nicht nur als große Sünde attackierten, sondern auch als extreme Bedrohung des Überlebens der Gesellschaft selbst. Doch der zölibatäre Klerus war nicht frei von dieser Infizierung. Am 1. November 1494 verlangte Savonarola (1453 – 1498) von seinen florentinischen Mitklerikern, dass sie „dieses unaussprechliche Laster aufgeben, dieses abscheuliche Laster, das den Zorn Gottes über Euch gebracht hat, oder auch: Wehe, wehe über Euch!" Schließlich war das Konzil von Trient (1545 – 1563) gezwungen zu versuchen, heidnische Mythologie und Nacktheit zu verbieten (1559 wurden Michelangelos Nacktbildnisse in der Sixtinischen Kapelle mit Gewändern übermalt). Prediger, Moralisten und zunehmend auch Magistrate waren überzeugt, dass Unmoral (soziale und kulturelle Verunreinigung) ausgelöscht werden müsse. Offensichtlich war es genauso unmöglich, die Prostitution oder Sodomie zu beseitigen, wie die Ausländer und armen Flüchtlinge an der Grenze aufzuhalten. Doch die Gesellschaft musste (von Gott) so betrachtet werden können, dass sie versuchte, sich selbst zu reinigen, wenn sie göttliche Strafe vermeiden wollte. Während des fünfzehnten Jahrhunderts wurde vielen klar, dass die „Tolerierung" der Sündhaftigkeit und moralischer Unreinheit die Ursache für Gottes Zorn waren. Um Seuchen, die über die Gesellschaft geschickt wurden, zu vermeiden, war es wesentlich, dass alles, was möglich war, getan wurde, um die Ursachen der Verunreinigung und Entehrung in der Kultur auszulöschen.

Die allgemeine Bevölkerung, mit ihrem Klerus und Magistraten, konnte Trost darin finden, dass die Prostituierten, Sodomiten, Migranten und die ausländischen Armen aus ihren Straßen und ihrem Gesichtsfeld vertrieben wurden. Sicher war es so, dass eine Gesellschaft, die harsch und eifrig gegen diese Quellen der (metaphorischen, metaphysischen und religiösen) Infektion vorging, vielleicht nicht unter Gottes Zorn leiden musste. Lucy Hutchinson sprach in ihrem Tagebuch aus dem frühen siebzehnten Jahrhundert sicher vielen aus der Seele.

> Das Bild des Hofes veränderte sich durch den neuen König sehr, denn König Charles [I.] war maßvoll, keusch und ernsthaft; so dass die Narren und Bordellwirtinnen, Mimen und Catamiten [Sodomiten] des vorherigen Hofes [James‘ VI. und I.] aus der Mode kamen; und der Adel und die Höflinge, die ihre Ausschweifungen nicht ganz aufgaben, fürchteten den König so sehr, dass sie sich in stille Ecken zurückzogen, um sie zu praktizieren.

Jede Gesellschaft, die von solcher abscheulicher Verschmutzung gereinigt war, konnte mit ihr zusammen aufatmen.

Zur Mitte des fünfzehnten Jahrhunderts wählten die Städte Norditaliens eine praktischere Herangehensweise an Krankheiten und die Bedrohung durch Seuchen. Die Führungspersönlichkeiten dieser Stadtstaaten erkannten zunehmend, dass sie eine moralische Verpflichtung gegenüber ihren Gesamtgesellschaften hatten. Der Staat wurde als organisches Ganzes betrachtet, dessen Haupt die Herrscher waren. Statt ihre Posten vor oder während einer Pest zu verlassen, hatten sie eine gesellschaftliche Verpflichtung, zu bleiben und die Situation unter Kontrolle zu bringen. Die Aufrechterhaltung der Ordnung und des Zusammenhalts bei einer Epidemie wurde ausschlaggebend. Da die Ärzte nicht in der Lage waren, eine Heilung anzubieten, war es die Pflicht der Führer, das Staatswesen die Pestilenz überleben zu lassen. Die Kontrolle und Führung der Menschen und der Gesellschaft waren die wichtigen Faktoren bei der Entwicklung der Methoden und Praktiken, die während einer Pest angewandt wurden. Diese Regularien, Verordnungen und Methoden wurden in den Stadtstaaten Norditaliens entwickelt und verbreiteten sich von dort in ganz Westeuropa.

Eins der ersten Dinge, die von diesen Magistraten bemerkt wurden, war, dass die Pest sich in einer recht klaren Weise verhielt. Sie kamen zu dem Schluss, dass die Krankheit ansteckend war, Menschen und Dinge befiel und sie von dort übertragen werden konnte. Darüber hinaus schlossen sie,

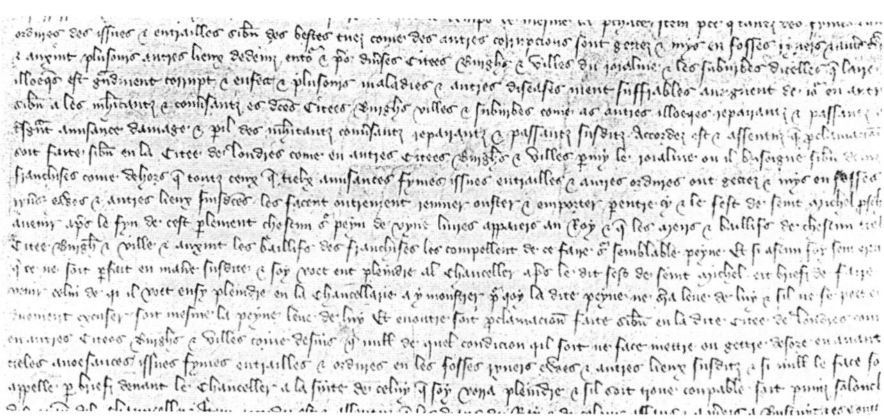

Englands erstes Gesetz zur Hygiene aus dem Jahre 1388 zu Zeiten Richards II. (1366 – 1400)

dass die Armen von der Pestilenz eher befallen würden und sie daher eher übertrugen. Während ihre ausgebildeten Ärzte wenig Zeit auf Beobachtung und Erfahrung verwandt haben mochten, hegten die Magistrate, die mit der Aufrechterhaltung der öffentlichen Gesundheit betraut waren, nicht solche Vorurteile gegen eine empirische Analyse. Leider war ihre Deutung der Ursachen und des Verlaufs der Pest genauso belastet durch theoretische Grundannahmen wie die der Ärzte. Man kann eher vorbringen, dass diese italienischen Regularien nie wirklich auf die Heilung der Pest ausgerichtet waren. Statt dessen waren sie darauf angelegt, das Fortschreiten der Krankheit wenn möglich zu verlangsamen und um jeden Preis sicherzustellen, dass eine stabile Gesellschaft den Ausbruch einer Epidemie überleben konnte. Prävention, Eindämmung und Überleben war wichtiger als eine mögliche Heilung. Der Staat musste die Ordnung aufrechterhalten, während die Gesellschaft die Pest durchlitt.

Die erste Abwehrmaßnahme und der Hauptaspekt dieser italienischen Regularien war die Kontrolle des Zuges der Menschen und Waren aus einer infizierten Region in ein Gebiet, das noch nicht von der Pest befallen war. Dies verlangte eine Reihe von Innovationen. Erstens mussten Staaten, die sich normalerweise in Geheimhaltung übten, sich gegenseitig vertrauen, um zu verkünden wann (und wo) die Pest auftrat. Dies bedeutete, dass Regierungen miteinander in Kontakt bleiben mussten und, selbst in Kriegszeiten, bei der Bestimmung von von der Pest infizierten Gebieten kooperieren mussten. Regelmäßige Diplomatie und Korrespondenz wurden wesentlicher Bestandteil der Vertrauensbildung, die nötig war, um Städten zu gestatten, an den Wahrheitsgehalt von Aussagen über Gesundheitsfragen zu glauben. Wenn sich Gerüchte über die Pest verbreiteten, wurde von den betroffenen Regionen erwartet, darüber Auskunft zu geben, ob die Pest ausgebrochen war, und ihre Nachbarn zu informieren. Diese Städte sollten dann wiederum ihre Nachbarstaaten informieren. Das Resultat war fieberhaftes Briefeschreiben und manchmal Besuche durch andere Magistrate und Gesundheitsbeauftragte.

Zusätzlich zur Bestimmung von Pestorten wurde von Einzelpersonen erwartet, Gesundheitszeugnisse präsentieren zu können, wenn sie in eine neue Stadt kamen. Diese Pässe wurden von den Orten ausgestellt, die sie zuletzt besucht hatten, und garantierten – theoretisch – dass die sich Ausweisenden – und ihre Waren – nicht von der Pest infiziert waren. Natürlich hing dies wieder von der Wahrhaftigkeit und Vertrauenswürdigkeit anderer Orte ab. Es bedeutete auch, dass Städte an ihren Toren wachsamer sein und jemanden bezahlen mussten, der die Pässe las. Die benötigte Bürokratie für die Aufrechterhaltung dieses Passsystems war eine enorme Belastung für jeden Staat und hing von einer gut ausgebauten Beamtenschaft und Verwaltung ab.

Da es nicht immer möglich war, seinen Nachbarn zu trauen, führten viele Städte ein weitgehendes Quarantänesystem ein. Einzelpersonen und ihre Waren, die in eine Stadt gelangen wollten, mussten regelmäßig einige Zeit in einiger Entfernung von der Stadt unter Beobachtung verbringen. Daher konnten Schiffe aufgefordert werden, zunächst vor einer Insel vor der Küste zu docken statt am Hauptpier der Stadt. Waren und Kaufleute, die über Land kamen, wurden ebenfalls gezwungen zu warten, bevor sie durch die Tore durften. Wenn diejenigen, die unter Quarantäne standen, Gesundheitszeugnisse oder Pässe besaßen, die ihre „Sauberkeit" attestierten, mochten sie nur für 7 bis 20 Tage unter Quarantäne gestellt werden. Wenn sie in oder nahe einer infizierten Region gewesen waren, konnte die Quarantäne 40 Tage dauern. Auch dieses System zwang den Staat, viel in Personal und Strukturen zu investieren. Die Quarantänegebiete benötigten Ärzte (um zu bescheinigen, dass ihre Schützlinge pestfrei waren). Auch Zugang zu Nahrung, Wasser und anderen Vorräten war nötig und darüber hinaus brauchte man Unterkünfte. Dienstpersonal der Ärzte und für die Versorgung der Untergebrachten war ebenfalls notwendig.

Die Verhinderung des Einzugs der Pest war extrem teuer und arbeitsintensiv. Jede Ebene benötigte Aufsicht durch die Magistrate, besonders während die Pest drohte. Vollzeitkräfte im medizinischen Bereich mussten beschäftigt werden, um diejenigen zu untersuchen, die in die Stadt wollten. Aufzeichnungen mussten durch Menschen gemacht werden, die lesen und schreiben konnten. Kuriere mussten beschäftigt werden, um die Korrespondenz zwischen Städten zu überbringen, und Magistrate mussten manchmal in Gebiete reisen, die Gerüchte halber die Pest aufwiesen, um sicherzustellen, dass die Seuche nicht ausgebrochen war. Der erste Teil der italienischen Verordnungen verlangte auf jeder Ebene riesige Summen an Geld, zahlreiches Personal und ständige Beaufsichtigung durch die Magistrate. Die staatliche Bürokratie musste effizienter und besser organisiert werden, um den von ihr verlangten Anforderungen gerecht zu werden.

Der zweite Aspekt der Verordnungen bezog sich auf das Herausfinden eines Ausbruchs der Pest. Die meisten italienischen Städte erließen Gesetze, die verlangten, dass alle Todesfälle dem Staat gemeldet werden. Zusätzlich musste bei plötzlichen Todesfällen oft von offiziellen Medizinern und von Magistraten bescheinigt werden, dass sie nicht in Zusammenhang mit der Pest standen. Die am weitesten entwickelten Städte verlangten die Angabe einer Todesursache. Auch hier mussten umfangreiche Listen angefertigt werden. Wenn die Pest ausbrach, erlaubte dieses Bestimmungssystem dem Staat, zwischen Pesttoten und anderen Toten zu unterscheiden. Da infizierte Leichen für ansteckend gehalten wurden, war es ausschlaggebend, diese Leichen von anderen zu trennen und sie in einiger Entfernung von der Stadt zu entsorgen. Dies bedeute, dass Pesttote nicht an örtlichen Gemeindekirchen bestattet werden konnten, sondern statt dessen außerhalb der Stadtmauern begraben werden sollten. Das medizinische Personal musste daher die Toten und Sterbenden selbst während eines Höhepunktes eines Pestausbruchs aufsuchen, und die Familien mussten das offizielle Urteil abwarten, bevor sie ihre Toten begraben durften. Handelte es sich um einen Tod durch die Pest, wurde die Leiche normalerweise von speziellen Kräften abgeholt und in tiefen Massengräbern bestattet. Kleidung und anderes Verderbliche, das mit dem Toten in Verbindung stand, musste vernichtet werden.

Es gab noch eine schlimmere Folge für die Familie eines Toten, wenn die Pest Todesursache war. Nicht nur durfte die Leiche nicht normal begraben werden, die Familie kam auch unter Quarantäne. Während der frühen Phase eines Ausbruchs konnten Familien in ihren Häusern eingeschlossen werden. Wenn die Einrichtungen existierten, wurden diese potentiell ansteckenden Menschen alternativ vielleicht in ein Siechenhaus oder provisorische Unterkünfte gezwungen, die sich außerhalb der Mauern nahe des Siechenspitals befanden. Anschließend konnte angewiesen werden, ihre Wäsche und andere verderbliche Dinge zu vernichten oder ihr Haus zu reinigen und auszuräuchern. In beiden Fällen mussten die Familien die Schmach ertragen, dass ihr Besitz von armen Pestarbeitern durchwühlt (und vielleicht geplündert) wurde. Für die meisten war diese Beschlagnahme ein Todesurteil. Wie bei anderen Aspekten dieser Verordnungen verlangte die Abschottung der Familien eine große Zahl an Arbeitskräften, medizinischem Personal und beaufsichtigende Magistrate.

Und schließlich war der Staat gezwungen, die Menschen zu unterhalten, die sich nicht selbst versorgen durften. Diejenigen, die in ihren Häusern, Siechenspitälern oder provisorischen Hütten eingesperrt waren, brauchten Nahrung. Die Mehrheit der unter Quarantäne Stehenden hatte vermutlich keine Mittel, um sich selbst zu ernähren. Dies bedeutete, dass der Staat ausreichend Steuern einnehmen musste, um einen größer werdenden Teil der Bevölkerung zu versorgen, der nicht länger in der Lage war, zu arbeiten oder diese Steuern zu bezahlen. Und da Arbeitskräfte in manchen Gewerben (z.B. Gerber und Schlachter) gezwungen wurden, ihre Arbeit einzuschränken oder zu unterbrechen, mussten auch sie vom Staat unterstützt werden. Es war durchaus vorstellbar, dass während eines Pestausbruchs der übergroße Teil der Steuerzahler nicht in der Lage war zu arbeiten. Eine der schwierigsten Aufgaben dieser Regularien zur Garantie der Ordnung war die Eintreibung der Steuern. Die erste Aufgabe eines Gesundheitsausschusses, der versuchte, seine Macht zu behaupten und die Ordnung aufrechtzuerhalten, war die Bereitstellung einer ausreichenden Summe Geldes und einer ausreichenden Anzahl an Arbeitskräften und Magistraten, um das System zu betreiben und sich um die Befallenen zu kümmern. Es ist vielleicht verständlich, dass ein Gesundheitsbeamter aus Palermo 1576 sagte, sein Motto sei „Gold, Feuer und der Galgen". Gold wurde benötigt, um für die weitgehenden und teuren Regularien aufzukommen. Feuer wurde benutzt, um infizierte Dinge zu vernichten. Der Galgen war der ständige Mahner dessen, was passieren würde, wenn jemand es wagte, der Autorität des Gesundheitsausschusses nicht zu folgen.

Die Implementierung dieser Verordnungen verlangte die Bewältigung einer Reihe ernsthafter Schwierigkeiten. Zunächst war das schiere Ausmaß der Organisation enorm. Die meisten großen Staaten waren nicht in der Lage, ihre Autorität auf dieser Mikro-Ebene auszuüben. Nur Stadtstaaten scheinen fähig gewesen zu sein, ihre Gesellschaften so genau zu kontrollieren. Daher implementierten die meisten großen monarchischen Staaten (z.B. Frankreich und England) diese Verordnungen erst spät, obwohl sie ihren Wert begriffen. Und diese Verordnungen kosteten viel. Doch diese Kosten bestanden nicht nur in Geld. Arbeitskräfte, ausgebildetes medizinisches Personal und engagierte Magistrate waren notwendig, damit das System funktionierte, und sie verlangten große Budgets. Und schließlich bestand die größte Bedrohung, denen die Staaten gegenüberstanden, die versuchten, die ganze Bandbreite der italienischen Verordnungen (selbst in Italien) durchzusetzen, im beinah völligen Unwillen der Menschen, sich ihnen zu unterwerfen.

Die einfachen Menschen waren mehr als bereit zu akzeptieren, dass bestimmte Gruppen die Ursache der Pest waren. Sie mussten nicht davon überzeugt werden, dass (moralische) Schmutzigkeit eine schwere Bedrohung war und ausgemerzt werden musste. Was sie ablehnten, war der Versuch des Staates, ihr Leben zu kontrollieren und sie für dieses Vorrecht bezahlen zu lassen. Jeder Aspekt der Verordnungen reichte in das Privatleben und den privaten Handel hinein. Die Menschen, besonders die armen, wollten nicht, dass der Staat ihre Häuser aufsuchte, um ihre toten oder sterbenden Verwandten zu untersuchen. Sie wollten nicht, dass ihre Läden geschlossen wurden. Sie wollten nicht in ihre Häuser eingesperrt oder auf fernen Feldern zusammengepfercht werden. Und sie wollten nicht von der Nächstenliebe und Organisiertheit der Magistrate abhängig gemacht werden, um ihre Bedürfnisse gestillt zu bekommen. Wenn die Erfahrung die Magistrate gelehrt hatte, dass Ärzte nicht in der Lage waren, die Pest zu heilen oder zu verhindern, dann hatte die gleiche Erfahrung die meisten Armen gelehrt, dass diese Verordnungen sie eher töten als schützen würden. Darüber hinaus begriffen sie, dass diese massive Ausweitung der Beaufsichtigung ihres Lebens und ihrer Geschäfte ihre Aktivitäten und traditionellen Freiheiten sehr einschränken würde.

Für ihren Teil machten die Behörden in Italien ihre provisorischen Gesundheitsausschüsse schnell zu permanenten Einrichtungen. Die Bürokratie des Staates verlieh den Beamten viel größere Kontrollmöglichkeiten und detailliertere Informationen über ihre Bevölkerung. Die Kosten waren wirklich hoch und die Lage schwierig, aber der Nutzen war die Mühen wert. Während die Magistrate hofften, den Einzug der Pest verhindern und ihre Auswirkungen mildern zu können, wenn die Pestilenz einmal ausgebrochen war, war die größere Sorge, das Überleben der Gesellschaft als stabile und geordnete Einheit. Das Staatswesen (das ihre Bedürfnisse an der Spitze befriedigte) musste erhalten werden. Als Ergebnis dieser Verordnungen erscheinen die Staaten des Spätmittelalters und der frühen Neuzeit zunehmend „modern“. Gesundheitsbehörden wurden geschaffen, Gewerbe wurden inspiziert, Todesfälle wurden aufgezeichnet, Begräbnisse wurden registriert, Handelsware wurde zertifiziert, Pässe wurden ausgestellt. Von der Geburt bis zum Tode begann der Staat nun, viele Aspekte des Alltagslebens zu inspizieren, zu verzeichnen und zu kontrollieren. Nicht die Pest wurde kontrolliert, sondern die Gesellschaft; die Gesundheit wurde zur Ausrede für die Ordnung.

Todt zur Hertzogin: 63

FRaw Hertzogin sind wolgemut/
Ob jhr schon sind vom Edlen Blut/
Hochgeachtet auff dieser Erd/
Hab ich euch dennoch lieb vnd werth.

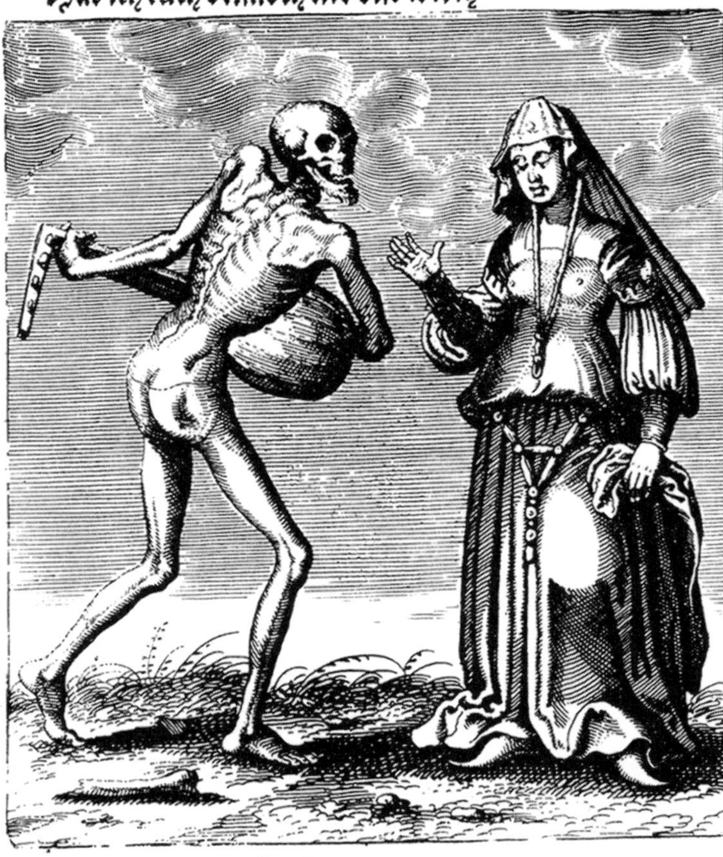

Die Hertzogin:

ACh GOtt der armen Lauten Thon/
Muß ich mit dem Grewling darvon/
Heut Hertzogin vnd nimmermeh/
Ach Angst vnd Noth/O weh O weh.

Todt

Der Tod und die Herzogin

4

Der Kreis des Todes

Die heimische Pest

1500 – 1700

Unsere Prognose [bei Pestfällen] wird eher der Tod sein als die Erholung, denn die Seuche ist bösartig, tückisch, lästig und unseren Lebensgeistern abträglich

Dr. Parisi

Theoretisch verfügte Westeuropa zum Jahre 1500 durch die verfügbaren Systeme, die in den norditalienischen Stadtstaaten entwickelt wurden, über eine alteingesessene Methodologie zur Verhinderung und Kontrolle der Pestausbrüche. Wie das vorhergehende Kapitel gezeigt hat, konnten diese Verordnungen aber besser die soziale Unruhe verhindern und kontrollieren. Noch bedeutender war, dass zwei Faktoren die anhaltenden Auswirkungen der Pest auf Gesellschaften beeinflussten. Erstens, die meisten Staaten (selbst die norditalienischen) implementierten die Verordnungen in Gänze nur sehr langsam. Dies war vor allem wegen der immensen Kosten und der komplexen bürokratischen Strukturen, die für diese Verordnungen benötigt wurden, der Fall.

Zweitens veränderte sich der gesamte Kreislauf der Pest dramatisch. Über die ersten einhundertdreißig Jahre (1347 bis ca. 1480) traten Pestausbrüche in den meisten städtischen Orten alle sechs bis zwölf Jahre auf. Für die meisten Menschen bedeutete dies mindestens zwei bis vier Ausbrüche pro Lebensspanne. Doch um 1480 kam es zu einem bedeutenden Wandel. Danach kehrte die Pest alle fünfzehn bis zwanzig Jahre oder nur ein- bis zweimal pro Lebensspanne wieder. Auch wenn sie nicht mehr so häufig war, scheint sie nicht weniger virulent gewesen zu sein. Als also Europa gerade Methoden für die Erhaltung seiner gesellschaftlichen Strukturen und städtischen Gemeinschaften entwickelte, wurde die Pest weniger bedrohlich. Die Bevölkerungen der Städte waren besser in der Lage, sich in den dazwischen liegenden Jahren zu erholen. Zudem machte es die zunehmende Konzentration der Ausbrüche auf städtische Gebiete und besonders die städtischen Armen etwas leichter, die Verordnungen zielgerichtet einzu-

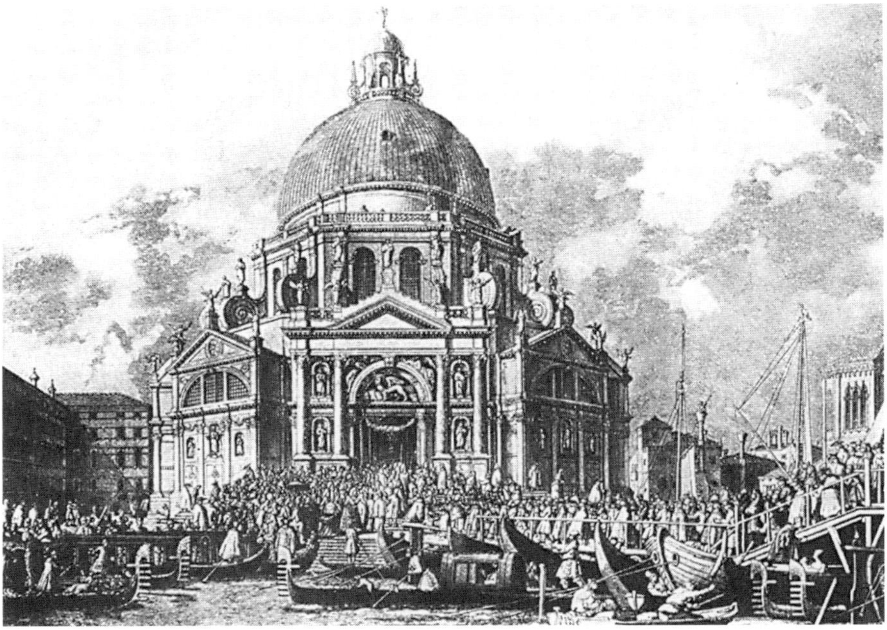

1630 versprach der Doge von Venedig, eine Kirche für die Jungfrau Maria zu bauen, wenn sie eingriffe, um die Stadt vor der Pest zu schützen. 1575-76 war die Stadt durch das Eingreifen Christi gerettet und die Kirche Il Redentore gebaut worden. 1630 wurde die Pest wiederum gemildert und die Kirche Santa Maria della Salute errichtet, die dann Teil der herzöglichen Zeremonien und Prozessionen wurde.

setzen. Flucht konnte die Pest zwar in ländlichen Gebieten verbreiten, aber im Ganzen wurde die Pest vorherrschend als Epidemie der städtischen Unterschichten verstanden. Aber da die Seuche nicht weniger virulent war, wurde die Furcht vor einem Ausbruch nicht geringer, und auch nicht der sozio-kulturelle Anreiz für zupackendes Regierungshandeln. Die Städte brauchten weiterhin die Schutz bietende Anwendung der sozialen „Medizin" der Verordnungen, auch wenn sie den Beigeschmack dieses Rezeptes nicht mochten und seine Wirksamkeit anzweifelten.

Ironischerweise führte dieser Wandel der Natur und des Musters der Pestausbrüche in Kombination mit der zunehmenden Popularität der Verordnungen nach italienischem Vorbild dazu, dass Staaten eifrig eine Seuche zu verhindern versuchten, die weniger gefährlich wurde. Aber der Impetus zur Umsetzung der Pestverordnungen war, wie mehrfach erwähnt wurde, vor allem soziale Kontrolle. Egal wie regelmäßig oder unregelmäßig die Pest auftrat, die Wirkung war die Gleiche: Städte brachen als soziale, wirtschaftliche und politische Einheiten beinah zusammen. Es war ein wesentliches Element der Politik des Staates, dass die sozialen, wirtschaftlichen und politischen Motoren des frühneuzeitlichen Staates (der Städte) geschützt und aufrechterhalten werden. Alles, was die Auswirkungen der Pest vielleicht einschränken oder die Geschwindigkeit der Erholung einer Stadt erhöhen konnte, war reizvoll, denn eine verwüstete Stadt bedeutete besonders einen Zusammenbruch des Handels. Egal wie dezimiert in der tatsächlichen (Bevölkerungs-) Größe, nationale Regierungen wollten sicherstellen, dass das gesellschaftliche Staatswesen (die Stadt als sozioökonomische und politische Einheit) nach Ende eines Pestausbruchs intakt und funktionsfähig war. Was die italienischen Pestverordnungen also tatsächlich vermeiden oder beseitigen sollten, waren die dramatischen wirtschaftlichen und sozialen Konsequenzen der Pest. Niemand wollte eine Wiederholung der dramatischen Veränderungen, die während des ersten halben Jahrhunderts der Epidemie aufgetreten waren. Die Pest mag eine enorme Auswirkung durch hohe Sterblichkeit haben, aber noch furchterregender war die Möglichkeit, dass sie einen weitgehenden Wandel und eine Veränderung der sozio-politischen und wirtschaftlichen Wirklichkeit des Staates einläuten würde.

Zum Ende des Zeitabschnitts, den wir hier betrachten (ca. 1700), war es eine europäische Binsenweisheit, dass Italien „der strengste Ort, wenn es um Gesundheit geht" war, während England als einer der rückständigsten Staaten galt. Aber der Ruhm wurde Italien nur langsam zuteil, denn zwischen der Artikulation von Ideen und theoretischen Regeln bis zur tatsächlichen Anwendung lag ein weiter Weg. Das Schlüsselelement dieser Gesundheitsverordnungen war die Errichtung von Gesundheitsausschüssen. Auch wenn viele Staaten bereit waren, provisorische Ausschüsse mit weitgehenden exekutiven Vollmachten während einer Pestkrise einzusetzen, war es doch etwas schwieriger, Gesellschaften (und traditionelle Ratsversammlungen) davon zu überzeugen, neue ständige Gremien mit weitgehenden Vollmachten in den Bereichen Gesundheit und Hygiene zu schaffen. Es brauchte keinen brillanten Magistraten, um sich vor Augen zu führen, dass jeder ehrgeizige Gesundheitsausschuss einen Grund finden konnte, und wahrscheinlich würde, sich unter dem Deckmäntelchen der Gesundheit und Hygiene in beinah jeden Bereich einer Gesellschaft einzumischen. Daher war zwar Mailand schnell dabei, vor dem Jahre 1450 einen ständigen Ausschuss einzurichten, doch Venedig folgte erst 1486, Florenz 1527 und Lucca 1549. Zum Jahre 1600 jedoch hatten selbst kleine Städte und Dörfer in Italien Ausschüsse oder Beauftragte, die ständige Verantwortung für die Kontrolle medizinischen Personals, der Pflege der Kranken und den Betrieb gesundheitlicher Einrichtungen (Hospize, Arbeitshäuser und Waisenhäuser) trugen.

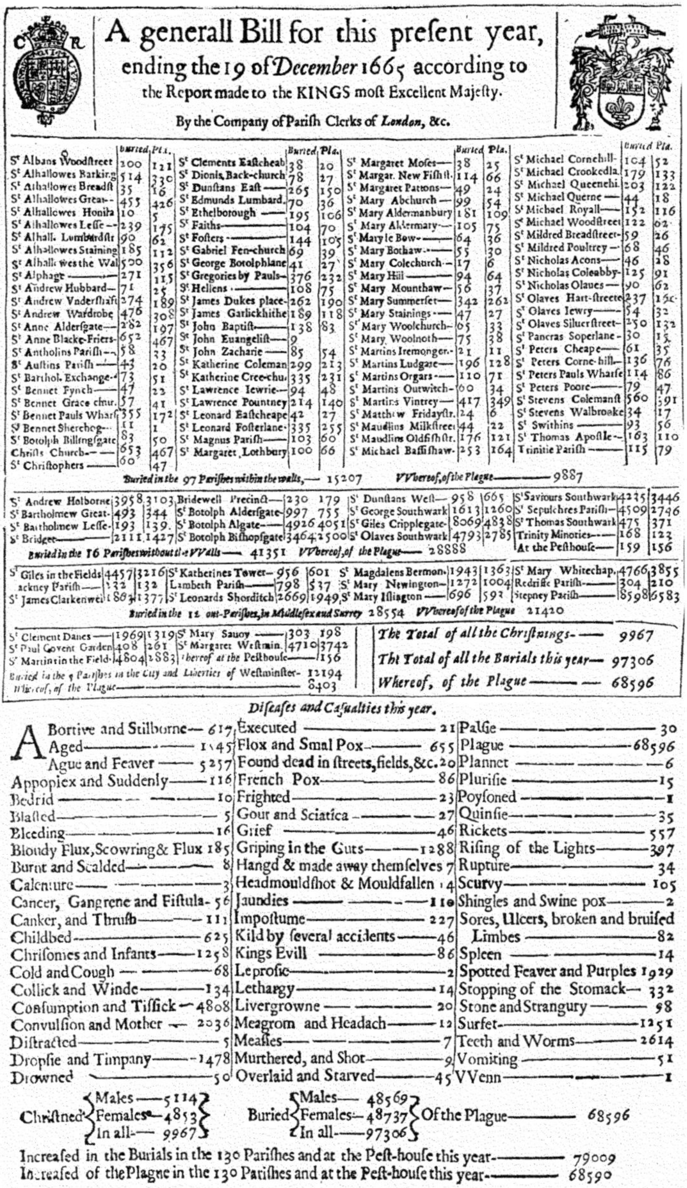

A generall Bill for this present year, ending the 19 of *December* 1665 according to the Report made to the KINGS most Excellent Majesty.

By the Company of Parish Clerks of *London*, &c.

	Buried	Pla.		Buried	Pla.		Buried	Pla.		Buried	Pla.
St Albans Woodstreet	200	121	St Clements Eastcheap	38	20	St Margaret Moses	38	25	St Michael Cornehill	104	52
St Alhallowes Barking	514	330	St Dionis Back-church	78	27	St Margar. New Fishst.	114	66	St Michael Crookedla.	179	133
St Alhallowes Breadst	35	16	St Dunstans East	265	150	St Margaret Pattons	49	24	St Michael Queenehi.	203	122
St Alhallowes Great	455	426	St Edmunds Lumbard.	70	36	St Mary Abchurch	99	54	St Michael Querne	44	18
St Alhallowes Honila	10	5	St Ethelborough	195	106	St Mary Aldermanbury	181	109	St Michael Royall	152	116
St Alhallowes Lesse	239	175	St Faiths	104	70	St Mary Aldermary	105	75	St Michael Woodstreet	122	62
St Alhall. Lumbardstr	90	62	St Fosters	144	105	St Mary le Bow	64	36	St Mildred Breadstreet	59	26
St Alhallowes Staining	185	112	St Gabriel Fen-church	69	39	St Mary Bothaw	55	30	St Mildred Poultrey	68	46
St Alhallowes the Wal	500	356	St George Botolphlane	41	27	St Mary Colechurch	17	6	St Nicholas Acons	46	28
St Alphage	271	115	St Gregories by Pauls	376	232	St Mary Hill	94	64	St Nicholas Coleabby	125	91
St Andrew Hubbard	71	25	St Hellens	108	75	St Mary Mounthaw	56	37	St Nicholas Olaues	90	62
St Andrew Vndershaft	274	189	St James Dukes place	262	190	St Mary Summerset	342	262	St Olaves Hart-streete	237	160
St Andrew Wardrobe	476	308	St James Garlickhithe	189	118	St Mary Stainings	47	27	St Olaves Iewry	54	32
St Anne Aldersgate	282	197	St John Baptist	138	83	St Mary Woolchurch	65	33	St Olaves Siluerstreet	250	132
St Anne Blacke-Friers	652	467	St John Euangelist	9		St Mary Woolnoth	75	38	St Pancras Soperlane	30	15
St Antholins Parish	58	33	St John Zacharie	85	54	St Martins Iremonger.	21	11	St Peters Cheape	61	35
St Austins Parish	43	20	St Katherine Coleman	299	213	St Martins Ludgate	196	128	St Peters Corne-hill	136	76
St Barthol. Exchange	73	51	St Katherine Cree-chu.	335	231	St Martins Orgars	110	71	St Peters Pauls Wharfe	114	86
St Bennet Fynch	47	22	St Lawrence Iewrie	94	48	St Martins Outwitch	60	34	St Peters Poore	79	47
St Bennet Grace chur.	57	41	St Lawrence Pountney	214	140	St Martins Vintrey	417	349	St Stevens Colemanst	560	391
St Bennet Pauls Wharf	355	172	St Leonard Eastcheape	42	27	St Matthew Fridayst.	24	6	St Stevens Walbrooke	34	17
St Bennet Sherehog	11	1	St Leonard Fosterlane	335	255	St Maudlins Milkstreet	44	22	St Swithins	93	56
St Botolph Billingsgate	83	50	St Magnus Parish	103	60	St Maudlins Oldfishstr.	176	121	St Thomas Apostle	163	110
Christs Church	653	467	St Margaret Lothbury	100	66	St Michael Bassishaw	253	164	Trinitie Parish	115	79
St Christophers	60	47									

Buried in the 97 Parishes within the walls, — 15207 *Whereof, of the Plague* — 9887

St Andrew Holborne	3958	3103	Bridewell Precinct	230	179	St Dunstans West	958	665	St Saviours Southwark	4235	3446
St Bartholmew Great	493	344	St Botolph Aldersgate	997	755	St George Southwark	1613	1260	St Sepulchres Parish	4509	2746
St Bartholmew Lesse	193	139	St Botolph Algate	4926	4051	St Giles Cripplegate	8069	4838	St Thomas Southwark	475	371
St Bridget	2111	1427	St Botolph Bishopsgate	3464	2500	St Olaves Southwark	4793	2785	Trinity Minories	168	123
									At the Pesthouse	159	156

Buried in the 16 Parishes without the Walls — 41351 *Whereof, of the Plague* — 28888

St Giles in the Fields	4457	3216	St Katherines Tower	956	601	St Magdalens Bermon.	1943	1363	St Mary Whitechap.	4766	3855
Hackney Parish	232	132	Lambeth Parish	798	537	St Mary Newington	1272	1004	Redriffe Parish	304	210
St James Clarkenwel	1863	1377	St Leonards Shorditch	2669	1949	St Mary Islington	696	593	Stepney Parish	8598	6583

Buried in the 12 out-Parishes, in Middlesex and Surrey 28554 *Whereof of the Plague* 21420

St Clement Danes	1969	1319	St Mary Sauoy	303	198
St Paul Covent Garden	408	261	St Margaret Westmin.	4710	3742
St Martin in the Field	4804	2883	Whereof at the Pesthouse		156

Buried in the 9 Parishes in the City and Liberties of Westminster — 12194
Whereof, of the Plague — 8403

The Total of all the Christnings — 9967
The Total of all the Burials this year — 97306
Whereof, of the Plague — 68596

Diseases and Casualties this year.

Abortive and Stilborne	617	Executed	21	Palsie	30
Aged	1545	Flox and Smal Pox	655	Plague	68596
Ague and Feaver	5257	Found dead in streets, fields, &c.	20	Plannet	6
Appoplex and Suddenly	116	French Pox	86	Plurisie	15
Bedrid	10	Frighted	23	Poysoned	1
Blasted	5	Gout and Sciatica	27	Quinsie	35
Bleeding	16	Grief	46	Rickets	557
Bloudy Flux, Scowring & Flux	185	Griping in the Guts	1288	Rising of the Lights	397
Burnt and Scalded	8	Hangd & made away themselves	7	Rupture	34
Calenture	3	Headmouldshot & Mouldfallen	14	Scurvy	105
Cancer, Gangrene and Fistula	56	Jaundies	110	Shingles and Swine pox	2
Canker, and Thrush	111	Impostume	227	Sores, Ulcers, broken and bruised Limbes	82
Childbed	625	Kild by several accidents	46	Spleen	14
Chrisomes and Infants	1258	Kings Evill	86	Spotted Feaver and Purples	1929
Cold and Cough	68	Leprosie	2	Stopping of the Stomack	332
Collick and Winde	134	Lethargy	14	Stone and Strangury	98
Consumption and Tissick	4808	Livergrowne	20	Surfet	1251
Convulsion and Mother	2036	Meagrom and Headach	12	Teeth and Worms	2614
Distracted	5	Measles	7	Vomiting	51
Dropsie and Timpany	1478	Murthered, and Shot	9	Wenn	1
Drowned	50	Overlaid and Starved	45		

Christned: Males — 5114, Females — 4853, In all — 9967
Buried: Males — 48569, Females — 48737, In all — 97306. Of the Plague — 68596

Increased in the Burials in the 130 Parishes and at the Pest-house this year — 79009
Increased of the Plague in the 130 Parishes and at the Pest-house this year — 68590

FACSIMILE REPRODUCTION OF A GENERAL BILL FOR THE YEAR 1665 IN POSSESSION OF THE AUTHOR

Eine Aufstellung der Zahl der Bestattungen in London im Jahr bis zum 19. Dezember 1665, nach Gemeinden aufgelistet und mit einer separaten Spalte für die Pesttodesfälle. Die untere Hälfte der Aufstellung analysiert die verschiedenen Todesursachen während der Periode. Sie vermerkt, dass es 9.967 Taufen, aber 97.306 Bestattungen gegeben hatte. Wenn auch aus späterer Zeit, spiegelt sie die Bemühungen zur Sammlung statistischer Informationen über die Pest wider, die in den italienischen Städten begonnen hatten.

Auch die extensive, teure und des Lesens und Schreibens kundige Bürokratie, die für die massenhafte Sammlung und den Abgleich von Informationen zur Gesundheit benötigt wurde, wurde nur langsam ins Leben gerufen. Die Notwendigkeit, Todesursachen zu bestimmen und statistische Informationen über die Zahl der Todesfälle nach Ursachen sortiert zusammenzutragen, war beispielsweise ein wichtiger Teil des Regulierungssystems. Um die Gesundheit zu kontrollieren, brauchten die Magistrate (besonders in Form der Gesundheitsausschüsse) verlässliche Informationen über den Zustand der Gesellschaft. Wieder war Mailand Wegbereiter und führte 1452 Sterblichkeitsaufzeichnungen ein, die ab 1503 überdauert haben. Ähnliche Statistiken überdauern aus Mantua (1496), Venedig (1504) und Modena (1554). Zwar konnten in einer von der Pest befallenen Stadt Aufzeichnungen geführt werden, aber nun führte die Aufzeichnung Jahr für Jahr zu der Möglichkeit, auf Grundlage eines statistischen Musters einen potentiellen Ausbruch zu bestimmen. Dies diente den Magistraten als Mittel, potentielle Ausbrüche zu bestimmen, selbst wenn das Volk (und der Klerus und die Mediziner) nur langsam die Gesundheitsbeauftragten in Kenntnis setzten.

Außerhalb Italiens war Frankreich schnell dabei, viele dieser Verordnungen umzusetzen. Dies ist besonders beeindruckend, wenn man sich daran erinnert, dass diese bürokratischen Strukturen in einer Periode religiöser Konflikte eingeführt wurden, die den Staat zerrissen. Das Ergebnis der nationalen religiösen Bürgerkriege war, dass eher die einzelnen Städte (in der die republikanische Tradition örtlicher, gewählter Magistrate sehr stark war) als die nationale (königliche) Regierung die meisten Pestverordnungen in Frankreich umsetzte. Diese wurden also in Troyes (1517), Reims (1522) und Paris (1531) eingeführt. Zum Jahre 1580 hatte Paris einen ständigen öffentlichen Gesundheitsbeauftragten. Die Kosten für diese Verordnungen waren noch immer das Hauptproblem, das ihre Übernahme behinderte. Montpellier verwandte 1530 fast seine gesamten Jahreseinnahmen auf Ausgaben, die mit der Pest zu tun hatten. Während der Ausbrüche in den fünfziger Jahren des sechzehnten Jahrhunderts und 1575 war Lille gezwungen, besondere „Pest-Gemeindesteuern“ einzuführen, um die Versorgung der zu Hause oder im Siechenspital Eingesperrten sicherzustellen. Das beste Beispiel für den Zeitabstand zwischen der Akzeptanz einer „guten Idee“ aus Italien und ihrer Umsetzung bietet Paris. 1496 erkannte die französische Hauptstadt an, dass ein Siechenspital von großer Wichtigkeit sei. Das Gelände dafür wurde erst 1580 erschlossen. Dieses fehlgeschlagene und unvollständige Gebäude wurde kurz danach abgerissen. Erst das Hôpital St. Loius (1607-1612 errichtet) wurde fertig gestellt, volle 116 Jahre nach der Entscheidung für ein spezielles Siechenspital.

Ähnliche Verzögerungen bei der Umsetzung gab es in den Niederlanden. Der Umstand, dass die Region eine kriegerische Revolte gegen den König von Spanien führte und eine religiöse Reformation stattfand, kann vielleicht wiederum die Verzögerung erklären. Aber die mächtigen örtlichen Stadträte sorgten für die Umsetzung der Verordnungen in einzelnen Städten. In den neunziger Jahren des sechzehnten Jahrhunderts schuf Amsterdam ein System zur Abfallbeseitigung und fügte dem Gesundheitsausschuss des Magistrats einen Pestarzt hinzu. Das Siechenspital wurde um einen Innenhof errichtet. Das gesamte Gebäude war von Kanälen umgeben und befand sich außerhalb der Stadtmauern. Ein weiterer Kanal führte mitten durch das Siechenhaus und versorgte die Befallenen mit Trinkwasser. Zwolle schuf 1655 ein „Pestberatungsgremium" und ein Siechenspital. Eine gute Politik stimmte in den Niederlanden, wie auch anderswo, nicht unbedingt mit guter Praxis überein. Die praktische Realität des Geldes und des Entwicklungsstandes der Bürokratie oder der Traditionen sowie große Krisen (z.B. Religionskämpfe oder Bürgerkrieg) konnte die Umsetzung der Pestverordnungen auf lokaler oder nationaler Ebene verzögern oder verhindern.

Die Größe dieser Verordnungen lässt sich am besten durch das Mailänder Siechenspital darstellen. Das Lazaretto di San Gregorio wurde 1488 errichtet. Sein Grundriss basierte auf einem Mönchskloster mit einem Innenhof, der von Bereichen, die in einzelne Zimmer (Zellen) unterteilt waren, umgeben war. Auch wenn es ein Kloster zum Vorbild hatte, hatte das Gebäude ein enormes Ausmaß. Der Hof maß 377,5 mal 370 Meter. Das Gebäude um den Hof herum war in 288 einzelne Zimmer unterteilt. Der riesige Hof konnte während des Höhepunktes eines Ausbruchs Pestopfer in provisorischen Zelten oder Hütten unterbringen, und 1630 befanden sich 16.000 Patienten in Mailands Siechenspital. Dies war offensichtlich ein enorm großer Komplex, und der Bau und die Unterhaltung musste eine riesige Summe Geldes gekostet haben. Und es überdauerte. Dieses Gebäude aus dem späten fünfzehnten Jahrhundert konnte noch 1646 (anderthalb Jahrhunderte nach seiner Errichtung) beeindrucken, als John Evelyn (1620 – 1706) es als „Kloster eines riesigen Ausmaßes: wahrhaft ein königlicher Bau" beschrieb.

Zur Mitte des siebzehnten Jahrhunderts wies Genua ein ebenso beeindruckendes Gebäude und System der Pestquarantänen auf. Während einer Auseinandersetzung mit Florenz, in der sich beide Städte gegenseitig abschirmten und unter Quarantäne stellten, wurde eine florentinische Delegation nach Genua geladen, um die gesundheitliche Lage der Stadt zu begutachten, damit die Krise beendet werden konnte. Die Delegation aus

Florenz wurde zunächst zum Siechenhaus gebracht, das außerhalb der Stadtmauern lag. Der Eingang wurde, zur großen Freude der Florentiner, nicht von örtlichen Truppen bewacht, die hätten bestochen werden können, sondern von deutschen Söldnern. Im Inneren wurden ihnen zwei separate Quarantänebereiche gezeigt. Im Ersten, dem quarantina brutti, befanden sich 55 Pestopfer, die eine vierzigtägige Quarantäne absaßen (vorausgesetzt, sie überlebten), der eine zusätzliche Periode der Genesung folgte. Im spurga di sospetto waren 238 Menschen eingesperrt, da sie Kontakt mit Pestopfern gehabt hatten oder aus Gebieten gekommen waren, in denen die Pest grassierte. Im wichtigsten Hospital der Stadt (Spedale Maggiore) wurden der Delegation 416 Patienten gezeigt, die nach Geschlecht aufgeteilt und dann nach vier Kategorien behandelt wurden: Patienten mit Fieber, Patienten, bei denen ein chirurgischer Eingriff nötig war, Kinder mit Fieber und Genesende. Schließlich wurden die Florentiner zum Hospiz für die unheilbar Kranken (Spedale degli Incurabili) gebracht, in dem 698 Insassen einschließlich an Syphilis Erkrankter und Verrückter untergebracht waren. Von einer Bevölkerung von 80.000 bekamen die Florentiner 1.114 Menschen (1,4 % der Bevölkerung) zu Gesicht, die in verschiedenen Hospitälern behandelt wurden. Sie schlossen, dass der gesundheitliche Zustand der Stadt gut war.

Als ein Ergebnis der beeindruckenden Arrangements für die öffentliche Gesundheit in Genua und Florenz schlugen die Genuesen vor, dass ihre beiden Staaten sich mit Neapel und Rom zusammenschließen, um ein internationales System zur Pestquarantäne und -blockade zu organisieren. Sie wollten ein einheitliches System mit einer einzigen Norm und eine Übereinkunft, dass jedes mit einem Interdikt (der Pest) belegte Gebiet sofort von den anderen drei Staaten abgeschirmt würde. Dieser kurzlebige Versuch außernationaler Pestverordnungen brach 1656 in sich zusammen, ohne dass Neapel und Rom sich jemals voll daran beteiligt hatten. Aber es streicht das Bewusstsein der kleineren Stadtstaaten heraus, dass eine wirksame, präventive Quarantäne und Abschirmung auf einer großen geographischen Ebene eingerichtet werden muss. Sobald die Pest erst einmal vor den Stadttoren stand, gab es wenig, was auch die besten Verordnungen und wachsamsten Gesundheitsausschüsse tun konnten.

Die Kosten und die Komplexität der Pestverordnungen waren nicht die einzige Schwierigkeit, der sich Stadträte und staatliche Regierungen gegenüber sahen, die die schlimmsten Verwüstungen der Seuche abmildern wollten. Die Pest war von sich aus „tückisch". Das heißt, es war äußerst schwierig, sie zu bestimmen, wenn sie anfänglich auftrat. Viele Orte wurden sich

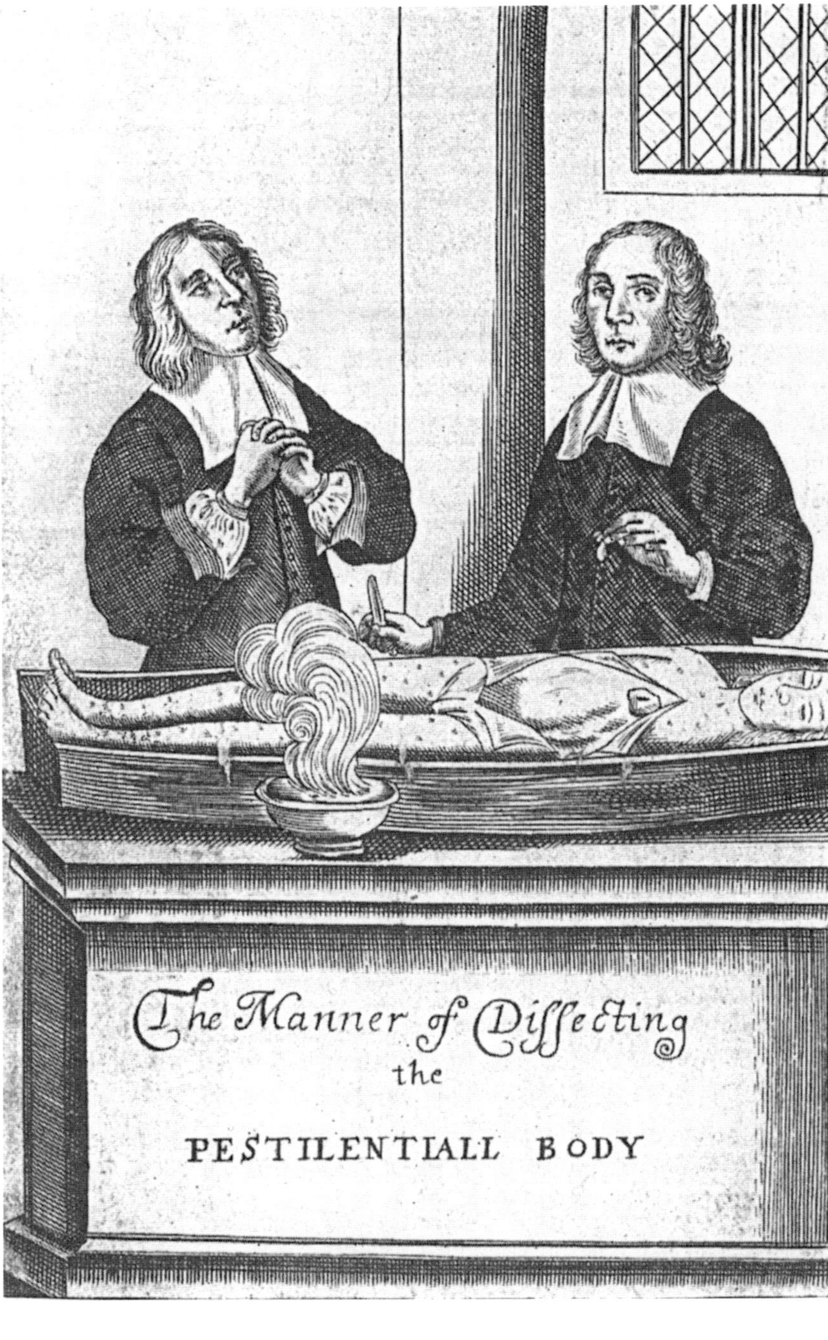

Das Frontispiz von Thomsons Loimotomia *über die Leichenschau an Pestopfern. Man beachte die Flecken auf der Leiche und die dampfende Schüssel neben ihr, die vermutlich benutzt wurde, um das „Miasma" zu vertreiben, von dem man annahm, dass es die Pest verursache.*

eines Ausbruchs erst bewusst, wenn sie sich schon mitten drin befanden. Die meisten Ärzte waren in der Lage, theoretisch, eine genaue und detaillierte Liste der Symptome anzubieten, die in normalen Pestfällen erkennbar waren. Der florentinische Arzt Antonio Pellicini gab 1630 folgende Symptome von Pestopfern an: „heftige Kopfschmerzen, ängstliche Schlaflosigkeit, anhaltende Ängstlichkeit, schweres Erbrechen, übelriechender Durchfall, trüber Urin, sehr unregelmäßiger Puls, Brennen im Gesicht und in den Augen, trockene & schwarze Zunge, ungewöhnlicher Gesichtsausdruck und unsagbare Erschöpfung".

Doch viele dieser Symptome traten auch bei anderen Krankheiten auf, und einige Pestfälle wiesen nicht unbedingt alle, wenn nicht gar überhaupt keine der oben genannten auf. Auch wenn sie selten waren, töteten beispielsweise Fälle der Lungen- und Hautpest so schnell, dass nur wenige Symptome sich überhaupt entwickeln konnten. Noch wichtiger war, dass die Inkubationszeit der Krankheit dazu führte, dass sie oftmals erst in ihren späteren Stadien erkannt wurde. Der einzig sichere und überall anerkannte Nachweis der Pest war das Auftreten der Pestbeulen und des begleitenden Symptoms der Hautflecken, die durch subkutane Blutungen hervorgerufen wurden. Wie Rondinelli 1631 in Florenz sagte: „Ärzte wurden regelmäßig zu den Gesundheitsmagistraten [Berufspolitiker, keine Mediziner] bestellt ... einige Ärzte behaupteten, es sei die Pest, andere bestritten dies, und nicht wegen des Vergnügens am Widerspruch, sondern weil sie es glauben".

Neben der grundsätzlichen Schwierigkeiten, eine bakterielle Infektion nur aufgrund der externen Symptome zu bestimmen, gab es das zusätzliche Problem, dass die meisten Staaten gar nicht darüber informiert werden wollten, dass die Pest tatsächlich ausgebrochen war. 1630 wurde in der Stadt Busto Arsizio der Arzt, der offiziell bestätigte, dass eine Epidemie ausgebrochen sei, erschossen. Darüber hinaus verschworen sich die einfachen Leute oftmals, um das Auftreten der Pest zu verbergen. Die venezianischen Behörden bemerkten beim Studium ihrer Statistiken der Todesfälle eine anormal große Zahl an Todesfällen auf der Insel Malamocco. Sie vermuteten die Pest, exhumierten drei jüngst bestattete Leichen und unterzogen sie einer Autopsie. Es wurden Pestbeulen gefunden, und die Insel wurde unmittelbar unter Quarantäne gestellt. Neben der Exhumierung wurde auch ein generelleres Programm an Autopsien und Obduktionen häufig eingesetzt. Da aber die meisten Ärzte nicht zwischen körperlichen Veränderungen durch eine Krankheit und denen durch Verwesung unterscheiden konnten, hatte dieses Verfahren nur geringen Wert (und stieß Angehörige vor den Kopf).

Schließlich musste sogar Italien akzeptieren, dass all seine Pestverordnungen, Bürokratien, Hospitäler und andere Bemühungen es nicht vermochten, die Virulenz der Seuche einzuschränken. Wenn die Pest auftrat (wenn auch weniger häufig), konnte – und sollte – man erwarten, dass ein Viertel bis die Hälfte der Bevölkerung sterben würde. Todesfälle würden sich innerhalb weniger Tage nach dem ersten Auftreten egal welches Symptoms (normalerweise zunächst hohes Fieber) ereignen, ob nun zu Hause, auf der Straße oder im Siechenhaus. Ärzte und Magistrate bemerkten Sterblichkeitsmuster. Pater Antero Maria da San Bonaventura beobachtete beispielsweise 1656 in Genua, dass „das Privileg der Reichen darin besteht, dass sie in der Lage sind, der Pest auszuweichen, während das Privileg der Armen darin besteht, dass sie die Pest überleben können, wenn sie sie haben [da sie natürlich zäher sind als die verhätschelten und saft- und kraftlosen Reichen]". Trotzdem brachten vier Jahrhunderte der Beobachtung keine Heilungsmethode hervor. Es überrascht daher nicht, dass ein englischer Geistlicher, vielleicht ironisch, sich veranlasst sah, „ein Quart der Buße Ninives vermischt mit zwei Eurer Handvoll des inbrünstigen [Glaubens] an das Blut Christi mit genausoviel Hoffnung und Nächstenliebe der reinsten Art, die Ihr in Gottes Laden erhalten könnt" zu verschreiben. Oder, wie ein anderer es prägnanter formulierte, „hört auf, den Himmel zu verärgern, und hört auf zu sterben".

Es ist nun vielleicht an der Zeit, die schwierige und problematische Welt der Magistrate zu verlassen und sich der Auswirkungen der Pest auf den Einzelnen zuzuwenden. Was taten die einfachen Menschen, wenn die Pest verkündet wurde? Natürlich taten sie, wegen der Gründe, die schon angesprochen wurden, alles, was sie konnten, um die Pest zu vermeiden und die Versuche des Staates, sie unter dem Deckmäntelchen der Seuchenkontrolle zu kontrollieren, zu umgehen. Ärzte waren keine große Hilfe, da sie immer noch glaubten, dass, wie Giovan Agostino Contardo von Genua es ausdrückte, „Prävention ehrenvoller und notwendiger ist als Therapie". Darüber hinaus neigten sie dazu, beim ersten Anzeichen der Pest zu fliehen. Diejenigen, die blieben, waren meist keine große Hilfe. Durch die ganze Geschichte der Pest hindurch zeigen die Kommentare der Ärzte eine völlige Unfähigkeit, über ihre theoretischen Grundannahmen hinauszugehen. Die furchtbare Ironie in Pater Anteros Kommentar von 1657 über seine spezielle Pestkleidung ist offensichtlich; sie diente lediglich „dem Schutz vor Flöhen, die darin nicht nisten konnten". Er beklagte sich über die Flöhe, aber betrachtete sie nur als störend: „Ich muss meine Kleider häufig wechseln, wenn ich nicht von Flöhen aufgefressen werden möchte... Ich schwöre Euch, dass keines der körperlichen Leiden, die man im Lazaretto über sich ergehen lassen muss, es mit den Flöhen aufnehmen kann".

Die Bedingungen in den Siechenhäusern ängstigten die einfachen

Menschen noch mehr als die Möglichkeit, zu Hause unter Quarantäne gestellt zu werden. Wie Kardinal Spada nach dem Besuch eines Siechenspitals vermerkte, „wird man von unerträglichen Gerüchen erschlagen ... man kann nur zwischen Leichen einherwandern ... Dies ist eine genaue Wiedergabe der Hölle“. Es überrascht kaum, dass es einen riesigen Markt für Werke über Selbsthilfe bei der Vermeidung und Heilung der Pest gab. Die meisten Menschen hofften, wie ihre Herrscher, die Pest vermeiden oder ihre Auswirkungen mildern zu können. Die Tricks reichten von speziellen Gebräuen über Wickel bis zu Varianten der Aromatherapie. Die Grundzutaten all dieser Heilmittel bestanden aus einigen oder allen der folgenden: Rosmarin, Raute, Zwiebeln, Essig, Wermut, und verschiedene Derivative von Opiaten. Ärzte, die sich der Chemie zugewandt hatten (auch wenn sie von traditionellen, in der Philosophie ausgebildeten Ärzten verachtet und lächerlich gemacht wurden), empfahlen auch mit Arsen gefüllte Amulette und die Anwendung von Zinn und Quecksilber. Dieses Gift sollte nach dem Prinzip „Gleich zu Gleich gesellt sich gern“ die Bosheit aus der Pest „herausziehen“. Aus ähnlichen Gründen nutzten die Menschen Bestandteile des Giftes von Vipern, Skorpionen und giftigen Kröten. Andere populäre Heilmittel waren die Anwendung gefeilter Pferdehufe, Korallen, Krabbenaugen und Klauen. Ein Rezept für Wickel – direkt auf den Pestbeulen anzuwenden – bestand aus Honig, Entenschmalz, Terpentin, Ruß, Sirup, Eigelb und Skorpionenöl.

Die einfachen Menschen fanden auch einen Weg, mit den Regeln des Staates bezüglich der Begräbnisse umzugehen. Bei jedem Begräbnis ärgerten sich die Leute über den Versuch und widersetzten sich ihm, ihre Angehörigen in Gruben statt in geweihtem Boden um die Gemeindekirche zu begraben. Der Einsatz von Massengräbern erfüllte für den Staat zwei Zwecke. Erstens war die pragmatische Entschuldigung die reine Zweckdienlichkeit; die große Zahl an Leichen musste schnell entsorgt werden. Zweitens, die Verwesung der Leichen konnte infizierte (miasmische) Gase produzieren, die aus dem Boden aufsteigen und weitere Infektionen verursachen konnten. Daher waren Begräbnisse außerhalb der Stadt und der extensive Einsatz von Kalk, um die Leichen aufzulösen, eine medizinische Notwendigkeit. Doch trotz der Infektionsgefahr machten die einfachen Menschen klar, dass sie die Anonymität und Barbarei dieser Massenbegräbnisse ablehnten. Sie wollten nicht, dass ihre Angehörigen und Nachbarn „wie Lasagne“, wie es ein italienischer Chronist ausdrückte, in Gruben aufgeschichtet wurden. Daher vermerkte ein Betrachter 1603 in London, dass „die Ärmeren, Frauen mit Kindern, in Scharen zu Begräbnissen gehen und über den offenen [Massen]Gräbern stehen ... damit alle

Welt sieht, dass sie die Pest nicht fürchten". 1710 exhumierte die Bevölkerung der kleinen schwedischen Siedlung Blekinge die Leichen aus einer Pestgrube und bestattete die Leichen aufs Neue auf dem örtlichen Gemeindefriedhof. Es scheint, dass weder Furcht vor Ansteckung noch vor Miasma in der Lage war, die Bande der Liebe und Freundschaft unter den Ärmsten der Gesellschaft völlig zu durchtrennen, ungeachtet der häufigen Erwähnung der Herzlosigkeit unter Bessergestellten in literarischen Quellen.

Der Widerstand von Einzelpersonen in der Gesellschaft gegen die Einführung dieser neuen Verordnungen und der staatlichen Einmischung war auf jeder Ebene sichtbar. Totengräber ärgerten sich darüber, angewiesen worden zu sein, die besten Kleidungsstücke der Verstorbenen nicht zu behalten, obwohl dies ihr traditioneller Lohn war. Die Regierungen wollten die Vernichtung dieser Kleidungsstücke statt des Verkaufs durch die Totengräber an Händler für gebrauchte Kleidung. Wohlhabendere Kaufleute, die oft vom freien Warenverkehr, besonders von Tuch, abhängig waren, waren durchaus in der Lage, die Umsetzung von Pestverordnungen zu verhindern, wie sie es 1629 in Venedig taten. Die Verzögerung bei der Errichtung eines effektiven *cordon sanitaire* gestattete der Pest, in der Stadt Einzug zu halten. Frauen handelten oftmals direkt, indem sie Siechenhäuser niederbrannten, wie zum Beispiel in Salisbury (1627) und Colchester (1631). In Florenz riefen Frauen, die im Siechenhaus unter Quarantäne waren, aus den Fenstern, bis sie es schafften, einen örtlichen Mob an Jugendlichen dazu zu bringen, für ihre Freilassung den Aufstand zu proben; der örtliche Gesundheitsmagistrat trat aus Furcht um sein Leben zurück.

Einige Staaten erkannten die Leidenschaftlichkeit des Widerstands beim Volk und versuchten, die Strenge der Verordnungen abzumildern. In der holländischen Republik wurden die Menschen aktiv ermutigt, Pestopfer am Totenbett zu besuchen. Die unter Quarantäne Stehenden durften Spaziergänge machen, um „Luft zu schnappen", solange sie weiße Stöcke trugen, die ihren ansteckenden Status signalisierten. Darüber hinaus wurde Menschen, die mit Pestopfern zu Hause unter Quarantäne standen, geraten, Gottesdienste zu besuchen, solange sie uninfiziert blieben. Es ist nicht möglich, die holländische Haltung ausreichend zu erklären, aber es mag durchaus mit dem Calvinismus zusammenhängen, den die Republik angenommen hatte. Viele Betrachter kommentierten, dass diejenigen, die eher an die Prädestination glaubten, sich weniger Sorgen über eine mögliche Infektion machten. In der Theorie hätte ein Glaube an die Prädestination eine Haltung ähnlich der in der islamischen Welt hervorbringen müssen. Geistliche mit calvinistischer Neigung in England schienen so gedacht zu haben.

> Die Puritaner sagen, dass [die Pest] nicht vermieden werden solle, dass es [ein Segen] sei, an der Pest zu sterben, und dass, auch wenn sie [der Seuche] nahekommen, sie nicht die befallen wird, die nicht schon von Gott ausgesucht sind, [egal was sie tun]. Dass dies unfehlbar sei und eine falsche Narretei zu versuchen, sich davor zu schützen.

Der spanische katholische Besucher, der diese puritanische Theorie vermerkte, war, vielleicht mit einem Anflug von bösem Humor, ebenfalls geneigt, ihre Praxis zu kommentieren, indem er hinzufügte, dass „ich denke, ziemlich viele trotzdem London [während eines Ausbruchs] verlassen".

Daher war die Pest nicht das einzig Endemische (oder Heimische) der europäischen Gesellschaft während der letzten beiden Jahrhunderte der zweiten Pandemie. Die verschiedenen Regierungen entschieden sich für einen spezifischen bürokratischen Ansatz zur Kontrolle des Chaos, das mit einem Pestausbruch einherging. Als diese Methoden einmal entwickelt waren, wurden fast keine Veränderungen mehr vorgenommen. Länder fuhren sogar über ein Jahrhundert nach ihrer Entwicklung fort, diese Regeln und Verordnungen zu übernehmen, als alles darauf hindeutete, dass sie nicht funktionierten und, wie im Falle der Quarantäne zu Hause, die Situation wahrscheinlich verschlimmerten. Schließlich wurde der Widerstand des Volkes gegen die staatliche Kontrolle eine wiederkehrende Realität, wie die Pest und die Pestverordnungen über beinah drei Jahrhunderte Teil des zyklischen Lebensrhythmus in Westeuropa waren. Nicht nur lehrte die Erfahrung die Menschen, dass weder die Ärzte noch die Magistrate irgendeine Idee hatten, wie die Pest zu verhindern, einzudämmen oder zu heilen sei, sondern auch, dass die Regeln und Verordnungen kontraproduktiv waren. Viele Aspekte des italienischen Vorbilds wurden während der Pestausbrüche als gefährlich und für den Rest der Zeit als gefährliche Einmischung betrachtet. Die Menschen hatten etwas gegen Außenstehende, die die Leichen ihrer toten Verwandten untersuchten, und sie wandten sich heftig gegen Autopsien. Sie mochten die Möglichkeit des Staates nicht, ohne ihre Zustimmung Leichen zu exhumieren oder ihre Angehörigen in mit verwesenden Leichen und Kalk gefüllte Gruben zu werfen. Die Einmischung in die Art, wie sie ihren Lebensunterhalt verdienten, und ihre Geschäftspraktiken wurde abgelehnt. Das Schließen der Märkte und die Unterbrechung des Handels konnte selbst die zunichte machen, die die Epidemie überlebt hatten. 1630 war beispielsweise die normale Zahl derjenigen, die in Florenz staatliche Unterstützung bezogen, 12.000 von einer Bevölkerung von 80.000. Während des Ausbruchs in jenem Jahr stieg diese Zahl auf 30.000. Der Anstieg impliziert, dass 18.000 zusätzliche arme Menschen nicht in der Lage waren oder ihnen nicht erlaubt wurde, ihren Lebensunterhalt zu verdienen. Die wenigen, die noch ihr Auskommen hatten, waren gezwungen, die zusätzliche Steuerlast aufzubringen, um 1.070 Pestarbeiter, 23 Maulesel und 186 Karren zu bezahlen, die benötigt wurden, um sich um die Kranken, die unter Quarantäne Stehenden und die Arbeitslosen zu kümmern.

Eine kurze Untersuchung der Pest in Pistoia in den Jahren 1630 – 31 bietet eine klare Vorstellung von den Auswirkungen der Pest auf eine Stadt, die gründlich mit dem besten damals verfügbaren Regulierungssystem ausgestattet war. Die Stadt verfügte über ein Lazaretto, doch „die meisten Betten hatten keine Laken & nur wenige haben Decken ... pro Bett gibt es fünf Patienten, zum Schaden [der Genesenden], die, wegen des engen Kontakts zu [der] Ansteckung, an Rückfällen leiden". Trotz dieser Bedingungen konnte das Siechenhaus sich in einer elfmonatigen Periode (Oktober 1630 – August 1631) um 1.198 Patienten kümmern, von denen 607 (51 %) starben. Doch viele standen zu Hause unter Quarantäne und, wenn man den schnellen Verlauf der Krankheit bedenkt, starben dort, bevor sie in das Siechenhaus verlegt werden konnten. Von den 125 zu Hause Eingeschlossenen waren 11 in Häusern der wohlhabenden herrschenden Elite, 15 in denen von Handwerkern, die genug Geldreserven hatten, um sich um sich selbst zu kümmern, und weitere 99 in Häusern von armen Handwerkern, die auf die Abhängigkeit vom Staat angewiesen waren, um sich hinter ihren verschlossenen Türen zu ernähren.

In einem normalen Jahr betrugen die Einnahmen der Stadt 28.000 *Scudi* (grob 2.300 pro Monat). Dieser Pestausbruch kostete mindestens 9.100 *Scudi* (830 pro Monat) oder 36 % der normalen Staatseinnahmen. Wie konnte eine kleine Stadt sich eine solche Beanspruchung der öffentlichen Mittel leisten, besonders in einer Krise, die durch ihre ureigenste Natur den Zusammenbruch der Besteuerungsgrundlage bedeutete? Die Aufzeichnungen des Gesundheitsausschusses zeigen, dass nur 3 % des ausgegebenen Geldes für die Pest aus normalen Einnahmequellen stammten. Da die normalen jährlichen Ausgaben noch bezahlt werden mussten und die Einkünfte während eines Pestausbruchs dramatisch zurückgingen, wurden 52 % des Budgets des Gesundheitsausschusses über Kredite bestritten. Und schließlich stammten überraschende 45 % des Geldes, das während der Pest ausgegeben wurde, aus wohltätigen Quellen.

Die Rolle der Wohltätigkeit im Umgang mit der Pest ist äußerst wichtig. Auch wenn die westeuropäischen Staaten mehr als bereit waren, das Leben ihrer ärmeren Bürger zu regeln, waren sie nur selten in der Lage, ihre wohl-

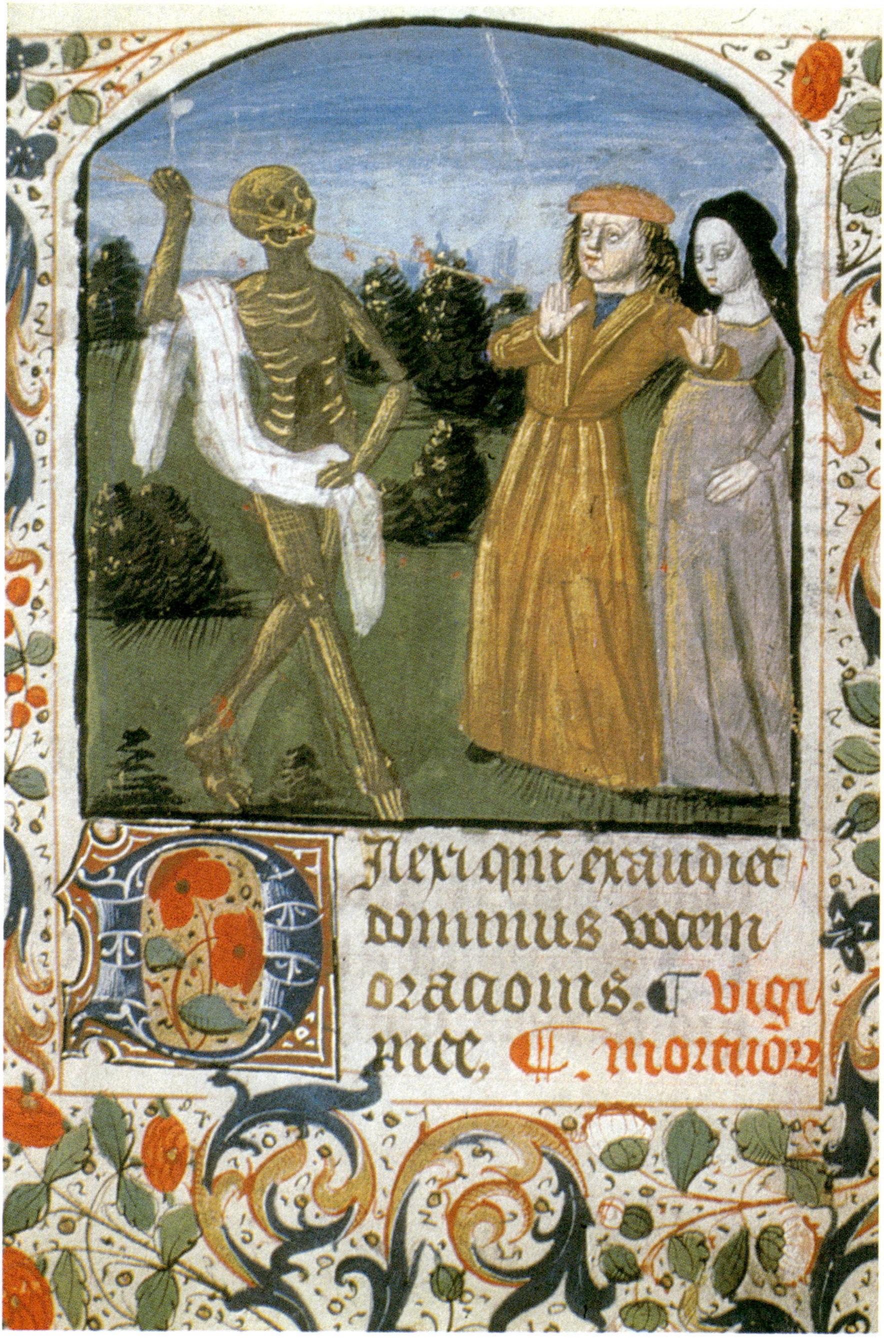

1. Ein Gerippe, das den Tod darstellt, schwingt einen Pfeil gegen junge Menschen. (Mit freundlicher Genehmigung der Special Collections, Aberdeen University Library)

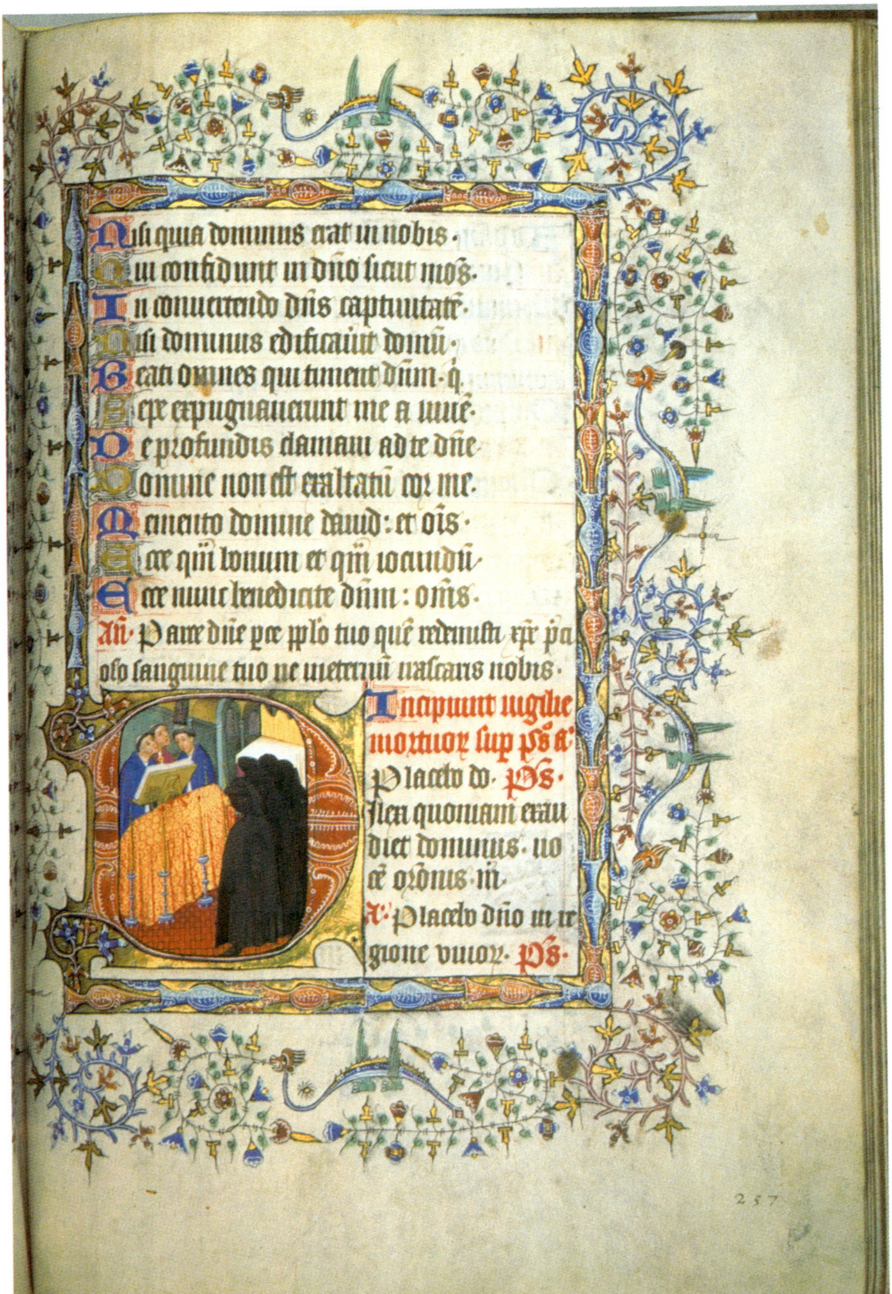

2. Seite des Placebo, Teil der Totenmesse. (Mit freundlicher Genehmigung der Special Collections, Aberdeen University Library)

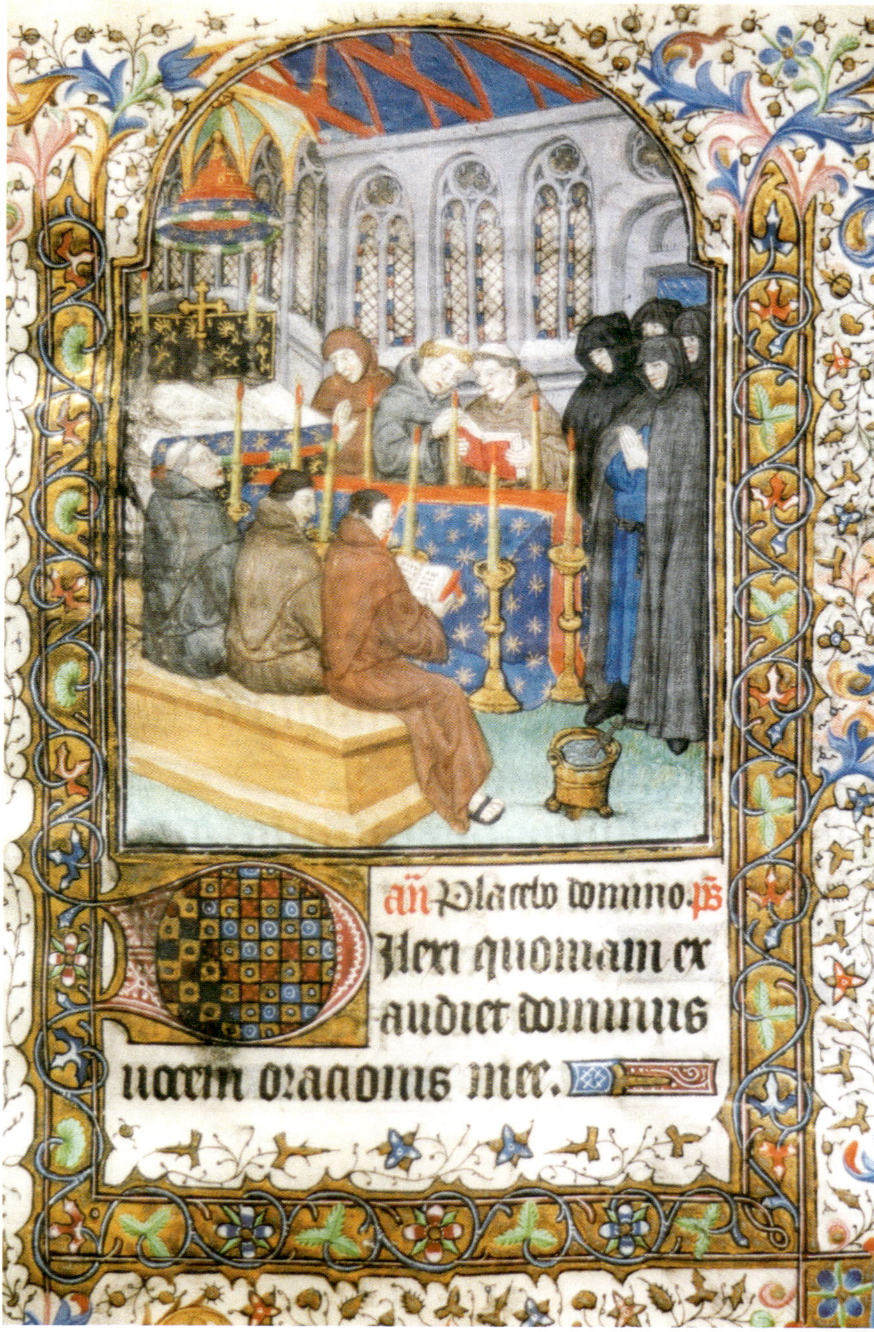

3. Illuminierte Seite einer Totenmesse aus dem frühen 15. Jh. (Mit freundlicher Genehmigung der Special Collections, Aberdeen University Library)

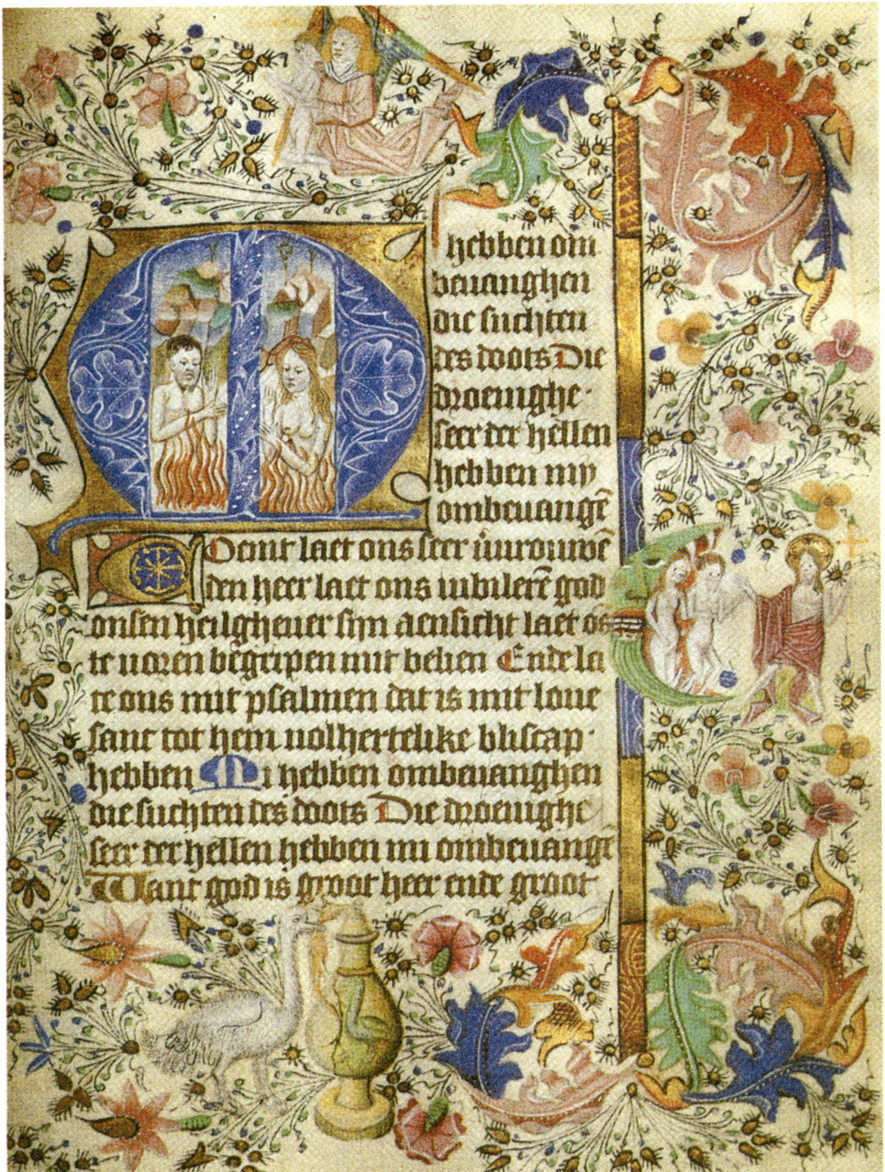

4. Holländische Manuskriptversion der Totenmesse. (Mit freundlicher Genehmigung der Special Collections, Aberdeen University Library)

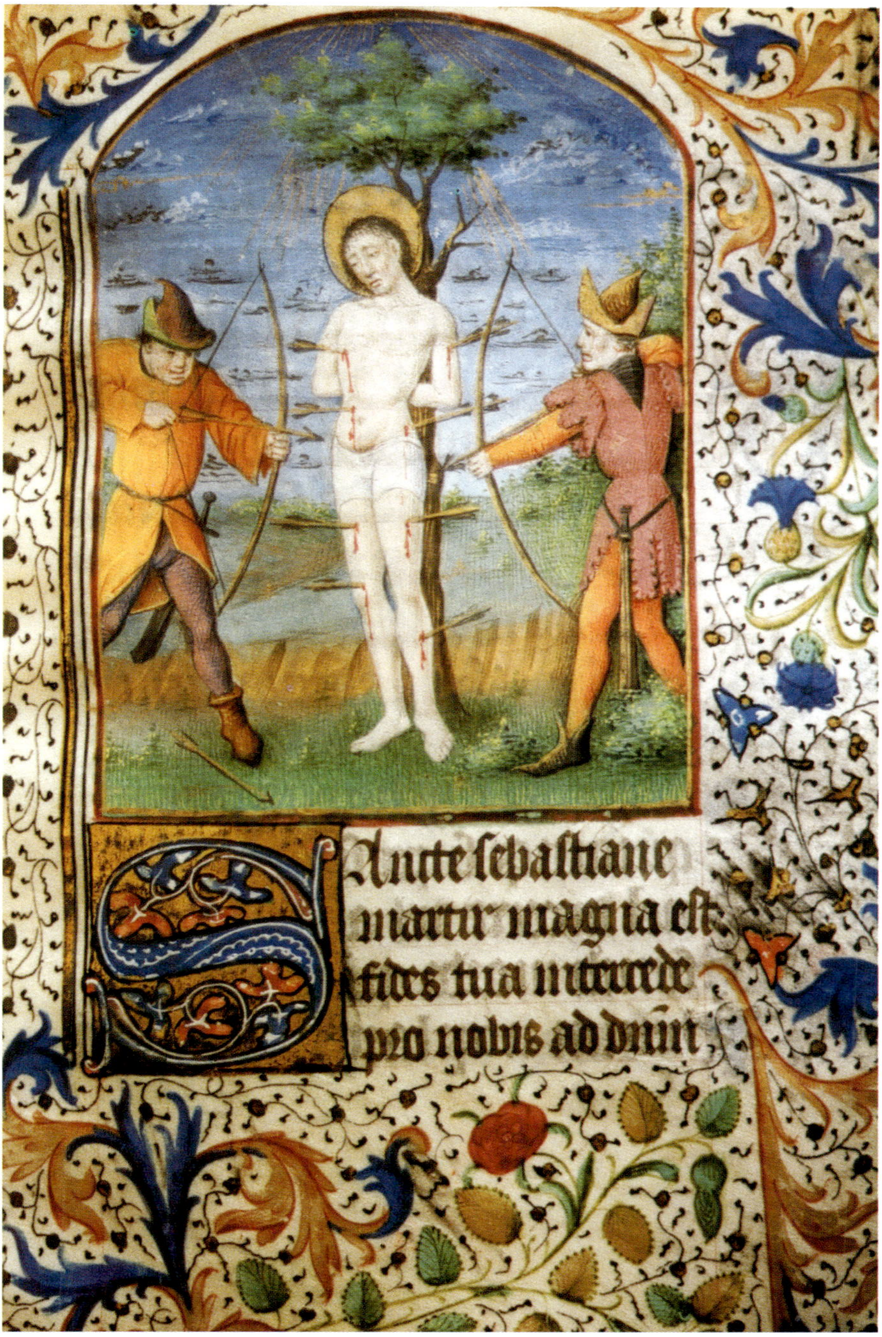

5. Das Martyrium des heiligen Sebastian, aus einem Stundenbuchmanuskript, das der unehelichen Tochter König Louis' XI. gehörte. (Stonyhurst College, Photo: P. Ansell).

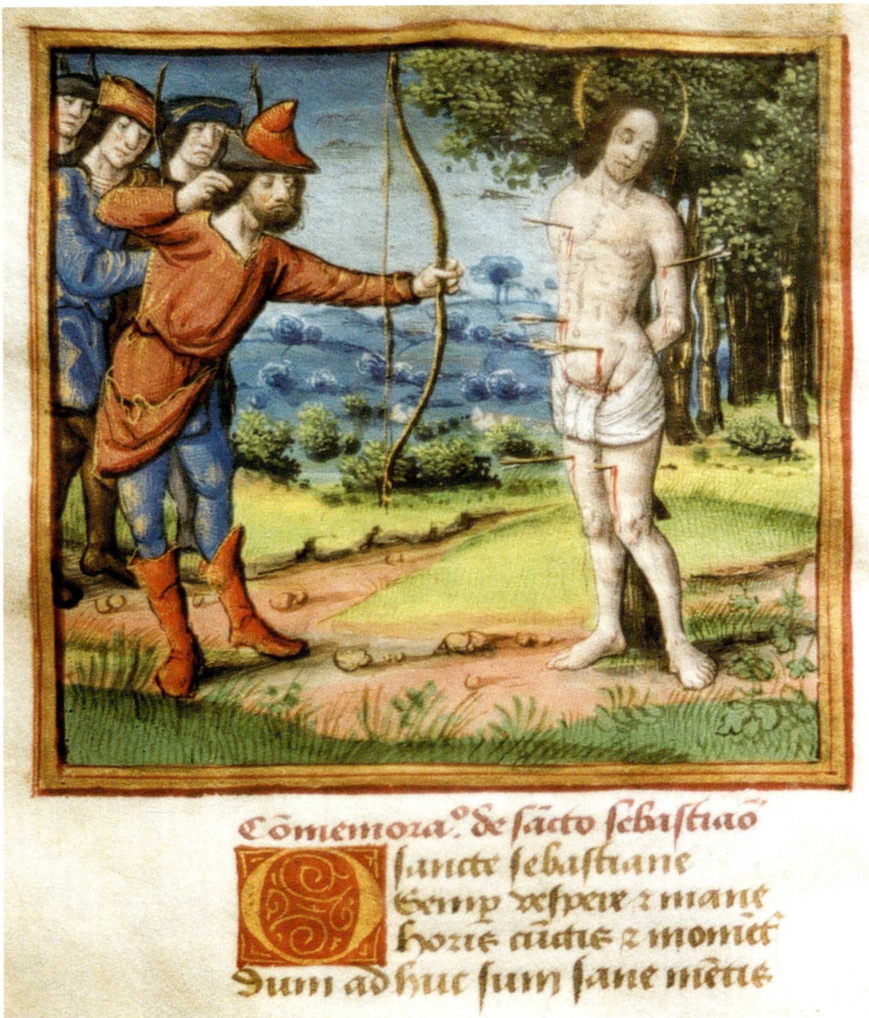

6. Das Martyrium des heiligen Sebastian, aus einem Manuskript aus dem frühen 16. Jh., das mit la Sainte Chapelle in Verbindung zu bringen ist. (Stonyhurst College, Photo: P. Ansell)

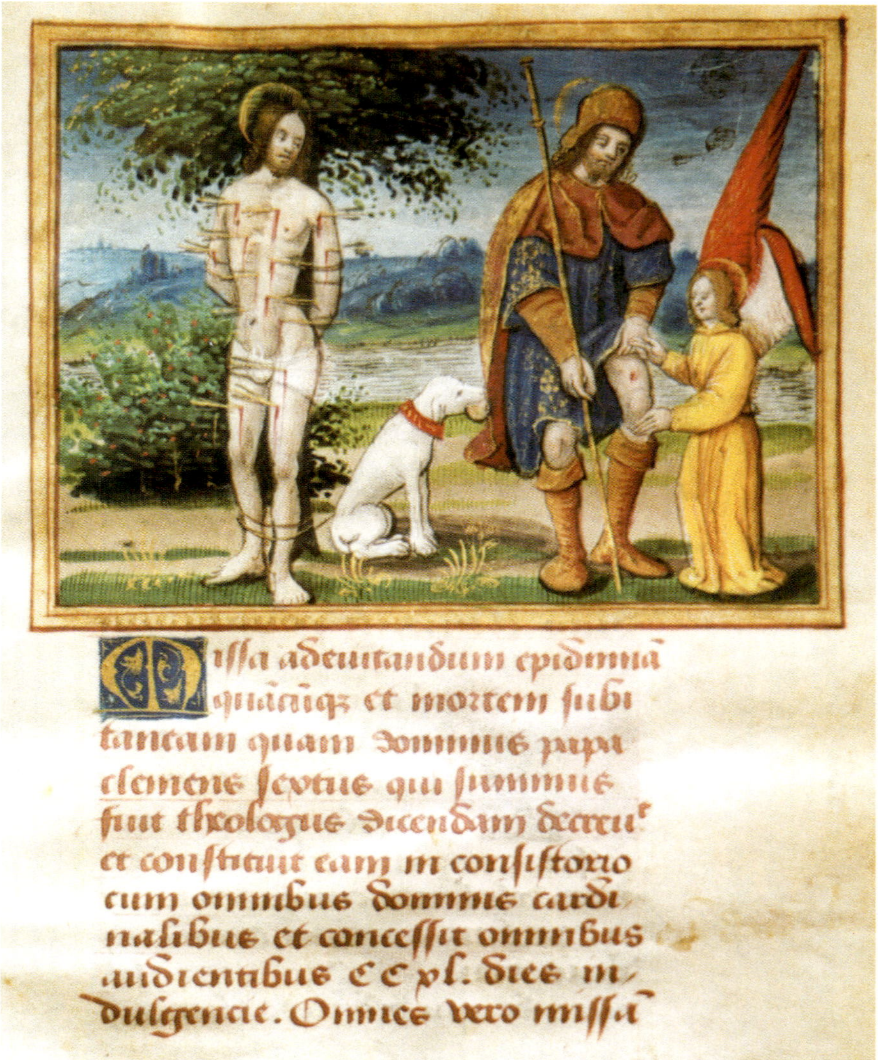
Missa adeuitandum epidimiam
quacumque et mortem subi
taneam quam dominus papa
clemens sextus qui summus
fuit theologus dicendam decreuit
et constituit eam in consistorio
cum omnibus dominis cardi
nalibus et concessit omnibus
audientibus CC xl. dies in
dulgencie. Omnes vero missa

7. Die Pestheiligen, Sebastian und Rochus. (Stonyhurst College, Photo: P. Ansell).

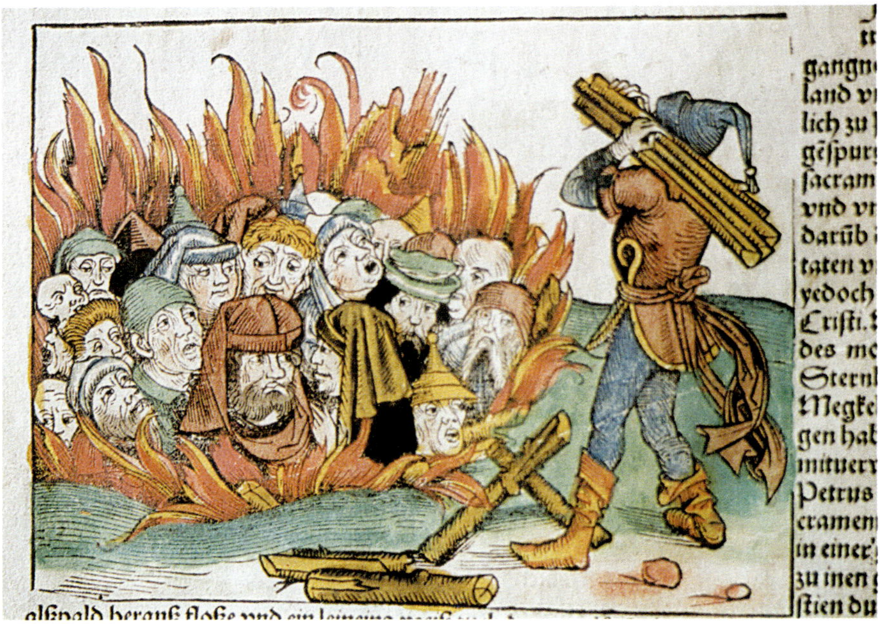

8. Verbrennung von Juden, Abbildung aus der Nürnberger Chronik. (Stonyhurst College, Photo: P. Ansell)

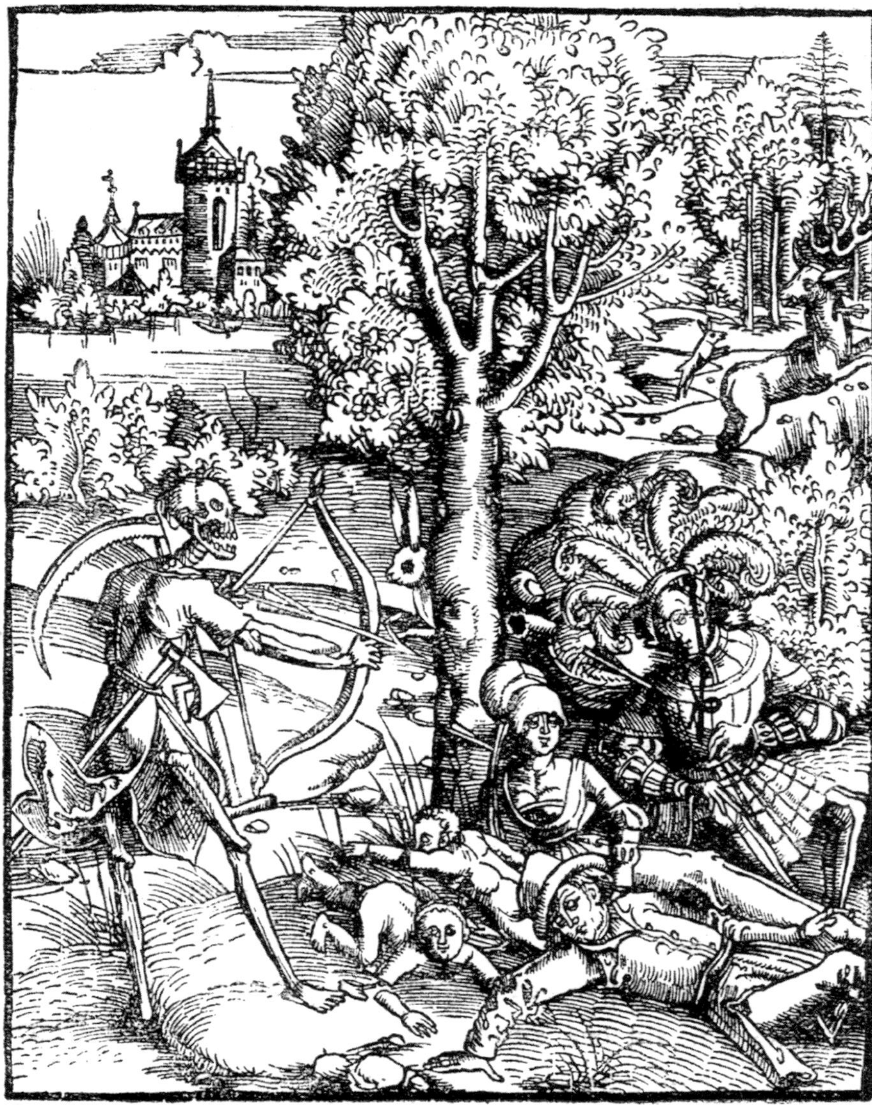

9. Der Tod mit dem Bogen, einem häufig benutztem Symbol für die Seuche. Anonymer Holzschnitt von 1514.

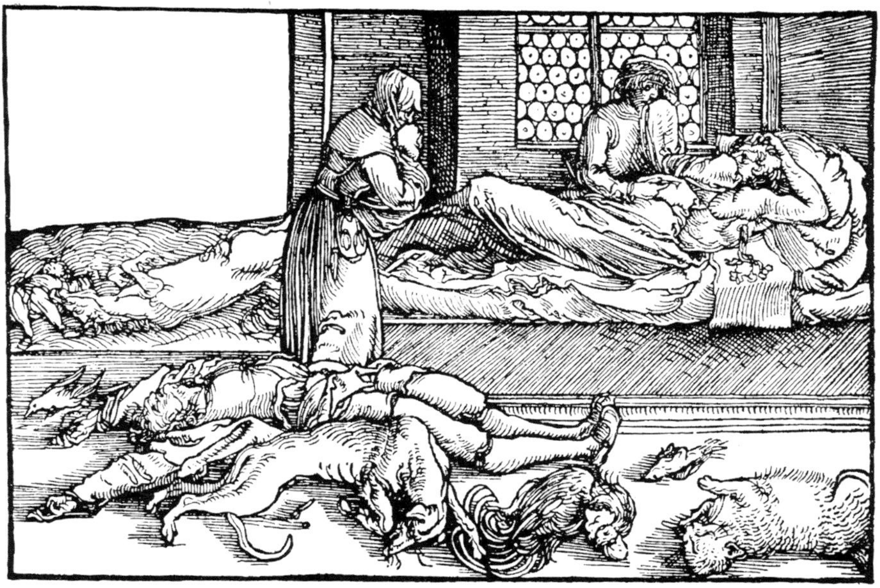

10. u 11. Angehörige und Arzt am Krankenlager bzw Totenbett. Holzschnitte von 1520 (oben) und 1529 (unten).

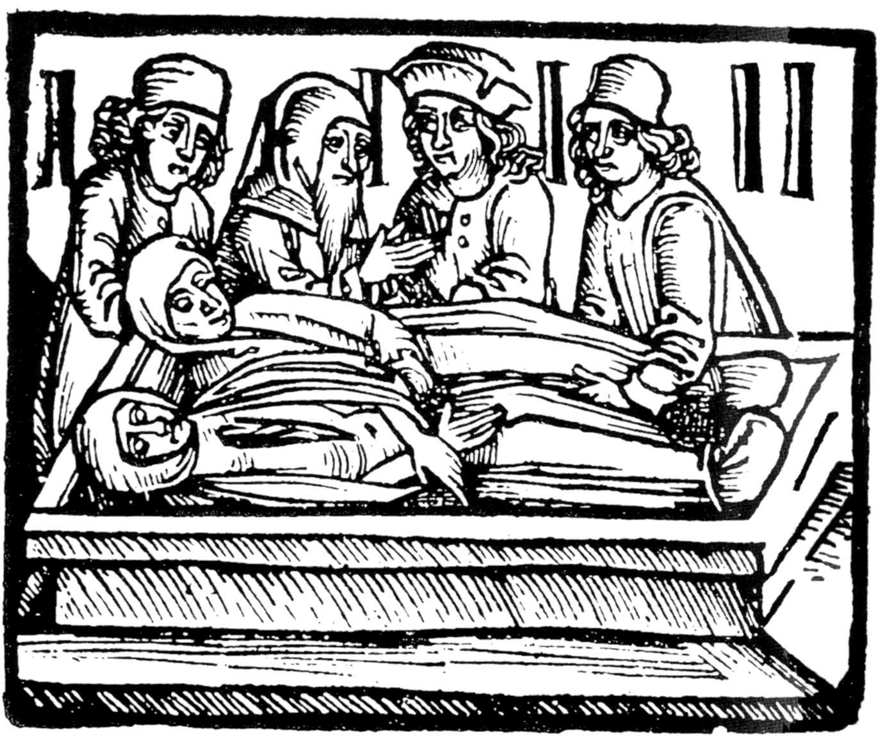

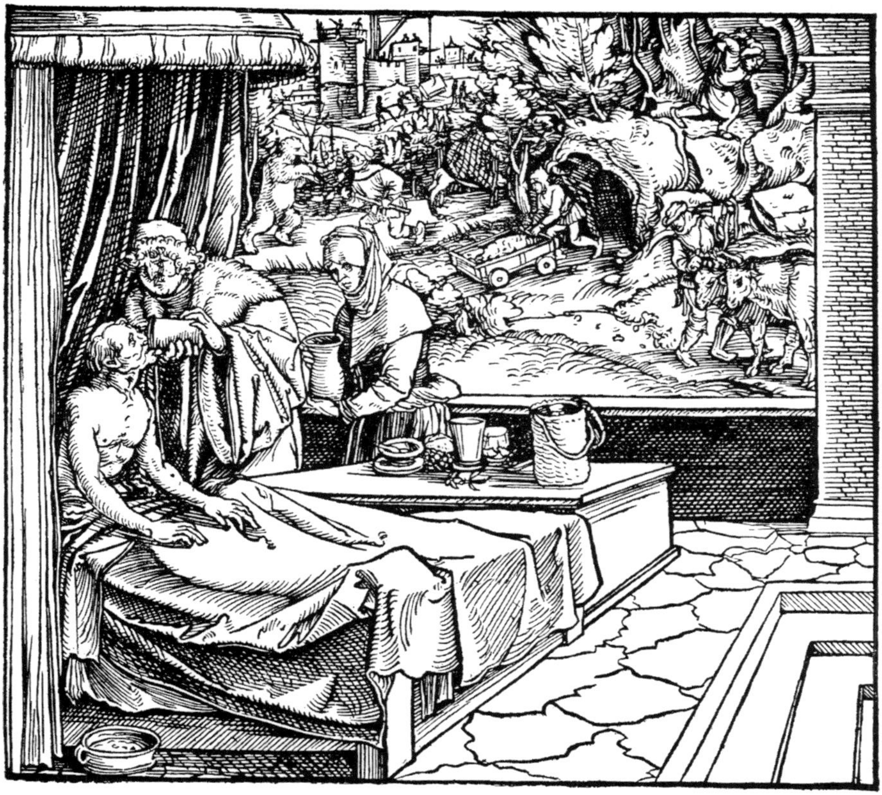

12. Arzt und Krankenpflegerin am Krankenbett.

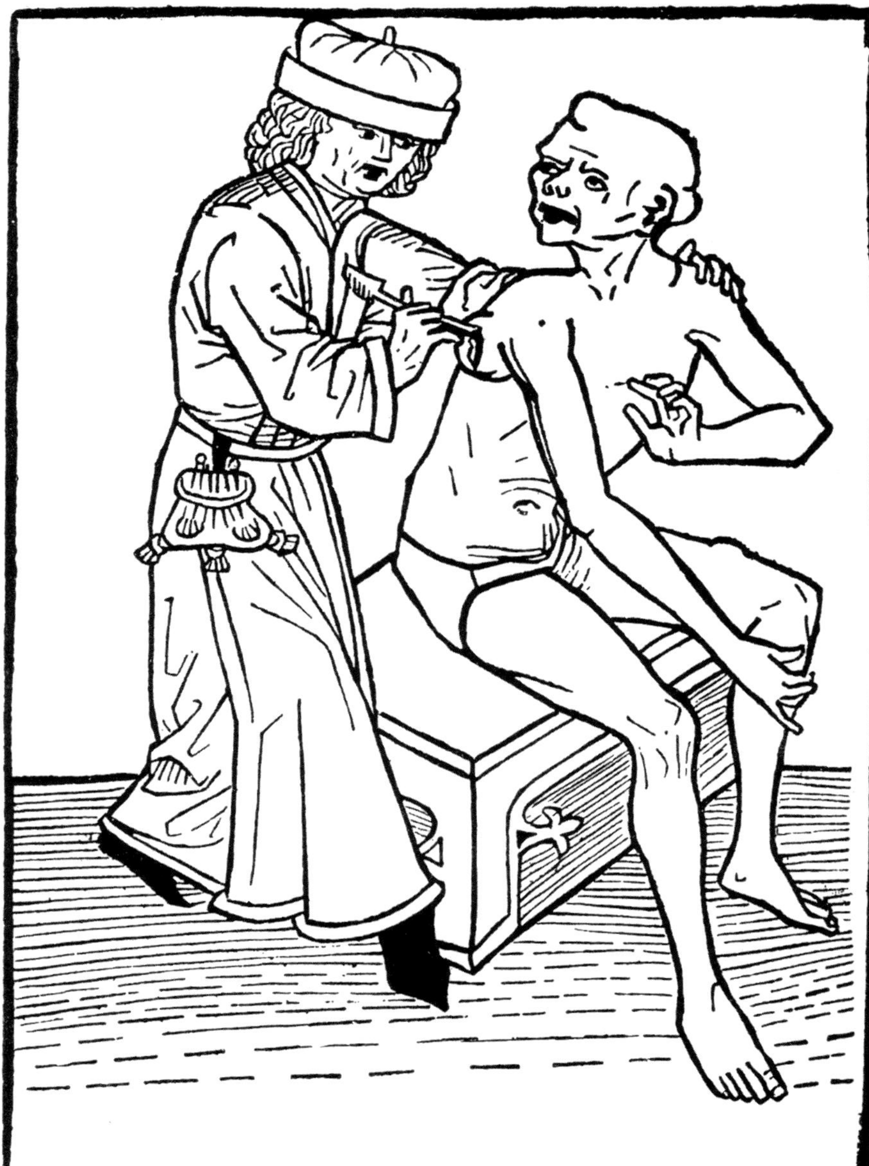

13. Der Arzt öffnet eine Pestbeule. Holzschnitt 1482.

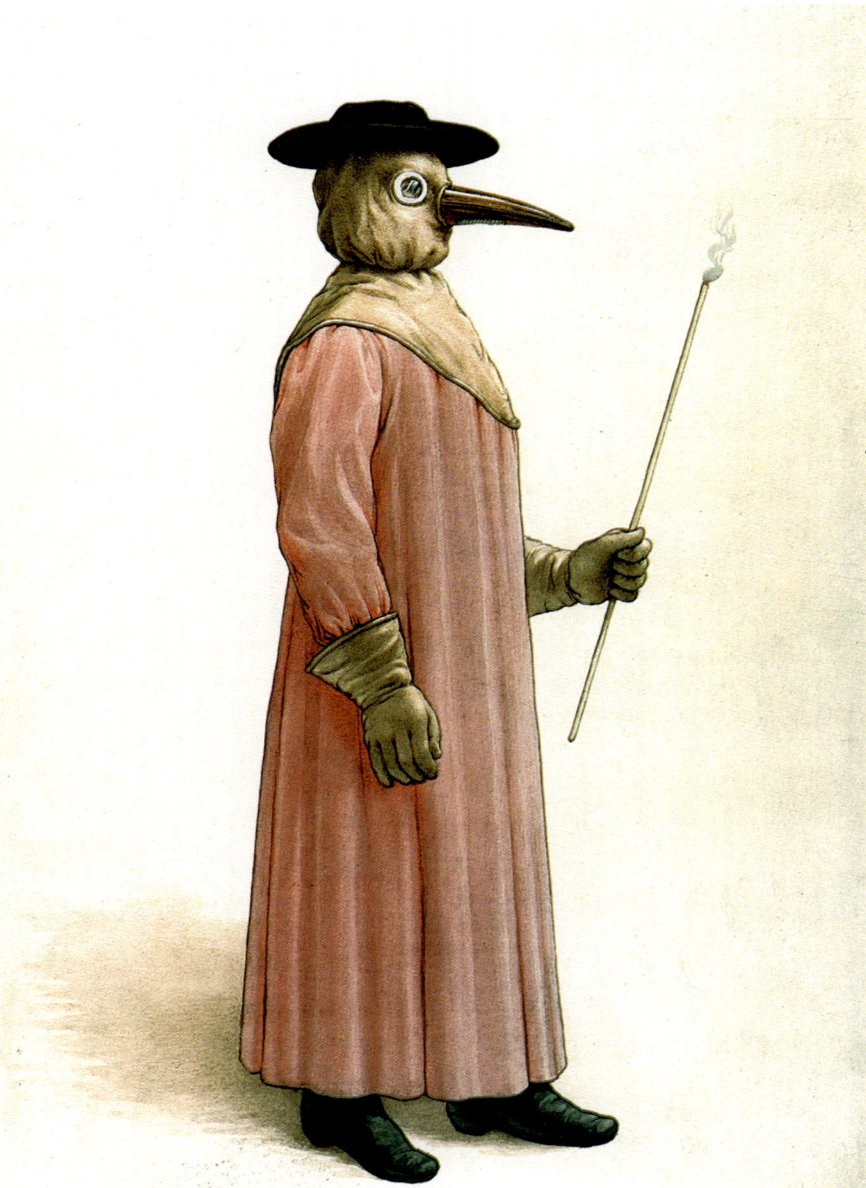

14. Schutzkleidung, die von Ärzten während Pestausbrüchen getragen wurde: i) Schnabelkostüm, das während des 17. Jh. und 1720 in Marseille benutzt wurde. (Wellcome Library)

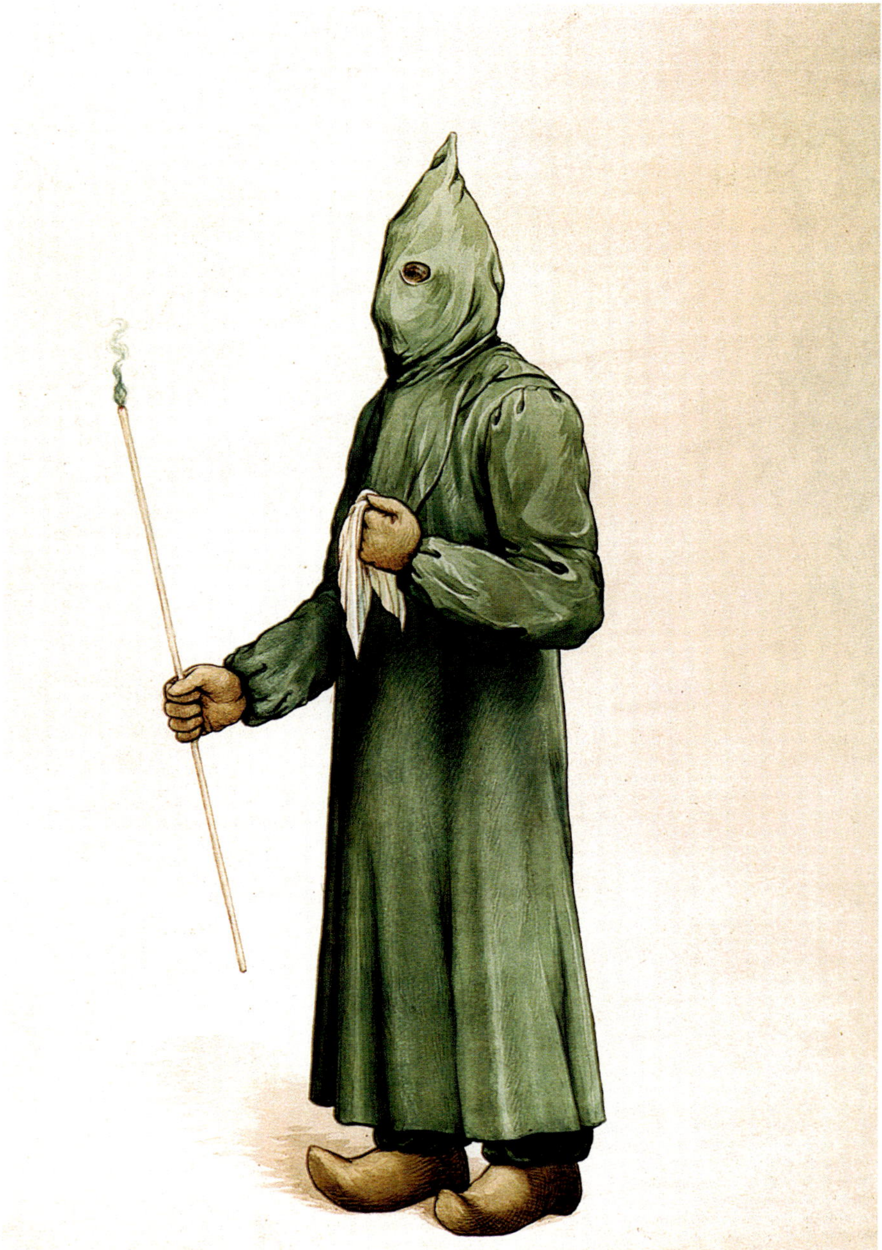

14. ii) Einfacher Wachstuchanzug, im 17. Jh. und in Marseille getragen. (Wellcome Library)

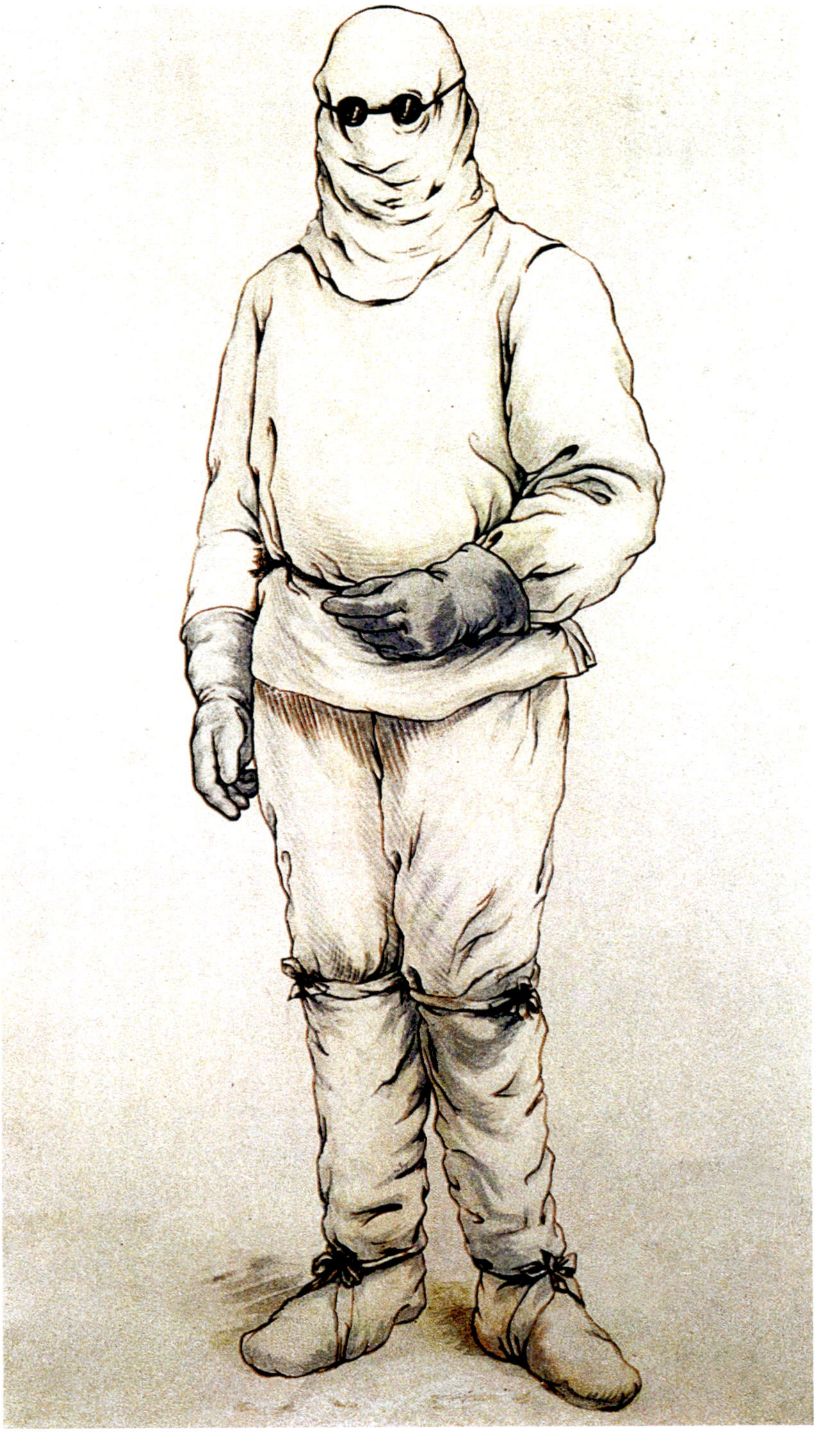

14. iii) Enger Overall, von japanischen Truppen während des Ausbruchs in der Mandschurei 1910 getragen. (Wellcome Library)

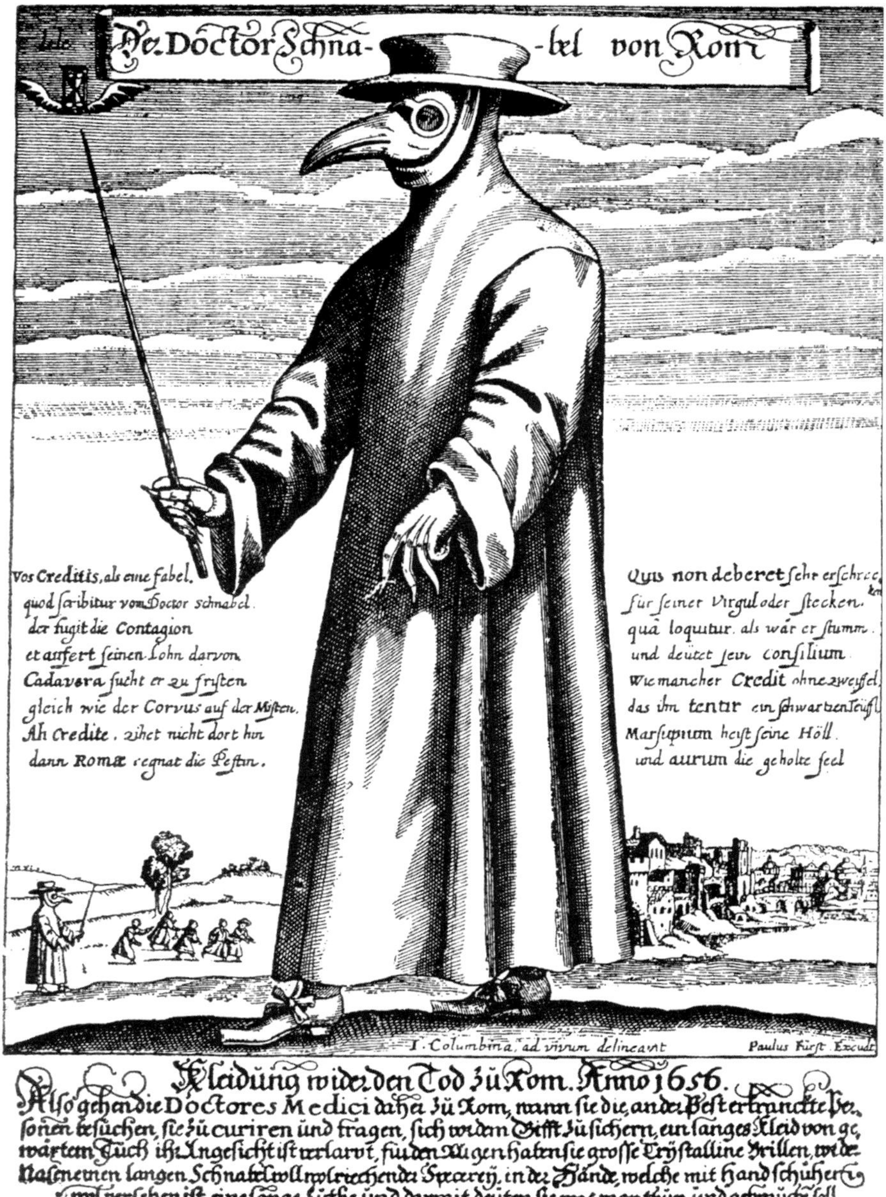

15. Pestarzt in zeitgenössischer Schutzkleidung. Kupferstich von Paulus Fürst nach Columbiana.

habenderen Bürger dazu zu bringen, die Kosten eines Ausbruchs zu tragen. Daher war Wohltätigkeit ein wichtiger Teil der finanziellen Gleichung. Staaten waren nicht gezwungen zu besteuern, weil der Wohlfahrtsbereich der Wirtschaft groß und wohlhabend war und, zu einem überraschenden Anteil, von denselben Magistraten (als Kuratoren) kontrolliert wurde, die entschieden, sich und ihre Mitbürger nicht zu besteuern. In Pistoia waren daher drei wohltätige Stiftungen, die ursprünglich durch wohlhabende Gönner eingerichtet worden waren, um sich des Gemeinwohls anzunehmen (und deren Vermögen regelmäßig durch weitere Vermächtnisse aufgestockt wurde), die hauptsächlichen Quellen zusätzlicher Mittel. Von den 3.575 *Scudi* von Stiftungen stammten 1.244 (35 %) von diesen dreien. Weitere 500 *Scudi* wurden der Stadt von der Bank *Monte di Pietà* geschenkt, einer Bank in öffentlichem Besitz, die ärmeren Handwerkern helfen sollte. Durch ihre Satzung war die Bank verpflichtet, ihre Profite dem Gemeinwohl zu stiften. Weitere 400 *Scudi* stammten von Almosen aus Kollekten zur Pestfürsorge in Kirchen und wiederum 100 aus anderen Quellen. Alles in allem erhielt der Gesundheitsausschuss 10.110 *Scudi* für die Umsetzung der Pestverordnungen, von denen nur rund 300 aus normalen Einnahmen der Regierung und Steuern stammten. Zusätzlich spendete eine Stiftung Weizen im Wert weiterer 2.320 *Scudi*. Dies stellte zusätzliche Gesamteinnahmen für die Bestreitung der Ausgaben für die Pest in Höhe von 1,25 *Scudi* pro Person dar (einer Bevölkerung von 8.000) in einer Stadt, die normalerweise 3,5 *Scudi* pro Person einnahm.

Der Gesundheitsausschuss war dadurch in einer Position, eine enorme Summe Geldes auszugeben, wie er es für richtig hielt. Es ist nicht besonders überraschend, dass viele Magistrate nicht unbedingt gerne ständige Gesundheitsausschüsse mit weitreichenden Vollmachten und riesigen Budgets schaffen wollten. Der Ausschuss von Pistoia gab eine Gesamtsumme von 9.170 *Scudi* aus, bevor die Pest endete (daher ergab sich ein kleiner Profit von 940 *Scudi* oder 9 % ihres Gesamtbudgets). Von dieser Zahl wurden volle 53 % für Nahrungsmittel ausgegeben. Dies war notwendig, um sicherzustellen, dass die Patienten im Siechenhaus und die Menschen, die zu Hause eingesperrt waren, nicht verhungerten. Der zweitgrößte Posten waren die Löhne für die Arbeitskräfte in den Spitälern, die 24 % der Mittel ausmachten. Alles in allem beschäftigte der Ausschuss ungefähr 60 Arbeitskräfte (eine pro 130 Bürger). Zehn Prozent des Budgets flossen in die Unterhaltung der Gebäude des Ausschusses (vor allem das Siechenhaus) und die letzten 13 % wurden auf eine Reihe kleinerer Ausgaben verwandt.

Diese genaue Betrachtung eines Pestausbruchs am Ende der untersuchten Periode unterstreicht eine Reihe von Merkmalen der Jahrzehnte nach der Ausbildung der italienischen Verordnungen im fünfzehnten Jahrhundert. Erstens, selbst eine äußerst gut organisierte Stadt wie Pistoia war nicht in der Lage, ihre Verordnungen anzuwenden, um die Pest zu verhindern, einzudämmen oder aufzuhalten. Zweitens, der Enthusiasmus des Staates für diese Regulierungsmechanismen ist an seiner Bereitschaft, enorme Summen Geldes für ein System aufzubringen, das niemals Erfolg gezeitigt hatte, deutlich zu erkennen. Drittens, das Ausmaß der Abhängigkeit von wohltätigen Spenden impliziert, dass Gesellschaften für Krisenzeiten durch solche Stiftungen weitgehende Vorsorge trafen. Die durch Magistrate kontrollierten Stiftungen dienten quasi als Sozialversicherungssystem. Viertens, selbst während eines sehr „milden" Ausbruchs der Pest (weniger als 12 % der Bevölkerung Pistoias starben) wurde die Gesellschaft enorm belastet und unter Druck gesetzt. Schließlich, die Fähigkeit des Staates, diese Verordnungen während einer ernsten und kostenträchtigen Krise durchzusetzen, vermittelt eine Vorstellung davon, wie erfolgreich die Regierung (ihre Führer und Beamten) der Bevölkerung ein bürokratisches Ordnungssystem aufgedrückt hatte. Der Reiz eines solchen Systems für die Herrscher einer Gesellschaft wird sofort offenbar.

Ein noch besseres Beispiel für die Rolle der Pestverordnungen bei der Staatenbildung und sozialen Kontrolle wird bei einer Untersuchung ihrer Einführung in England sichtbar. Obwohl England wahrscheinlich der zentralisierteste und bürokratischste Staat im frühneuzeitlichen Europa war, übernahm es das italienische Vorbild überraschend langsam. Es mag sogar vorgebracht werden, dass der hohe Entwicklungsstand der englischen Bürokratie einer der Gründe für die Schwierigkeiten bei der Umsetzung der Verordnungen war. In den meisten Staaten wurden diese Verordnungen als Mittel zur Stärkung der Macht und Kontrolle der Regierung über ihre Bürger eingesetzt. Doch in England war der Staat bereits ausreichend stark und brauchte daher diese Methoden sozialer Kontrolle nicht. Darüber hinaus widersetzt sich eine hochentwickelte und mächtige Bürokratie der Einführung alternativer Machtzentren (wie der Gesundheitsausschüsse) mehr. Dies war in England der Fall, wo gut organisierte und alteingesessene Bürokratien (z.B. die Corporation of the City of London) einige ihrer traditionellen Vollmachten ungern an neue Gremien abtraten. Noch weniger begeistert waren sie über die Einfügung völlig neuer Gremien und (finanzieller) Verantwortlichkeiten in ihre bereits komplexen politischen und wirtschaftlichen Strukturen.

Der Umstand, dass England die italienischen Verordnungen nur langsam übernahm, sollte nicht so verstanden werden, als ob die Engländer bezüglich der besten Mittel zur Pestkontrolle oder medizinischer Entwicklungen anderswo uninteressiert gewesen wären. Zwischen 1486 und 1604 wurden über 150 Bücher, Abhandlungen und Flugschriften über Medizin veröffentlicht, und beinah zwei Dutzend davon beschäftigten sich speziell mit der Pest. Allein zwischen 1615 und 1617 wurden 36 Bücher über die Pest herausgegeben. Viele dieser Werke nutzten in hohem Ausmaß Quellen vom Kontinent und zeigen ein eifriges Interesse der englischen Öffentlichkeit, die des Lesens und Schreibens mächtig war, an neuesten Informationen über Medizin und die Pest. Trotzdem ist es offensichtlich, dass die verschiedenen Ebenen des Staates der Tudors (und später der Stuarts) das allgemein akzeptierte Regime der Pestverordnungen nur langsam übernahmen und umsetzten – trotz der siebzehn Sterblichkeitskrisen zwischen 1500 und 1670. Nördlich der Grenze bemühten schottische Städte sich zudem schon zum Ende des fünfzehnten Jahrhunderts, den Einlass infizierter Menschen und Waren zu kontrollieren, die Infizierten unter Quarantäne zu stellen und die, die Kontakt zu den Infizierten hatten, von anderen zu trennen. Da die Zentralregierung in Schottland relativ schwach war, gingen die Städte bei der Umsetzung der Pestverordnungen voran, auf eine Art, wie es die städtischen Gebiete in Frankreich zur selben Zeit taten.

Der erste Versuch, die Nation in Zeiten der Pest in England zu regulieren, weist eine größere Betonung bürokratischer Entwicklung als der Verhinderung der Pest auf. Es gab einen landesweiten Ausbruch der Pest 1498 und noch einmal 1535, aber 1518 wurde der erste Versuch unternommen, eine Reihe von Verordnungen für die Nation einzuführen. Und die nächste große Periode staatlicher Aktivität erfolgte 1578. Der vorhergehende größere Pestausbruch war 1563 erfolgt, und die Pest kehrte erst 1589 zurück. Daher stand die Proklamation von Pestverordnungen, anders als in den meisten Gebieten auf dem Kontinent, nicht in direktem Zusammenhang mit großen Ausbrüchen der Seuche. In gewissem Sinne könnte man vorbringen, dass die Versuche in England, die Gesellschaft während der Pest zu regulieren, weniger eine Kurzschlussreaktion auf eine Seuchenkrise waren und mehr eine Reaktion auf eingehendes Nachdenken über das Thema.

Vor 1518 bemerkten die meisten ausländischen Reisenden in England das beinahe totale Fehlen eines Vorbereitetseins auf einen Pestbefall. Doch in jenem Jahr versuchte Kardinal Wolsley (ca. 1475 – 1530) eine Reihe bürokratischer Reformen einzuführen, die darauf ausgelegt waren, den Staat effizienter zu machen und ihn auf Krisenperioden vorzubereiten. Die Pestverordnungen waren daher Teil eines allgemeinen Versuchs der Reform der Regierung und ihrer Rationalisierung. Am 13. Januar 1518 wurde verkündet, dass jedes infizierte Haus durch ein Bündel Stroh zu markieren und für 40 Tage unter Quarantäne zu stellen sei. Jede nichtinfizierte Person in diesen Häusern durfte nach draußen gehen, musste aber einen weißen Stock tragen, der ihre mögliche Kontaminierung anzeigte. Im April führte Sir Thomas More (1478 – 1535) diese Regeln in Oxford ein. Die Beteiligung Wolseys und Mores unterstreicht die Tatsache, dass dies schlicht Teil eines allgemeinen Versuchs zu der Zeit (vom König unterstützt) war, Aspekte einer Monarchie der Renaissance vom Kontinent einzuführen. Der Staat versuchte nicht einfach nur, medizinische und gesundheitliche Verordnungen auf den Stand der fortgeschrittensten Praktiken auf dem Kontinent zu bringen. Es gab eher den generellen Versuch, die gesamte Struktur des Staates und der Gesellschaft entlang der auf dem Kontinent deutlich gewordenen Muster zu reformieren. Ein ähnlicher Prozess wurde von der französischen Krone und ihren Beamten unter François I. (1494 – 1547) unternommen.

Neben den Regeln zur Abschottung zu Hause umfassten die Reformen dieser Zeit eine ganze Bandbreite nichtmedizinischer Verordnungen. 1517 unternahm Wolsey eine allgemeine Untersuchung des Fortschritts der Einfriedung (Reform der Landwirtschaft und des Landbesitzes), und Aufwandsgesetze wurden eingebracht (um die soziale und kulturelle Mobilität zu kontrollieren). Darüber hinaus gab es eine Kampagne gegen Stadtstreicherei und Bettelei in London; dies stand sicherlich in Zusammenhang mit Vorstellungen der Hygiene, Gesundheit und Verschmutzung wie auch sozialer Kontrolle. Und schließlich war die wichtigste einzelne Entwicklung in Bezug auf Gesundheit die Gründung des Royal College of Physicians (Königliches Ärztekollegium) 1518 in London. Doch die allgemeinere Bandbreite der Pestverordnungen wurde langsam übernommen, und in vielen Fällen machten die einzelnen Städte die besten Fortschritte aus eigener Initiative heraus. 1537 – 1545 gingen beispielsweise die meisten Städte in der Provinz daran, Pestopfer in Siechenhäusern zu isolieren (was als beste Möglichkeit empfohlen wurde), während London, das viel mehr Menschen (und daher Opfer) aufwies, gezwungen war, sich fast vollständig auf Hausquarantäne zu verlassen. Zwischen 1550 und 1570 hatte ein Großteil des Landes die Direktiven der Regierung akzeptiert, dass die Infizierten und diejenigen, die zu ihnen Kontakt gehabt hatten, isoliert werden mussten, doch es gab immer noch einen ziemlichen Widerstand gegen Schritte, Mechanismen zur Bezahlung der Quarantäne einzuführen. Aber zwischen 1574 und 1585 verfügten die meisten Städte (theoretisch) über ehrgeizige Verordnungen. Der Prozess war augenscheinlich sogar so erfolgreich, dass 1580 eine königliche Proklamation verkünden konnte, dass die Gesundheit der Nation „überall in besserem Zustand, als man sich erinnern konnte“ gewesen sei.

Die Wirklichkeit sah so aus, dass die Umsetzung der Pestverordnungen noch immer sehr zögerlich und im Lande nicht einheitlich verlief. 1578 unternahm die Krone eine offizielle Begutachtung der Lage in England. Viele der aufgedeckten Probleme waren dieselben, die in einem Bericht von Cesare Adelmare, einem Arzt, der in Padua ausgebildet worden war, verzeichnet waren, der 1563 bei William Cecil (1520 – 1598), Lord Burghley, eingereicht worden war. Er teilte mit, dass es noch immer keine effektive Gesundheits- und Wohlfahrtsbürokratie in den Orten, geschweige denn in der Nation gebe. Und die Systeme, die es gab, hätten auch nicht die sichere finanzielle Grundlage, von der aus sie effektiv tätig werden konnten. Zusammenfassend empfahl er, dass England, sowohl auf nationaler Ebene als auch in den einzelnen Städten, das gesamte System und die gesamte Struktur der Pestverordnungen übernehmen solle, die in Italien angewandt wurde. 1578 unternahm das Privy Council (der Geheime Kronrat) einen konzertierten Versuch, den elisabethanischen Staat in diese Richtung zu lenken.

Auf Anforderung durch das Privy Council entwarf das Royal College of Physicians eine Liste mit medizinischen Handlungsanweisungen im Falle eines Pestausbruchs. Sie empfahlen, dass Parfüms und Ausräuchern angewandt werden sollten, um die Luft und infizierte Dinge und Gebäude zu säubern. Kleidung und Bettwäsche sollten regelmäßig gewechselt werden, und gebrauchtes Tuch sollte gewaschen oder noch besser verbrannt werden. Und schließlich rieten sie zum Gebrauch traditioneller Heilmittel (z.B. Raute und Wermut). Das Privy Council gab dann eine Reihe von Richtlinien für Friedensrichter heraus, die sehr umfassend waren, aber erst 1604 Gesetzeskraft erlangten.

Das Privy Council wies Richter an, während einer Epidemie alle drei Wochen zusammenzukommen, um die Lage zu beurteilen. Sie sollten regelmäßige Berichte von Fahndern und Wachleuten (die die Befallenen ausmachten und sicherstellten, dass die Quarantäne nicht gebrochen wird) bekommen. Die Richter sollten eine regelmäßige Steuer einführen, die sicherstellte, dass genug Geld zur Verfügung stand, um mit einem Pestausbruch umzugehen. So gesehen versuchte der Staat, eine ständige „Pestgemeindesteuer“ einzuführen.

Die Kleidung und das Bettzeug der Opfer sollten verbrannt werden. Alle Begräbnisse sollten während der Abenddämmerung stattfinden, damit so wenig Menschen wie möglich teilnahmen. Das Privy Council bestand auch darauf, dass Hausquarantäne streng befolgt werden und mindestens sechs Wochen dauern solle. Wachleute sollten beschäftigt werden, um sicherzustellen, dass die Quarantäne nicht gebrochen wird. Zwischen 1620 und

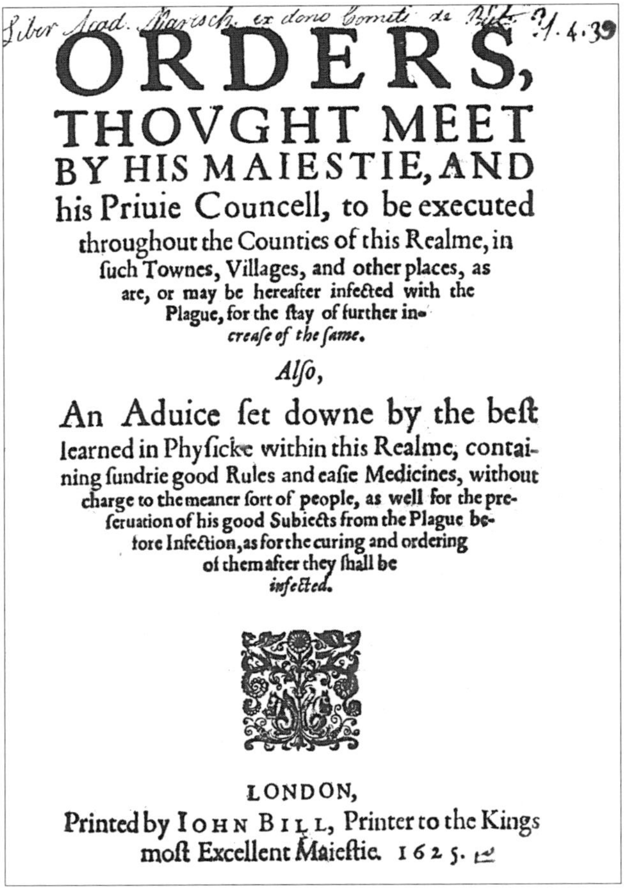

ORDERS,
THOVGHT MEET
BY HIS MAIESTIE, AND
his Priuie Councell, to be executed
throughout the Counties of this Realme, in
ſuch Townes, Villages, and other places, as
are, or may be hereafter infected with the
Plague, for the ſtay of further in-
creaſe of the ſame.

Alſo,

An Aduice ſet downe by the beſt
learned in Phyſicke within this Realme, contai-
ning ſundrie good Rules and eaſie Medicines, without
charge to the meaner ſort of people, as well for the pre-
ſeruation of his good Subiects from the Plague be-
fore Infection, as for the curing and ordering
of them after they ſhall be
infected.

LONDON,
Printed by IOHN BILL, Printer to the Kings
moſt Excellent Maieſtie. 1625.

Vom Privy Council 1625 in England veröffentlichte Maßnahmen, die darauf abzielten, eine Infektion durch die Pest und eine Verbreitung der Seuche zu verhindern. Es wurde mit Ratschlägen medizinischer Fachleute über mögliche Heilmittel für die Seuche veröffentlicht. (Aberdeen University Library)

1625 war der Staat in der Lage, die meisten Orte von der Notwendigkeit der Isolierung der Infizierten und, noch wichtiger, der Bezahlung der Quarantänen zu Hause oder in Siechenhäusern zu überzeugen.

Die eine große Ausnahme von diesem Prozess war die Lage in London. Zum Jahre 1583 hatten das Privy Council und die Corporation eine breite Übereinkunft bezüglich der Verordnungen getroffen, aber es gab einen Streit über die Quarantäne. Die Stadt zog Hausquarantänen der Abschottung in Siechenhäusern vor und argumentierte, dass sie die Kosten für eine ausreichende Anzahl Betten, Gebäuden und Arbeitskräften einfach nicht aufbringen könne. Sie untermauerte ihre Position, indem sie darauf hinwies, dass sie keine Autorität über die außerhalb der City liegenden Stadtteile Londons hätte, obwohl von ihr erwartet würde, während eines Ausbruchs mit Pestopfern aus dem Gesamtgebiet fertig zu werden. Sie brachte auch vor, dass Freiheiten und Chartas, die dem Royal College und dem Bischof von London verliehen worden waren, bedeuteten, dass sie in manchen Bereichen noch nicht einmal in der City das Sagen hätte. Auf einer Ebene gerieten die Corporation und das Council bei Fragen der Bürokratie und Zuständigkeit aneinander. Im geordneten und gut entwickelten englischen System waren traditionelle Abgrenzungen schwer zu durchbrechen. Die Stärke englischer Beamter und Ämter machte es schwierig, wenn nicht unmöglich, umfassende, ausländische Rationalisierungen vorzunehmen. Genauso wichtig war, dass die Corporation vorbrachte, die Abschottung sei keine gute Idee, indem sie 1583 behauptete, dass „die Gesunden und die Infizierten zusammen einzusperren, der Erfahrung nach die Infizierung eher ansteigen als sinken zu lassen scheint“. Die Führungspersönlichkeiten der Stadt hatten eine der offensichtlichsten Schwächen des italienischen Systems korrekt erkannt; es verminderte offensichtlich die Sterblichkeit nicht, und einige auf dem Kontinent begannen vorzubringen, dass Aspekte des Systems (besonders die Abschottung Nichtinfizierter) deutlich zum Nachteil gereichten. In einer Kompromisslösung empfahl das Privy Council 1609, dass diejenigen, die tatsächlich infiziert waren, in separaten Räumen eines abgeschotteten Hauses eingesperrt werden sollten.

Unter Charles I. (1600 – 1649) wurde ein konzertierterer Versuch unternommen, aus London eine Hauptstadt zu machen, die für einen Monarchen des siebzehnten Jahrhunderts angemessen war. Er und seine Berater wollten die königliche Autorität entlang der Regierungs- und absolutistischen Theorien ausweiten, die auf dem Kontinent entwickelt wurden. 1630 empfahl das Royal College das Ende der Hausquarantäne und die Errichtung von genügend Siechenhäusern, um den Bedarf der Hauptstadt während einer Epidemie zu decken. Es unterstrich, dass dies die Praxis war, die bereits in den großen Städten Europas übernommen worden war (und brachte Paris, Venedig und Padua als Beispiele). Als Vorbild verwiesen sie besonders auf das Hôpital St. Louis von Henri IV. (1553 – 1610).

1631 empfing der König einen Bericht von Sir Theodore de Mayeren, einem Hugenotten und Arzt. Er stellte eine Reihe von Problemen in London heraus: Armut, Trunkenheit, Obdachlosigkeit, Betteln in der Öffentlichkeit, überbevölkerte Häuser und nichtregulierte Gebäudeerrichtung. Er riet, dass ein ständiges, bezahltes Korps von Ärzten, Wundärzten und Apothekern ernannt werden solle, um die Gesundheit und Hygiene in London zu beaufsichtigen. Und er verurteilte explizit die Hausquarantäne. Er schlug vor, dass London 4 bis 5 Siechenhäuser benötige. Die Siechenhäuser sollten für die Pflege und Quarantäne der tatsächlich Infizierten genutzt werden. Jeder, der Kontakt mit einem Pestopfer gehabt hatte, sollte separat (für 40 Tage) unter Quarantäne gestellt werden; er deutete an, dass diese Menschen vernünftig zu Hause eingesperrt werden könnten. Er stellte heraus, dass, neben den normalen Katzen und Hunden, Ungeziefer (Ratten, Mäuse, Wiesel usw.) eine Bedrohung der öffentlichen Gesundheit darstellten. Und schließlich empfahl er, dass ein provisorisches Gremium von Magistraten (ein Gesundheitsausschuss) mit absoluten exekutiven Vollmachten ernannt werden solle, um die Umsetzung der notwendigen Verordnungen während eines Ausbruchs zu beaufsichtigen. Das Privy Council reagierte auf den Bericht, indem es vermerkte, dass diese Regularien „in anderen Ländern benutzt und für den sichereren Weg gehalten" würden. Ein weiterer Hugenotte, Louis du Moulin, der 1641 schrieb, unterstützte Mayernes Schlussfolgerungen.

Durch den Bürgerkrieg und den Zusammenbruch des royalistischen Staates wurden die Innovationen und Reformen, die Mayerne und Moulin empfohlen hatten, nicht umgesetzt. Die Periode des Commonwealth wurde nur Zeuge lediglich einer Veränderung der traditionellen (also der Verordnungen und Gesetze von 1578 bis 1609) Regularien. Die Regierung verfügte endlich komplette nationale Abschirmungen und Quarantänen für alle Waren, Menschen oder Schiffe, die aus Gebieten kamen, die unter Verdacht standen, die Pest aufzuweisen. Dies hieß, dass Schiffe regelmäßig entfernt von den Docks unter Quarantäne gestellt wurden, bis die Beamten im jeweiligen Hafen überzeugt waren, dass keine Seuche an Bord war.

Die späte Übernahme der italienischen Verordnungen war nicht, wie wir gesehen haben, ein Mittel der Isolation Englands oder Ausdruck anti-europäischer Gefühle. Praktisch alle akzeptierten, dass die Methoden, die auf dem Kontinent entwickelt und umgesetzt wurden, die effektivsten waren, um die Auswirkungen der Pest zu mildern oder zu verhindern. Doch in den meisten Gebieten des Kontinents (und in Schottland) waren die Verordnungen Impetus für die Herausbildung starker, zentralisierter Staatsbürokratien. England verfügte bereits über ein äußerst gut entwickeltes System kommunaler, nationaler und königlicher Regierung. Unter den Bedingungen des englischen Staates waren die Pestverordnungen und Gesundheitsausschüsse nicht so sehr ein innovativer Schritt zur Herausbildung von Bürokratien, sondern mehr eine enorme Veränderung an und Reform der vorher bestehenden Gremien. Diese Gruppierungen hüteten ihre traditionellen Vollmachten wie ihren Augapfel und verfügten über die Position und Stärke, Versuchen zu widerstehen, sie nach einem ausländischen Modell zu rationalisieren. England erkannte die Aspekte der Verordnungen zur sozialen Kontrolle und Ordnung auf offizieller Ebene besser als die meisten politischen Gesellschaften und leistete dort auch mehr Widerstand. Im Rest Europas wurden die Schritte zur Einführung mächtiger Bürokratien von Beamten begrüßt, die darin einen Weg sahen, ihre Macht und Position auszubauen. In England fürchteten Politiker und Beamte die Pestverordnungen als Einmischung in ihre Bereiche. Die einfachen Menschen in ganz Europa widersetzten sich der Einführung und Ausweitung von „Ordnung"; die einfachen Menschen in England fanden unter örtlichen Beamten Verbündete, die aus ihrer Sicht eine „neue Ordnung" fürchteten.

Todt zum Rathsherrn: 73

SInd jhr ein Herr g'wesen der Statt/
Den man im Rath gebrauchet hatt:
Habt jhrs wol g'rathen / ists Euch gut/
Wird Euch auch abziehen den Hut.

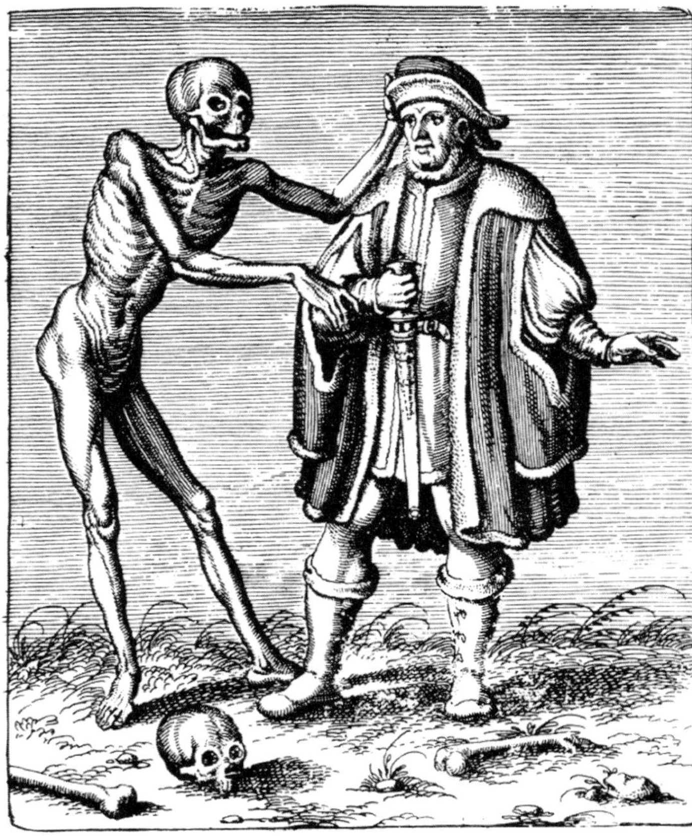

Der Rathsherr:

JCh hab mich g'flissen Tag vnd Nacht/
Daß der G'mein Nutz werd betracht:
Sucht Reich vnd Armer Nutz vnd Ehr/
Was mich gut dunckt / macht ich das mehr. K

Der Tod und der Ratsherr

5

Das Finale des Todes

Die große Pest von London

1665

Jedermann spricht von diesem toten und jenem kranken Mann und so vielen hier und so vielen dort.

Pepys

In den vorhergehenden Kapiteln gab es eine Reihe wiederkehrender Themen. Die Einführung und Übernahme der Reaktionen und Verordnungen nach italienischem Vorbild ist eines der auffälligsten. Genauso deutlich ist der ständige Versuch der Einzelnen, auf jeder gesellschaftlichen Ebene, die Verordnungen zu unterlaufen. In jeder Gesellschaft und Kultur war die Lage ziemlich angespannt. Jeder wollte das Auftreten der Pest verhindern oder sie eindämmen und beseitigen, wenn sie einmal ausgebrochen war. Doch die einzelnen Menschen wollten die kostspieligen Auswirkungen der Pestverordnungen auf ihr eigenes Leben umgehen. Niemand wollte zu Hause mit einem toten oder sterbenden Angehörigen eingesperrt sein. Daher versuchten viele, verdächtige Todesfälle oder Krankheiten zu verbergen. Die Menschen wollten nicht, dass ihre Habe zerstört würde, also logten sie erneut. Ins Siechenhaus zu gehen, war offensichtlich ein Todesurteil, also war jeder bestrebt zu vermeiden, als infiziert betrachtet zu werden. In jedem Stadium trug die Furcht und die Gier der Einzelnen dazu bei, die bestgemeinten Pläne der Gesundheitsausschüsse und Stadträte zu unterminieren.

Doch auch auf der Ebene der Führung und der Regierung konnte die gleiche Furcht und die gleiche Gier dazu beitragen, die Verordnungen zum Schutz der Bürger vor der Seuche zu unterlaufen. Die meisten Stadträte waren bemüht, das Ausbrechen der Pest nicht verkünden zu müssen, denn sie fürchteten die nachteilige Wirkung auf den Handel, die eine Quarantäne oder Abschirmung mit sich bringen würde. Die Führungspersönlichkeiten versuchten, Panik im Volk hinauszuzögern, indem sie die ersten Pestfälle verheimlichten oder ihre Wucht durch falsche Statistiken herunterspielten. Medizinischer Ratschlag wurde rundheraus ignoriert oder zurückgewiesen, wenn man glaubte, dass seine Umsetzung die Gesellschaft, kulturelle Normen oder die Wirtschaft zu sehr schwächen würde. Wieder und wieder führten praktische, pragmatische politische und wirtschaftliche Fragen dazu, dass Führungspersönlichkeiten beim Umgang mit der Pest zögerten und zu Ausflüchten griffen. All diese Reaktionen, sowohl die persönlichen als auch die offiziellen, waren während der Pest von London 1665 sichtbar. Man könnte vielleicht sogar fragen, ob diese Unentschlossenheit angesichts einer ernsten Seuchenkrise einfach nur ein Merkmal der Pest ist oder ein Ausdruck von etwas, das der menschlichen Seele und menschlichen Kulturen grundsätzlich innewohnt.

Ende April meldete die Regierung, dass 42 Menschen von einer virulenten, hochansteckenden pestilenzartigen Krankheit betroffen waren. Die Seuche war beinah ein Jahrzehnt nicht in der Hauptstadt angetroffen worden, und medizinische Fachleute waren nicht in der Lage, eine angemessene Heilung oder Prävention für die Pest vorzuschlagen. Als Reaktion auf diese Unsicherheit mussten die verschiedenen staatlichen Gremien die Maßnahmen, die während der vorhergehenden Ausbrüche im Jahrhundert davor unternommen wurden, wieder verkünden. Diejenigen, die infiziert waren oder Kontakt mit Infizierten gehabt hatten, sollten sich entweder in eines der Hospitäler der Stadt zurückziehen oder sich zu Hause einschließen. Denjenigen, die zu Hause eingesperrt blieben, wurde versprochen, dass die Stadt Arbeitskräfte und medizinisches Personal bereitstellen würde, um sie aufzusuchen und sicherzustellen, dass sie mit dem Lebensnotwendigen versorgt seien. Und das Privy Council und die Corporation versicherten den Menschen, dass es keine Notwendigkeit geben würde, Steuern zu erheben, da die Extraausgaben durch laufende Einkünfte und durch verschiedene wohltätige und private Spenden aus dem ganzen Land gedeckt würden. Auch wenn viele daran zweifelten, dass die Summe ausreichen würde, blieb die Bevölkerung relativ ruhig, während sie abwartete, ob diese Todesfälle Einzelfälle waren oder Vorboten einer größeren Epidemie.

Ende Mai, mit 700 Toten, begannen viele zu vermuten, dass die Krankheit begann, sich auszubreiten. Größtenteils aber schien die Infektion sich auf die ärmeren Bereiche der Metropole zu beschränken. Da die beste medizinische Ansicht vertrat, dass die Seuche eher die Armen befiel, unternahm die Stadt Schritte, die Bewegungsmöglichkeiten der Menschen innerhalb Londons einzuschränken, um die Pestilenz auf die ärmeren und dichter bevölkerten Teile der Stadt zu begrenzen. Das Privy Council wies auch Vermieter an, Mieter mit kurzen Verträgen und in kleineren, engen Wohnräumen zu vertreiben, um die überbevölkerten Bedingungen zu mildern, von denen man dachte, sie würden den Ausbruch der Pest fördern. Auch über einige der wohlhabenderen Einwohner der Stadt wurde berichtet, dass sie begonnen hatten, ihre Lebenspartner und Kinder in ihre Sommerresidenzen oder zu Verwandten in anderen Teilen Englands zu bringen. Trotz dieser kleineren Unruhefaktoren ging die Stadt zum Großteil ihrem üblichen Alltag nach.

Während des gesamten Juni verschlechterte sich die Situation anhaltend. Am 5. Juni schloss der Bürgermeister alle Orte der öffentlichen Unterhaltung wie Theater. Zur Mitte des Monats hatten viele Menschen die Stadt verlassen – einschließlich des Monarchen. Die Gerichte wurden geschlossen und die meisten Gerichtsanwälte verließen die Hauptstadt. Trotz der Veröffentlichung zahlreicher Selbsthilfeanleitungen (in jenem Jahr wurden 46 herausgegeben) zur Epidemie stieg die Zahl der Toten weiter an. In der ersten Juniwoche wurden den Behörden weitere 700 Todesfälle gemeldet und in den gedruckten *Bills of Mortality* öffentlich verkündet. In der darauf folgenden Woche verdoppelte sich die Gesamtzahl auf 1.400 und in der dritten Woche starben 2.800. Die Gesamtzahl für Juni wurde durch 4.200 Tote in der letzten Woche nach oben gedrückt. Die Gesamtzahl erreichte schließlich im Juni 9.000 Tote (über 300 pro Tag). Darüber hinaus führte die Ausbreitung der Seuche auf Nachbarstädte zur Schließung von Oxford und Cambridge (und anderer Bildungseinrichtungen) auf absehbare Zeit.

Die Pest verschlimmerte sich auch im Juli. Der Bürgermeister verkündete die Schließung der Schulen bis mindestens Ende September. Die weitere Ausbreitung der Seuche befürchtend floh der Monarch noch weiter von London weg und ließ sich schließlich in Oxford nieder, wo die Architektur der älteren Colleges es ermöglichte, Zutritt und Verlassen genauestens zu kontrollieren. Man hoffte, dass dies jede mögliche Infektionsgefahr einschränken würde. Im Oktober zwang die Pest das Parlament, sich der Krone in Oxford anzuschließen. Für den Moment aber war die Lage in London oberste Sorge. Meldungen von Gesundheitsbeamten offenbarten für Juli eine Gesamtzahl an Toten durch alle Ursachen von 123.900, von denen 79.100 direkt der Seuche zugeschrieben wurden.

Während Quarantäneverordnungen in Nachbargebieten es schwierig machten, aus der Stadt zu fliehen, waren wichtige und wohlhabende Personen immer noch in der Lage wegzugelangen. Doch ihre wichtigen Geschäftstätigkeiten zwangen manche, für bestimmte Zeiten in die Stadt zurückzukehren, und manche blieben ganz, entschlossen ihren Besitz und ihre Interessen gegen den Zusammenbruch und Gesetzlosigkeit zu verteidigen. Viele Führungspersönlichkeiten der Stadt klagten, dass zu viele Amtsinhaber und Personen auf verantwortungsvollen Posten die Stadt ver-

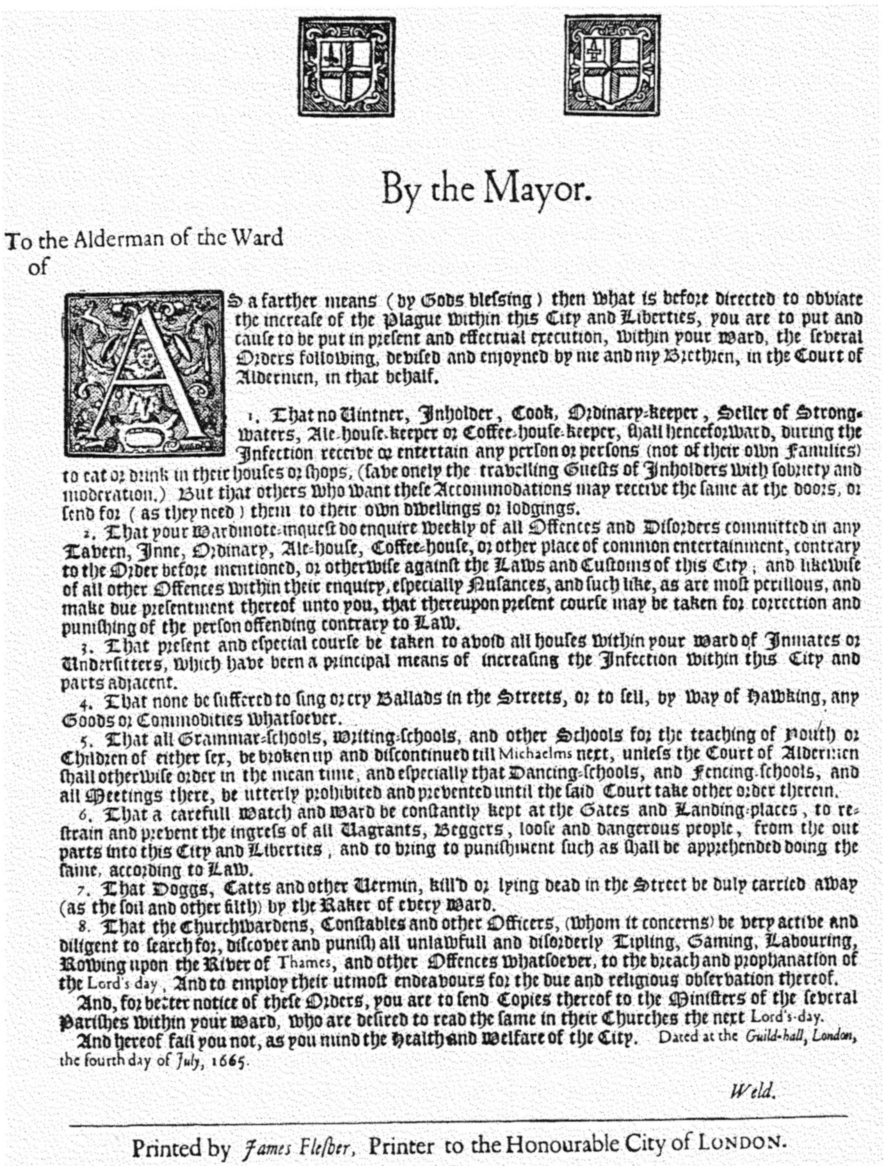

By the Mayor.

To the Alderman of the Ward
of

As a farther means (by Gods blessing) then what is before directed to obviate the increase of the Plague within this City and Liberties, you are to put and cause to be put in present and effectual execution, within your Ward, the several Orders following, devised and enjoyned by me and my Brethren, in the Court of Aldermen, in that behalf.

1. That no Vintner, Inholder, Cook, Ordinary-keeper, Seller of Strong-waters, Ale-house-keeper or Coffee-house-keeper, shall henceforward, during the Infection receive or entertain any person or persons (not of their own Families) to eat or drink in their houses or shops, (save onely the travelling Guests of Inholders with sobriety and moderation.) But that others who want these Accommodations may receive the same at the doors, or send for (as they need) them to their own dwellings or lodgings.

2. That your Wardmote-inquest do enquire weekly of all Offences and Disorders committed in any Tavern, Inne, Ordinary, Ale-house, Coffee-house, or other place of common entertainment, contrary to the Order before mentioned, or otherwise against the Laws and Customs of this City; and likewise of all other Offences within their enquiry, especially Nusances, and such like, as are most perillous, and make due presentment thereof unto you, that thereupon present course may be taken for correction and punishing of the person offending contrary to Law.

3. That present and especial course be taken to avoid all houses within your Ward of Inmates or Undersitters, which have been a principal means of increasing the Infection within this City and parts adjacent.

4. That none be suffered to sing or cry Ballads in the Streets, or to sell, by way of Hawking, any Goods or Commodities whatsoever.

5. That all Grammar-schools, Writing-schools, and other Schools for the teaching of Youth or Children of either sex, be broken up and discontinued till Michaelms next, unless the Court of Aldermen shall otherwise order in the mean time, and especially that Dancing-schools, and Fencing-schools, and all Meetings there, be utterly prohibited and prevented until the said Court take other order therein.

6. That a carefull Watch and Ward be constantly kept at the Gates and Landing-places, to restrain and prevent the ingress of all Vagrants, Beggers, loose and dangerous people, from the out parts into this City and Liberties, and to bring to punishment such as shall be apprehended doing the same, according to Law.

7. That Doggs, Catts and other Vermin, kill'd or lying dead in the Street be duly carried away (as the soil and other filth) by the Raker of every Ward.

8. That the Churchwardens, Constables and other Officers, (whom it concerns) be very active and diligent to search for, discover and punish all unlawfull and disorderly Tipling, Gaming, Labouring, Rowing upon the River of Thames, and other Offences whatsoever, to the breach and prophanation of the Lord's day, And to employ their utmost endeavours for the due and religious observation thereof.

And, for better notice of these Orders, you are to send Copies thereof to the Ministers of the several Parishes within your Ward, who are desired to read the same in their Churches the next Lord's-day.

And hereof fail you not, as you mind the Health and Welfare of the City. Dated at the *Guild-hall, London*, the fourth day of *July*, 1665.

Weld.

Printed by *James Flesher*, Printer to the Honourable City of LONDON.

Proklamation des Bürgermeisters von London im Juli 1665, die bestimmte Beschränkungen während der Pest auferlegt. Diese beinhalten Schließung von Lokalen und Schulen, das Verbot des Singens oder des Feilbietens von Waren in den Straßen, Umgang mit Vagabunden und die Sicherstellung, dass die Kadaver von Katzen, Hunden und anderem Ungeziefer aus den Straßen beseitigt werden.

ließen und ihre bürgerlichen Pflichten vergaßen. Selbst der Bischof von London sah sich gezwungen, den Klerus zu warnen, dass die, die flohen, bei ihrer Rückkehr ohne Arbeit wären. Trotzdem waren die Behörden (oder diejenigen, die blieben) dabei machtlos, die Flut der Fliehenden aufzuhalten. Sie waren sogar nicht in der Lage, die Hausquarantänen durchzusetzen. Die Zahl derer, die zu Hause eingesperrt waren, war zu groß, als dass ihre Bedürfnisse gedeckt werden konnten, also gingen viele einfach nach draußen, um Nahrung zu finden. Die Zahl der Spitalbetten (ca. 8.500) für die Befallenen hatte sich als völlig unzureichend für das Ausmaß der Katastrophe erwiesen. Viele waren darüber nicht überrascht, denn die Stadt hatte nie ausreichend Vorsorge für einen möglichen Ausbruch getroffen, obwohl die Epidemie regelmäßig (alle 15 – 20 Jahre) zurückkehrte.

Bei all diesem Scheitern und der Flucht wohlhabender, ausgebildeter Bürger war es kaum ein Schock zu erfahren, dass die Zahl der Toten im August steil anstieg. In der ersten Woche wurden 39.200 Todesfälle berichtet. Die folgende Woche wies beinah 8.000 Tote pro Tag auf (54.600 insgesamt). Niemand erwartete eine Ruhepause, als die heißen Wochen des Augusts andauerten, denn jedermann wusste, dass sich die Pest im Spätsommer normalerweise noch verschlimmerte. Daher war der Tod von 59.500 Menschen in der dritten Woche und von weiteren 85.400 in der letzten Augustwoche zwar furchtbar, aber nicht überraschend. Abschließende offizielle Zahlen berichteten, dass 313.600 Londoner im August gestorben waren, und von denen wurden 238.700 der Epidemie zugeschrieben.

Das Ausmaß der Last, das auf einzelnen Teilen der Stadt ruhte, war immens. Die Zahl der Kranken bedeutete, dass viele Menschen, besonders in den Arbeitergebieten, (zumindest theoretisch) in ihren Häusern unter Quarantäne standen. Es waren sowieso nur wenige bereit, sich in London zu bewegen. Das Geschäftsleben war stark gestört. Noch wichtiger war, dass die Produktion und Verteilung von Nahrungsmitteln ein echtes Problem wurde, und es gab Berichte, dass manche Menschen schlicht verhungerten, während sie zu Hause eingesperrt waren. Auch die schiere Zahl der Toten bereitete den örtlichen Beamten ein enormes Problem. Aus offensichtlichen Gründen gab es ein Verlangen, die Toten respektvoll und die Angehörigen rücksichtsvoll zu behandeln. Doch während des Höhepunktes der Epidemie im Spätsommer waren die Behörden gezwungen, auf Notmaßnahmen zurückzugreifen. Viele unbebaute Flächen wurden in Friedhöfe umgewandelt, und die verfügbaren waren bereits voll. Zwei Gebiete nahe Blackfriars mussten über 42.000 Leichen entsorgen, und nördlich des Towers wurden über 15.000 Menschen in einem einzigen Massengrab beerdigt. „Pestgruben“ wurden nur zu gebräuchlich, als die Zahl der Toten anstieg.

London 35 From the 15 of Auguſt to the 22. 1665

	Bur.	Plag.		Bur.	Plag.		Bur.	Plag.
St Alban Woodſtreet	11	8	St George Botolphlane			St Martin Ludgate	4	4
Alhallows Barking	13	11	St Gregory by St Pauls	9	5	St Martin Orgars	8	6
Alhallows Breadſtreet	1	1	St Hellen	11	11	St Martin Outwitch	1	
Alhallows Great	6	5	St James Dukes place	7	5	St Martin Vintrey	17	17
Alhallows Honylane			St James Garlickhithe	3	1	St Matthew Fridayſtreet	1	
Alhallows Leſſe	3	2	St John Baptiſt	7	4	St Maudlin Milkſtreet	2	2
Alhallows Lumbardſtreet	6	4	St John Evangeliſt			St Maudlin Oldfiſhſtreet	8	4
Alhallows Staining	7	5	St John Zachary	1	1	St Michael Baſſiſhaw	12	11
Alhallows the Wall	23	11	St Katharine Coleman	5	1	St Michael Cornhil	3	1
St Alphage	18	10	St Katharine Crechurch	7	4	St Michael Crookedlane	7	4
St Andrew Hubbard	1		St Lawrence Jewry	2	1	St Michael Queenhithe	7	6
St Andrew Underſhaft	14	9	St Lawrence Pountney	6	5	St Michael Quern	1	
St Andrew Wardrobe	21	16	St Leonard Eaſtcheap	1	1	St Michael Royal	2	1
St Ann Alderſgate	18	11	St Leonard Foſterlane	17	13	St Michael Woodſtreet	2	1
St Ann Blackfryers	22	17	St Magnus Pariſh	2	2	St Mildred Breadſtreet	2	1
St Antholins Pariſh			St Margaret Lothbury	2	1	St Mildred Poultrey	4	3
St Auſtins Pariſh			St Margaret Moſes	1		St Nicholas Acons		
St BartholomewExchange	2	2	St MargaretNewfiſhſtreet	1		St Nicholas Coleabby	1	
St Bennet Fynck	2	2	St Margaret Pattons	1		St Nicholas Olaves	3	1
St Bennet Gracechurch			St Mary Abchurch	1		St Olave Hartſtreet	7	4
St Bennet Paulſwharf	16	8	St Mary Aldermanbury	11	5	St Olave Jewry	1	1
St Bennet Sherehog			St Mary Aldermary	2	1	St Olave Silverſtreet	23	[illegible]
St Botolph Billingſgate	2		St Mary le Bow	6	6	St Pancras Soperlane		
Chriſts Church	27	22	St Mary Bothaw	1	1	St Peter Cheap	1	1
St Chriſtophers	1		St Mary Colechurch			St Peter Cornhil	7	6
St Clement Eaſtcheap	2	2	St Mary Hill	2	1	St Peter Paulſwharf	5	2
St Dionis Backchurch	2	1	St Mary Mounthaw	1		St Peter Poor	3	2
St Dunſtan Eaſt	7	2	St Mary Sommerſet	6	5	St Steven Colemanſtreet	15	11
St Edmund Lumbardſtr.	2	2	St Mary Stayning	1		St Steven Walbrook		
St Ethelborough	13	7	St Mary Woolchurch	1		St Swithin	2	2
St Faith	6	6	St Mary Woolnoth	1	1	St Thomas Apoſtle	8	7
St Foſter	13	11	St Martin Iremongerlane			Trinity Pariſh	5	3
St Gabriel Fenchurch	1							

Chriſtned in the 97 Pariſhes within the Walls — 34 *Buried* — 538 *Plague* — 366

St Andrew Holborn	232	220	St Botolph Aldgate	238	212	Saviours Southwark	160	120
St Bartholomew Great	58	50	St Botolph Biſhopſgate	288	236	S. Sepulchres Pariſh	403	274
St Bartholomew Leſſe	19	15	St Dunſtan Weſt	36	29	St Thomas Southwark	24	21
St Bridget	147	119	St George Southwark	80	60	Trinity Minories	8	5
Bridewel Precinct	7	5	St Giles Cripplegate	847	572	At the Peſthouſe	9	9
St Botolph Alderſgate	70	61	St Olave Southwark	235	131			

Chriſtned in the 16 Pariſhes without the Walls — 61 *Buried, and at the Peſthouſe* — 2861 *Plague* — 2139

St Giles in the fields	204	175	Lambeth Pariſh	13	9	St Mary Iſlington	50	45
Hackney Pariſh	12	8	St Leonard Shoreditch	252	168	St Mary Whitechappel	319	270
St James Clerkenwel	172	172	St Magdalen Bermondſey	57	36	Rothorith Pariſh	7	2
St Kath. near the Tower	40	34	St Mary Newington	74	52	Stepney Pariſh	371	273

Chriſtned in the 12 out Pariſhes in Middleſex and Surry — 49 *Buried* — 1571 *Plague* — 1244

St Clement Danes	94	78	St Martin in the fields	255	193	St Margaret Weſtminſter	220	191
St Paul Covent Garden	18	16	St Mary Savoy	11	10	*whereof at the* Peſthouſe		13

Chriſtned in the 5 Pariſhes in the City and Liberties of Weſtminſter — 27 *Buried* — 598 *Plague* — 488

Aufstellung der Bestattungen in London während einer Augustwoche des Jahres 1665.

The Diſeaſes and Caſualties this Week.

Abortive	4	Impoſthume	8
Aged	45	Infants	22
Bleeding	1	Kingſevil	4
Broken legge	1	Lethargy	1
Broke her ſcull by a fall in the ſtreet at St. Mary VVoolchurch	1	Livergrown	1
Childbed	28	Meagrome	1
Chriſomes	9	Palſie	1
Conſumption	126	Plague	4237
Convulſion	89	Purples	2
Cough	1	Quinſie	5
Dropſie	53	Rickets	23
Feaver	348	Riſing of the Lights	18
Flox and Small-pox	11	Rupture	1
Flux	1	Scurvy	3
Frighted	2	Shingles	1
Gowt	1	Spotted Feaver	166
Grief	3	Stilborn	4
Griping in the Guts	79	Stone	2
Head-mould-ſhot	1	Stopping of the ſtomach	17
Jaundies	7	Strangury	3
		Suddenly	2
		Surfeit	74
		Teeth	111
		Thruſh	6
		Tiſſick	9
		Ulcer	1
		Vomiting	10
		Winde	4
		Wormes	20

Chriſtned	Males 90	Buried	Males 2777	Plague 4237
	Females 81		Females 2791	
	In all 171		In all 5568	

Increaſed in the Burials this Week 249

Pariſhes clear of the Plague 27 Pariſhes Infected 103

The Aſſize of Bread ſet forth by Order of the Lord Maior and Court of Aldermen,
A penny Wheaten Loaf to contain Nine Ounces and a half, and three half-penny White Loaves the like weight.

Die Rückseite der Aufstellung mit Angabe der Todesursachen.

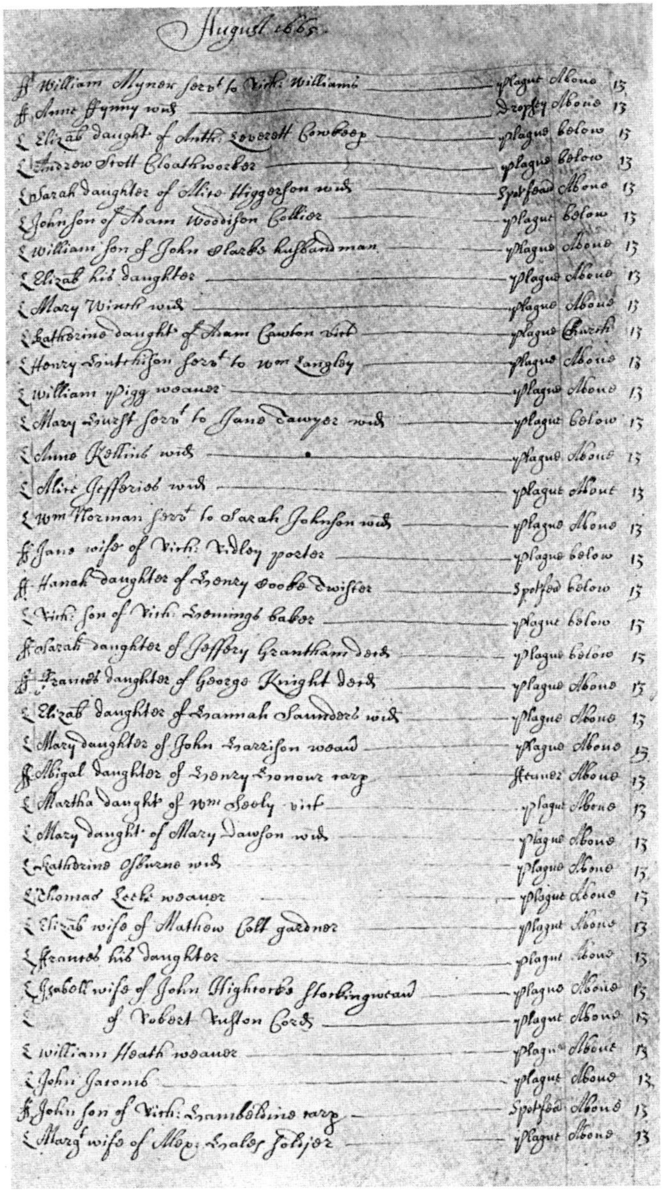

August 1665

William Mynor serv^t to Rich: Williams — plague Above 13
Anne Fynny wid — Dropsy Above 13
Elizab daught of Anth. Loverott Cordwayner — plague below 13
Andrew Stott Cloathworker — plague below 13
Sarah daughter of Alice Higgerson wid — Spotted feaver Above 13
John son of Adam Woodison Collier — plague below 13
William son of John Clarke husbandman — plague Above 13
Elizab his daughter — plague Above 13
Mary Wirth wid — plague Above 13
Katherine daught of Adam Cawton — plague Church 13
Henry Hutchison serv^t to Wm Langley — plague Above 13
William Pigg weaver — plague Above 13
Mary Hurst serv^t to Jane Dawyer wid — plague below 13
Anne Rollins wid — plague Above 13
Alice Jefferies wid — plague Above 13
Wm Norman serv^t to Sarah Johnson wid — plague Above 13
Jane wife of Rich: Ridley porter — plague below 13
Hanah daughter of Henry Cooke twister — Spotted feaver below 13
Rich: son of Rich: Hemings baker — plague below 13
Sarah daughter of Jeffery Grantham — plague below 13
Frances daughter of George Knight — plague Above 13
Elizab daughter of Hannah Saunders wid — plague Above 13
Mary daughter of John Harrison weaver — plague Above 13
Abigal daughter of Henry Honour — Feaver Above 13
Martha daught of Wm Seely — plague Above 13
Mary daught of Mary Dawson wid — plague Above 13
Katherine Osburne wid — plague Above 13
Thomas Leeke weaver — plague Above 13
Elizab wife of Mathew Colt gardner — plague Above 13
Frances his daughter — plague Above 13
Isabell wife of John Highlords Sterlingweaver — plague Above 13
of Robert Huston Cord — plague Above 13
William Heath weaver — plague Above 13
John Jacomb — plague Above 13
John son of Rich: Hambleton — Spotted feaver Above 13
Mary wife of Mor: Hales Soldier — plague Above 13

Kopie des Bestattungsregisters von Cripplegate, London, das die Todesfälle durch die Pest im August 1665 ausweist.

Offizielle Zahlen im September zeigten, wie erwartet, dass die Pestilenz sich verschlimmerte, auch wenn Momente der Hoffnung eintraten. Die erste Woche wies über 14.000 Todesfälle pro Tag auf (98.000 insgesamt). Angesichts dieses Zuwachses ordnete die Stadt an, dass jede Straße ausgeräuchert werde, um die Pestilenz zu vernichten. Auch wenn nur wenige der Ausräucherung Erfolg zusprachen, gab es in der zweiten Woche einen gewissen Rückgang auf lediglich 91.700 Tote. Jede Chance darauf, dass dies ein Zeichen eines bevorstehenden Einhaltens der Seuche sein könnte, verschwand in der dritten Woche, als die Zahl der Pesttoten mit 100.100 vom Staat verkündeten Todesfällen ihren Höhepunkt erreichte. Es gab einen signifikanten Rückgang in der letzten Woche des Monats mit lediglich 77.700 gemeldeten Toten. Danach begann die Pestilenz zurückzugehen, als der Oktober zwar mit 60.900 Toten in der ersten Woche begann, aber in der letzten Woche auf nur 14.700 fiel. Im November und Dezember wurden zusammen 57.400 Tote verzeichnet.

Die abschließende Zahl der Toten verschlug einem den Atem. Die gemeldeten Todesfälle zwischen Dezember und Dezember wurden auf beinah 1,4 Millionen veranschlagt. Von diesen listeten offizielle Statistiken beinah 1 Million Todesfälle durch die Pestilenz auf. Doch gibt es allen Grund, davon auszugehen, dass die Zahl der Todesfälle selbst und die Zahl der von der Epidemie verursachten Fälle nicht vollständig gemeldet worden ist. Aus offensichtlichen Gründen bevorzugten viele Menschen eine Bestattung ihrer Toten, ohne die Behörden zu informieren. Dies verhinderte die drohende Quarantäne und, besonders im August und September, rettete die Verstorbenen vor der Schmach, in einer „Grube" begraben zu werden. Zusätzlich bedeutete der Zusammenbruch des Regierungsapparates im Sommer, dass über 400.000 Pesttote nicht gezählt wurden. Daher liegt die tatsächliche Gesamtzahl der Toten eher bei 1,8 Millionen (also ein Durchschnitt von 150.000 pro Monat oder beinah 5.000 täglich). Die Zahl der Pesttoten lag wahrscheinlich knapp über 1,4 Millionen dieser Gesamtzahl (beinah 117.000 pro Monat oder knapp unter 4.000 täglich).

An dieser Stelle muss der Leser auf zwei wichtige Punkte hingewiesen werden, wenn er die obige Darstellung des Pestausbruchs betrachtet. Erstens, die Zahlen wurden verändert, um das Ausmaß der Epidemie in einem heutigen Umfeld darzustellen. Tatsächlich betrug die Bevölkerung Londons 1665 ungefähr 500.000. Die heutige Bevölkerung der Stadt beträgt knapp über 7 Millionen. Die geschätzte Zahl der Gesamttoten 1665 war ungefähr 130.000, von denen vielleicht 100.000 an der Pest gestorben waren. Die offiziell gemeldeten Zahlen geben eine Gesamtzahl von 97.306 Toten an, von denen der Pest 68.596 zugeschrieben werden. Auch wenn selbst diese Zahlen den heutigen Leser überraschen werden, wurden die Statistiken auf ein heutiges Umfeld übertragen, um dem Leser das Ausmaß der Katastrophe verstehen zu helfen, dem die Hauptstadt 1665 gegenüberstand. Die Auswirkungen einer Epidemie, egal wie viele oder wenige starben, können nur im Verhältnis zur Gesamtbevölkerung richtig begriffen

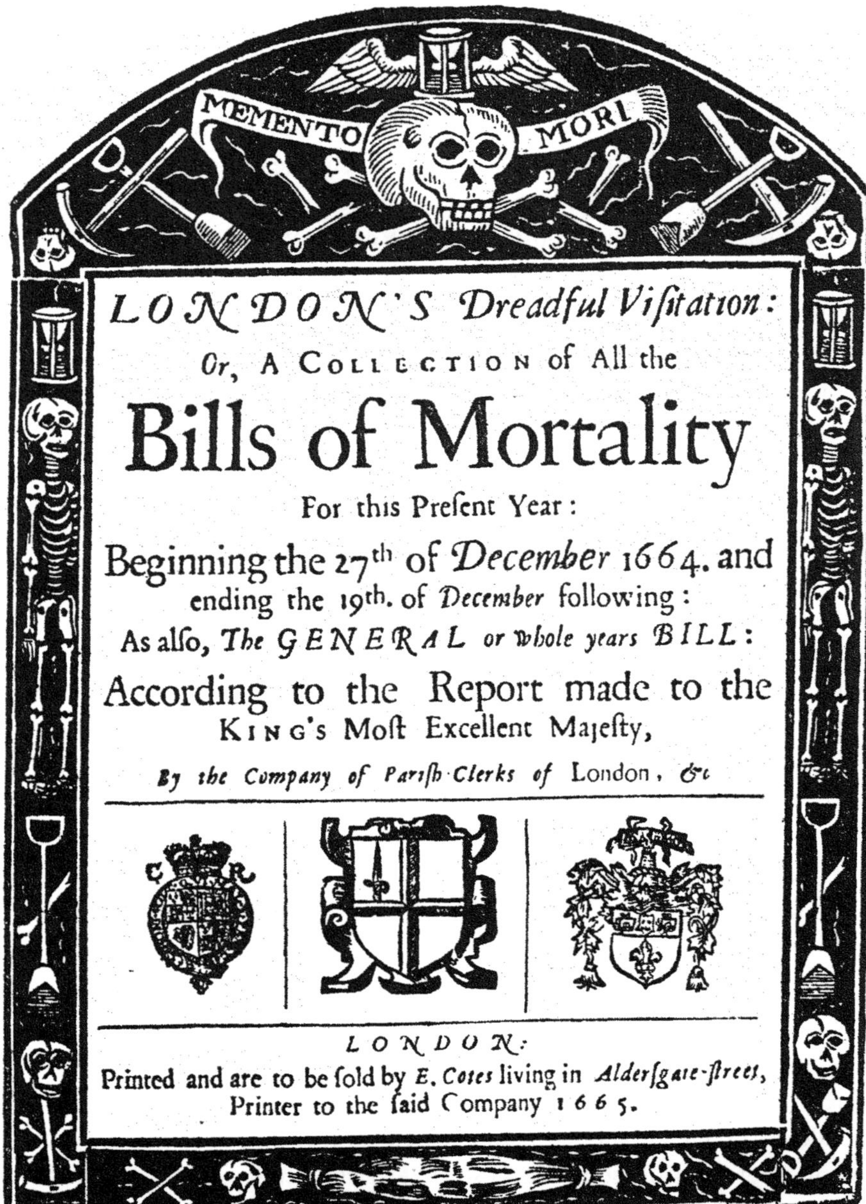
MEMENTO MORI

LONDON'S Dreadful Viſitation:

Or, A COLLECTION of All the

Bills of Mortality

For this Preſent Year:

Beginning the 27th of December 1664. and ending the 19th. of December following:

As alſo, The GENERAL or whole years BILL:

According to the Report made to the KING's Moſt Excellent Majeſty,

By the Company of Pariſh-Clerks of London, &c.

LONDON:

Printed and are to be ſold by E. Cotes living in Alderſgate-ſtreet, Printer to the ſaid Company 1665.

Titelblatt einer typischen Aufstellung der Todesfälle. Statistische Berichte über die Pest machten es Magistraten ohne medizinische Ausbildung möglich, Muster der Sterblichkeit zu bestimmen, die den Einzug der Pest ankündigen mochten.

werden. London war und ist eine der größten Städte der Welt. 1665 stand die Stadt dem Tod von 20 % ihrer Bevölkerung gegenüber. Nur die Flucht allein hielt die Gesamtzahl wahrscheinlich niedriger. Das heißt, man muss sich daran erinnern, dass die Gesamtzahl der Toten die einer Bevölkerung war, die durch den Wegzug vieler Bürger in andere Gebiete des Landes stark reduziert war. Wäre die gesamte Bevölkerung von 500.000 nach Juni in der Stadt geblieben, wäre die Zahl der Toten ohne Zweifel viel, viel größer gewesen.

Während dieser Punkt eigentlich nur ein literarischer Trick ist, der nur für den Effekt geschaffen wurde, ist der zweite sehr viel wichtiger. Wenn man von den Zahlen absieht, sind die obigen Einzelheiten über den Ausbruch von 1665 exakt. Viele Beamte, einschließlich des Klerus, flohen aus der Stadt. Der Pestausbruch war am akutesten in den ärmeren, dichter besiedelten Teilen der Stadt. Die Krone, der Hof, die Rechtsberufe und das Parlament verließen die Stadt und gingen in gesündere Gebiete des Landes. Viele Gemeinden waren gezwungen, auf städtische Massengräber zurückzugreifen. Einige Bürger, die unter Quarantäne standen, verhungerten wahrscheinlich, da das System und die Arbeitskräfte, die mit der Aufgabe betraut waren, ihren Bedürfnissen nachzukommen, ungeeignet waren. Der Stadtrat war nicht bereit, örtliche Steuern anzuheben, um sich dem Ausnahmezustand zu stellen, und zog es vor, sich auf die Mittel, über die er bereits verfügte, und auf Spenden aus dem Rest des Landes zu verlassen. Die 600 Plätze in Londons fünf Siechenspitälern waren bei einer Epidemie völlig unzureichend, wie man vor, während und nach dem Ausbruch allgemein erkannt hatte.

Als im April das erste Mal Pesttote gemeldet wurden, hätte der Staat nicht überrascht sein dürfen. Es hatte im Jahr zuvor fünf einzelne Todesfälle gegeben, die eine strenge Quarantäne aller Transporte in die Stadt zur Folge hatten. Darüber hinaus gab es klare Hinweise auf einen Zug der Pestausbrüche durch Europa. 1661 war die Pest im Osmanischen Reich vermeldet worden. 1663-64 hatte die Seuche die holländische Republik erreicht (mit der England Krieg führte) und allein in Amsterdam ungefähr 35.000 getötet. Daher hätte jedermann wissen müssen, dass die Pest vor der Tür stand. Und die Anwesenheit vieler Kriegsgefangener (größtenteils holländische Seeleute) aus einer Region, in der jüngst die Pest eingebrochen war, trug jede Möglichkeit mit sich, die Seuche nach England zu bringen.

Doch als die ersten Pesttoten in St. Giles-in-the-Field gemeldet wurden, war keine echte Vorsorge getroffen worden außer vagen Versuchen, vorherige Verordnungen noch einmal zu verkünden. Ein Siechenspital zur Behandlung der Infizierten wurde in Marylebone errichtet (ein weiteres Zeichen dafür, dass die Regierung erkannt hatte, dass die vorher bestehenden Siechenhäuser nicht ausreichten, um mit einem weit verbreiteten

Ausbruch umzugehen). Am 21. Juni 1665 versuchte der Bürgermeister die ganze Gemeinde abzuschotten, um die Ausbreitung der Infektion aufzuhalten. Zur gleichen Zeit überwältigte die Zahl der Infizierten die Spitäler, was, wie üblich, zur Abschottung der Kranken zu Hause zwang. Die Türen wurden mit roten Kreuzen und den Worten „Herr, erbarme Dich unser" markiert. Medizinisches Personal, das Kontakt mit den Eingesperrten (oder Kranken anderswo) gehabt hatte, musste vier Fuß (ca. 1,20 m) lange weiße Stöcke mit sich tragen, so dass Passanten sie kommen sahen. Ende Juni hatten die Krone, der Hof, die staatlichen Beamten und der Adel alle London verlassen.

Im Juni gab es konzertierte Versuche, die Stadt im Allgemeinen und bestimmte Orte innerhalb der Stadt im Besonderen zu evakuieren. Wirte wurden angewiesen, Mieter zu vertreiben, die Theater wurden geschlossen, die Gerichte und Juristenverbände wurden geschlossen und den Schulen der Stadt wurde verordnet, bis Ende September den Unterricht auszusetzen. Das Privy Council gab Verordnungen wieder heraus, die sich an den Praktiken orientierten, die zwei Jahrhunderte zuvor in Italien entwickelt worden waren. Die Anweisung, Orte von Mietern, Bettlern und Ausländern zu räumen, sollte dazu dienen, Überbevölkerung zu reduzieren und, noch wichtiger, arme Menschen zu vertreiben, die als besonders anfällig für die Pest und als mögliche Infektionsquellen betrachtet wurden. Der Staat ordnete die Reinigung der Gräben und die Beseitigung öffentlicher Toiletten von den Hauptdurchgangsstraßen an. Streunende Katzen und Hunde sollten getötet und Haustiere (Schweine, Tauben und Kaninchen) sollten entweder abgeschottet oder völlig entfernt werden. Die Industrie sollte Quellen schlechter Gerüche (die zum Miasma beitrugen) wie muffiges Getreide, Fisch und die Gerberei beseitigen. Es gab sogar die Anforderung, dass Bäcker heiße Brote im Backhaus ließen, bis die Laibe abgekühlt waren (und die Gerüche sich verzogen hatten). Am wichtigsten war, dass Kleidung (besonders gebrauchte Kleidung) nicht verkauft oder öffentlich gezeigt werden sollte. Tuch wurde als so porig betrachtet, dass es giftige, die Pestilenz tragende Luft in sich halten konnte, und gebrauchte Kleidung mochte sehr wohl von toten Pestopfern stammen.

Pepys (1633 – 1703), der (mehr oder weniger) während des ganzen Ausbruchs in der Stadt verblieb, vermerkte in seinen Tagebüchern, dass viele wohlhabendere Bürger ebenfalls begannen, London zu verlassen. Doch der Exodus war kein allgemeiner. Aus offensichtlichen Gründen blieb den Armen keine andere Wahl, als zu bleiben. Wie Hooper, Bischof von Gloucester, während eines Ausbruchs in den fünfziger Jahren des sechzehnten Jahrhunderts gesagt hatte, „gibt es bestimmte Menschen, die nicht

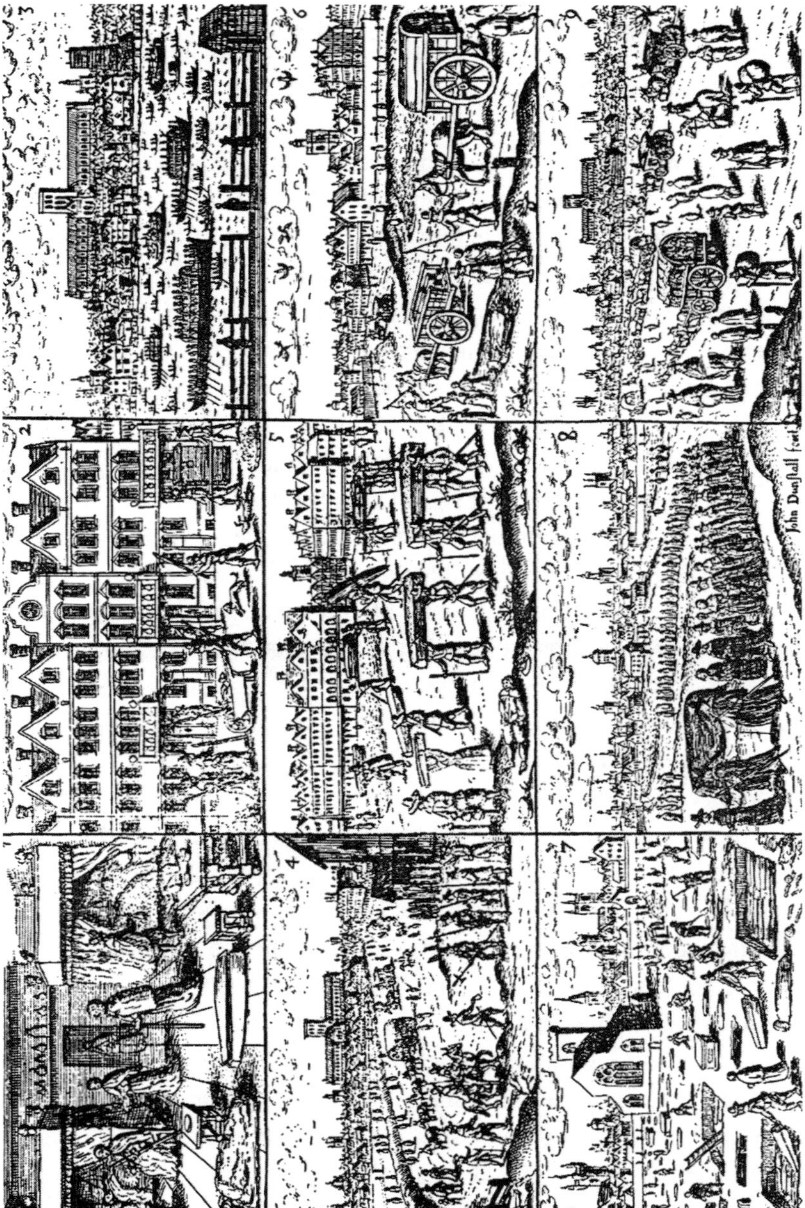

Flugblatt, das den Verlauf der Pest von London 1665 zeigt. Als die Seuche in London ihren Anfang nimmt, beginnen die Menschen, aus der Stadt zu fliehen, entweder über den Fluss oder die Felder. Für die Zurückbleibenden gibt es das ständige Begraben der Toten. In den Kirchhöfen werden Massengruben benutzt, die aber schnellstens gefüllt sind –trotzdem hält man traditionelle Bestattungsbräuche aufrecht. In der letzten Vignette ist die Pest vorüber und die Menschen kehren in die Stadt zurück.

fliehen können, obwohl sie es würden: wie die Armen, die keine Freunde oder Orte haben, zu denen sie fliehen können, außer dem Armenhaus, in dem sie leben [wo sie bleiben müssen]". Diejenigen, die fliehen konnten, taten es nicht immer. Viele vermögende Männer schickten ihre Frauen und Kinder weg, blieben aber selbst, um ihren finanziellen Interessen nachzugehen. Andere, wie Pepys, mochten sich in Häuser oder Dörfer nahe bei London zurückziehen, um täglich in die Stadt zu pendeln. Daher waren die Flüchtlinge oftmals Frauen, Kinder und (überzähliges) häusliches Dienstpersonal. Pepys bemerkte auch, dass sich das Verhalten derer, die blieben, veränderte, und zwar zum Schlechteren. Er dachte, die Menschen seien grausamer und herzloser, nicht nur denen gegenüber, die sie nicht kannten, sondern auch denen, die sie kannten.

Das deutlichste Beispiel der Grausamkeit und Herzlosigkeit gegenüber den Mitmenschen war die Flucht eines Großteils des Klerus. Der Bischof von London drohte, alle zu entlassen, die ihre Gemeinde verließen. Seine Sorge (und die der Regierung) war eine doppelte. Offensichtlich beunruhigte es sie, dass die Menschen, die blieben, ohne kirchlichen Segen und Unterstützung auskommen müssten. Ihre größere Sorge war aber, dass nonkonformistische Geistliche in den sich ergebenden Leerraum treten und die Staatskirche unterminieren würden. Wir sollten uns daran erinnern, dass die Krone gerade eben erst wieder restauriert worden war und viele (presbyterianische) Geistliche, die Londoner Gemeinden treu und anerkannt gedient hatten, soeben erst von diesen Kanzeln vertrieben worden waren. Sie waren bereit und willens, zu ihren Gemeinden zurückzukehren. Durch die Abwesenheit des Klerus der Staatskirche und vieler Anhänger des Staates ergab sich eine allgemeine Furcht, dass diese Geistliche die Krise als Möglichkeit nutzen mochten, die Menschen sich gegen die Krone und die Bischöfe erheben zu lassen.

Die Abschottung der Kranken, die Hospitäler, die Schiffsquarantäne, die Abschottung von Gemeinden bildeten alle sehr reaktive Maßnahmen, die darauf abzielten, die weitere Ausbreitung der Seuche zu verhindern. Doch manche dachten, die Epidemie könnte aus der Stadt und den Häusern vertrieben werden. Die meisten glaubten noch immer, dass die Pest durch infizierte Luft (also verseuchte „Atome" in der Luft, die immer noch Bewegungsspielraum hatten und an verschiedenen Gegenständen „kleben" konnten, bevor sie Menschen infizierten) verursacht würde. Tiere, die frei durch die Straßen zogen und in Häuser gelangten, wurden als große Gefahr betrachtet. Niemand wusste, wo sie gewesen waren, und ihre Felle bildeten einen idealen Ort, an den sich die miasmische Luft heften konnte. Hunde und Katzen (besonders die, die keine „Haustiere" waren) sollten getötet werden. Haustiere, wie die Schoßhunde der Reichen, wurden ausgenom-

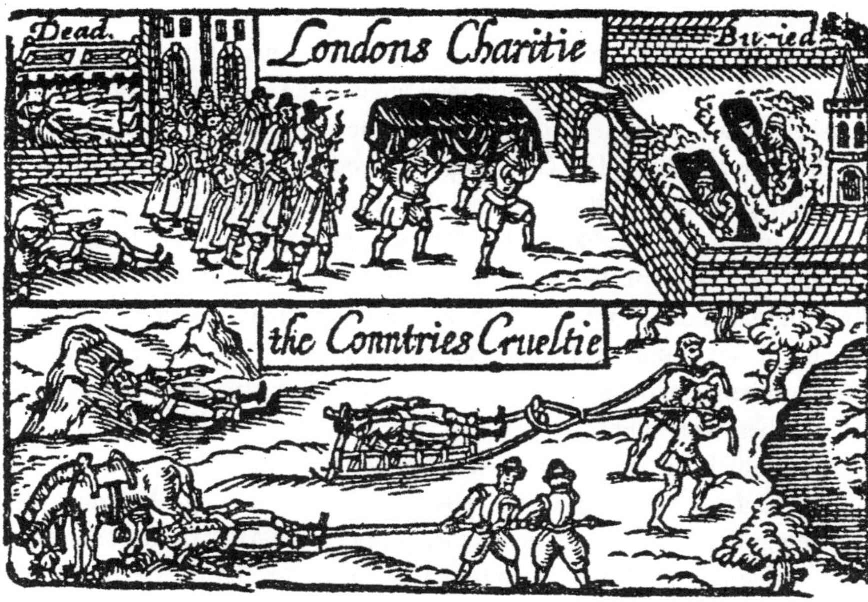

Flugblatt, London's Lamentation *(Londons Klagelied), 1641. Während Pestopfer in London von ihren Betten geholt wurden und ein anständiges Begräbnis erhielten, fielen auf dem Lande Opfer einfach am Wegesrand um und wurden an ihren Füßen in Gräben gezerrt.*

men, weil sie sich auf einen Ort beschränkten und es unwahrscheinlich war, dass sie Kontakt mit infizierten Bereichen gehabt hatten. Streunende Tiere hatten nicht dieses Glück. St. Margarets (Westminster) berichtete die Tötung und die Bestattung von allein 353 Hunden. Dem offiziellen Hundefänger der Stadt wurde die Tötung von 4.380 Hunden bezahlt.

Sowohl die Corporation als auch die Einzelnen taten etwas, um das Miasma direkt anzugehen, statt einfach nur zu versuchen, seinen Zug durch die Stadt, ob durch Menschen oder Tiere, zu verhindern. Pepys und andere vermerkten das gebräuchlichste persönliche Präventionsmittel: Tabak. Viele rauchten oder kauten fast ständig Tabak und auf jeden Fall, wenn sie in den Straßen oder in Gesellschaft waren. Das Privy Council empfahl den umfassenden Einsatz eines Ausräucherungsmittels aus Schwefel, Salpeter und Bernstein. Der Dekan von St. Pauls, William Sancroft (1617 – 1693), räucherte sein Haus mit einer Mischung aus Schwefel, Hopfen, Pfeffer und Weihrauch aus. Diese Räuchermittel waren teuer und konnten nur von den Reichen oder, wenn der Staat sie einsetzte, als letztes Mittel benutzt werden. Im September entschieden die Führungspersönlichkeiten Londons, dass drastische Maßnahmen zu unternehmen seien. Einige wenige Ärzte brachten vor, dass diese Praxis eine „teure Show“ sei, da die Luft nicht wirklich infiziert wäre. Doch die am meisten verbreitete Ansicht hielt am Miasma fest, also wurden Feuer in den Straßen angeordnet. Teerfässer für je zwölf Häuser wurden bereitgestellt und Wachleute angewiesen, sie auch nachts am Brennen zu halten. Die Gerüche (ob gut oder schlecht) waren angeblich stark genug, um die Luft zu reinigen. Die Feuer wurden über drei Tage und Nächte am Brennen gehalten, bis ein heftiger Regenguss sie löschte. Die Kosten waren enorm. Gemeinden zahlten zwischen dreieinhalb und über fünf Pfund, um die Feuer zu unterhalten. Eine ähnliche Überlegung (bezüglich der Effektivität starker Gerüche) erklärt die Anweisung, sämtliche Jauchegruben Londons zu öffnen, damit der Gestank das verseuchende Miasma besiegen konnte.

Zum Glück für die Stadt musste London die Last der Epidemie nicht alleine tragen. Auch wenn ein Großteil der Regierung, Beamten und Reichen geflohen war, konnten sie ihre Mitbürger aus der Entfernung durch Geldspenden unterstützen. Landesweite Aufrufe führten zwischen Juli und Dezember sogar zu der bedeutenden Summe von £ 7.600. Einige Gemeinden waren in der Lage, sich auf örtlich Ansässige (und andere) zu verlassen, wenn es um große Summen ging; St. Margarets (Westminster) beispielsweise bekam £ 1.600 vermacht. Geld war ein wesentlicher Teil der Reaktion auf die Epidemie. Nicht nur dass die Medizin und Räuchermittel bezahlt werden mussten, auch die Menschen in Siechenhäusern oder unter Hausquarantäne mussten ernährt werden. Zudem mussten die Toten abgeholt und bestattet werden. Etwas prosaischer mussten die, die streunende Tiere töteten, sie begruben, die abgeschotteten Häuser bewachten, die Befallenen ausmachten und sie versorgten, alle bezahlt werden. Da sich die Corporation weigerte, Gemeindesteuern zu erheben, wurde Geld ein wichtiger Faktor im Kampf gegen die Pestilenz. Im August zwang der Geldmangel zur Befriedigung der Bedürfnisse der zu Hause Abgeschotteten St. Giles (Cripplegate), den Menschen zu gestatten, ihre Häuser zu verlassen, „damit die Kranken & Armen nicht hinter ihren Türen verhungern mögen“. Ein einfacheres Problem als Geld war die Länge der Sommernächte. Es gab die Verordnung, dass Begräbnisse nachts stattfinden sollten. Die Menge der Leichen und der „Mangel an Dunkelheit“ zwang zur Aufgabe dieser Verfahrensweise. Die, die für die Eindämmung der Seuche verantwortlich waren, standen auf jeder Ebene vielfältigen Schwierigkeiten gegenüber, die sich von denen der tatsächlich Infizierten völlig unterschieden.

Eins der wichtigsten Merkmale vor, während oder nach einem Ausbruch war die Notwendigkeit, die Ursache des Massensterbens zu erklären. Über drei Jahrhunderte nach dem ersten Auftreten des schwarzen Todes in Europa hielten die meisten, wenn nicht alle Menschen die Pest für einen Akt Gottes. Daher war die vorherrschende Ursache (die Quelle, wenn man so will) allgemein be- und anerkannt. Die wichtige Frage, die beantwortet werden musste, war, welchen Grund Gott hatte, die Pest zu schicken. Das Auftreten der Pest war kein rein natürliches Ereignis. Auch war es kein willkürlicher Akt Gottes. Gott schickte die Pest über eine bestimmte Gesellschaft wegen eines speziellen Grundes oder einer Reihe von Gründen. Diese mussten ausgemacht werden. Falls das Verhalten, das die Pest hervorrufen mochte, beseitigt werden konnte (wenn die Pest aus anderen Städten heranzog), konnte die Pestilenz vielleicht völlig verhindert werden. Wenn die Pest einmal auftrat, war es wesentlich, die Ursache zu beseitigen und einen erzürnten Gott zu besänftigen. Und schließlich, wenn die Pest in den Wintermonaten zurückging, wurde es ausschlaggebend, ihre Rückkehr zu verhindern, indem man die Sünden ausmachte und beseitigte, die den Zorn Gottes ursprünglich hervorgerufen hatten.

Beim Ausbruch in London war es nicht anders; die Menschen mussten die Ursache Gottes Zorns begreifen. Die anglikanische Staatskirche hatte eine einfache Erklärung. Da die Ereignisse des Bürgerkriegs, des Protektorats und der Restauration noch frisch in Erinnerung waren, war es leicht zu entscheiden, dass die Ursache für Gottes Zorn die bleibenden Spuren der vorhergehenden unruhigen Zeiten war. Daher bildete der Widerstand gegen die Autoritäten (Nonkonformismus, antimonarchistische Einstellungen) die Ursache für die Pest. Die Form of Common Prayer brachte den Einzug der Pest mit Ungehorsam in Verbindung, indem es auf die Plagen (in Kapitel 1 erwähnt) verwies, die die Israeliten wegen ihrer Treulosigkeit gegenüber Aaron und Moses befallen hatten. Der Staat musste handeln, um diese ansteckenden Ideen einzudämmen, wenn er das Auftreten oder Fortdauern der medizinischen Ansteckung verhindern wollte. Die Quäker beispielsweise, das Schreckgespenst des Establishments, wurden verhaftet und in Newgate und auf Gefängnisschiffen eingesperrt – neunundsiebzig starben während der Gefangenschaft. Es war schwieriger, den Tod eines Drittels der Truppen, die im Hyde Park stationiert waren, oder der achtundfünfzig, die im Tower krank wurden, zu erklären. Ärgerlicher war der Umstand, dass sich auch Offiziere des Militärs dem Klerus anschlossen, der lieber floh, anstatt seinen Gemeinden den Ungehorsam vorzuhalten. Einige Geistliche, die blieben, betonten auch, dass die Pest durch andere Sünden als den Widerstand gegen den Willen der Magistrate und des Klerus verursacht werden möge. Daher erwähnte Thomas Plume, Vikar von Greenwich, die die Pest verursachenden Kräfte der Hurerei, Unsauberkeit, unmäßige Zuneigung, Lust, Begierde und Götzenverehrung.

Trotz der begründeten Angst, die Pest würde 1666 zurückkehren, schien der Seuche selbst die Kraft ausgegangen zu sein. Zum 1. Februar konnte der König in die Stadt zurückkehren. Die letztendlichen Kosten der Pestilenz waren enorm. Allein an Leben hatte sie 68.596 gemeldete Tote gefordert. Und diese Zahl ist mit Sicherheit das Minimum. Neben den Todesfällen, die mit Absicht verheimlicht wurden (oder deren Ursache falsch interpretiert wurde), wird auch deutlich, dass manche Gruppen in die Zahlen, die, größtenteils von Gemeindeangestellten, zusammengestellt wurden, keinen Eingang gefunden haben. Todesfälle unter den Juden, Quäkern und anderen nonkomformistischen Gruppen wurden wahrscheinlich nicht gemeldet und blieben unbemerkt. Darüber hinaus verbergen diese Gesamtzahlen das Ausmaß, in dem die Todesfälle durch die Pest in der Stadt ungleich verteilt waren. Die ärmeren Gemeinden der Stadt erlitten eine viel höhere Gesamtzahl an Toten, sowohl in absoluten Zahlen als auch als prozentualer Anteil an ihrer Bevölkerung. Die Gemeinden südlich der Themse, einschließlich Southwark, scheinen 30 % ihrer Bevölkerung im Vergleich zu 20% im Durchschnitt der ganzen Stadt verloren zu haben. Wohlhabendere Gemeinden wurden sanfter getroffen – innerhalb der Stadtmauern (besonders um den wohlhabenden Bezirk Cheapside) scheinen nur 5 % der Menschen gestorben zu sein. Man darf aber nicht unbedingt davon ausgehen (wie es die Menschen jener Zeit taten), dass Wohlstand allein schon eine Prophylaxe darstellte. Eher war es so, dass die Fähigkeit der Reichen, der Stadt zu entfliehen, dazu führte, dass während eines Ausbruchs die tatsächliche Zahl der Menschen in wohlhabenderen Bezirken deutlich reduziert war. Das heißt, es starben weniger Reiche, da weniger da waren, die die Pest bekommen konnten.

Auch wenn viele meinen mögen, die große Pest von London wäre ein Einzelfall, so ist das offensichtlich nicht so. Nicht nur befiel der Ausbruch viele Orte auf dem ganzen Kontinent, sondern auch viele andere Teile Englands. Einige Städte litten (proportional zu ihrer Bevölkerung) sogar heftiger als London. Trotzdem sticht die Pest in London im Gedächtnis der meisten Menschen als einzigartiges Ereignis hervor, beinah in einem Vakuum. Daher ist es wichtig, die Pestilenz in der Hauptstadt in einen breiteren Zusammenhang zu stellen. Auch war die Pest von 1665 nicht einzigartig. Das London der frühen Neuzeit war von genauso heftigen anderen Ausbrüchen befallen worden. Die schlimmsten gab es 1563, 1603 und 1625 mit kleineren, aber trotzdem bedeutenden Epidemien 1578, 1582, 1593 und 1636. Es gab daher einen chronologischen Kontext des Ausbruchs von 1665 wie auch einen geographischen, der einer Erörterung bedarf.

Die ersten Gebiete, die nach London der Pest zum Opfer fielen, waren kleinere Städte und Dörfer nahe der Hauptstadt. Flüchtlinge scheinen die Pest verbreitet zu haben, als sie flohen. In Hampstead wurden 260 Todesfälle bei einer Bevölkerung von 800 berichtet. Die Sterblichkeitsrate von 32,5 % führt in die Irre, da die Stadt wahrscheinlich vor Flüchtlingen wimmelte. Trotzdem mussten die Todesfälle eine drastische Auswirkung auf einen so kleinen Ort gehabt haben. Andere Außengebiete wurden befallen: 122 Tote in Kingston-upon-Thames, 432 in Brentford, 245 in Wandsworth, 200 in Barking und 109 in Romford.

Weiter entfernt setzte die Epidemie ihren unaufhaltsamen Vormarsch fort. Die Einquartierung holländischer Gefangener und ihrer Wachmannschaften in verschiedenen Städten trug nicht zur Milderung der Schwierigkeiten bei, denen sich städtische Gebiete gegenübersahen, als sie sich um die Verhinderung oder Eindämmung der Pest bemühten. Dies bedeutete, dass viele Städte mit Gefangenen, Soldaten und Flüchtlingen überlastet waren. Daher ist es schwierig, die proportionale Auswirkung der Pest auf eine jede Stadt zu erörtern, genauso wie es fast unmöglich ist, die tatsächliche Zahl der Menschen zu schätzen, die durch das Herannahen der Pestilenz in Gefahr gerieten. Wir wissen also, dass in Colchester zwischen dem 14. August 1665 und dem 14. Dezember 1666 5.345 Menschen starben und 4.817 davon der Pest zugeschrieben wurden, können aber nicht sicher sein, dass die Gesamtzahl der ihr Ausgesetzten nur die normale Bevölkerung von 11.000 war. Gehen wir aber davon aus, dass einige der Einwohner Colchesters geflohen sein würden, weisen die Zahlen von 49 % Gesamttoten und 44 % Pesttoten sicherlich auf eine größere Wirkung der Pest auf Colchester als auf London hin. Darüber hinaus streicht der Zeitabschnitt der Todesfälle die Tatsache heraus, dass die Epidemie in London auf 1665 begrenzt war, während Gebiete außerhalb der Hauptstadt eher später im Jahre 1665 befallen wurden und 1666 reinfiziert wurden.

Die zwei Durchläufe der Pest spät im Jahre 1665 und über einen Großteil des Jahres 1666 verwüsteten viele der größeren Städte der Nation. Norwich, die größte Provinzstadt, mit 20.000 Einwohnern erlitt eine Gesamtzahl an 3.682 (18 %) Toten, davon 2.810 (14 %) durch die Pest. Wie in London verbirgt die Gesamtzahl die Häufung der Todesfälle in ärmeren Gebieten. Arme Gemeinden hatten eine dreimal höhere Sterblichkeitsrate als wohlhabende Gebiete. Southampton wurde von der Epidemie 1665 – 66 so schwer befallen, dass das Registrierungssystem in den Gemeinden zusammenbrach und genaue Zahlen nicht vermerkt wurden. Ein so großer Teil des Klerus und der Beamten der Stadt floh, dass einige Taufen und Eheschließungen durch Geistliche der französischen Hugenotten durchgeführt wurden, was

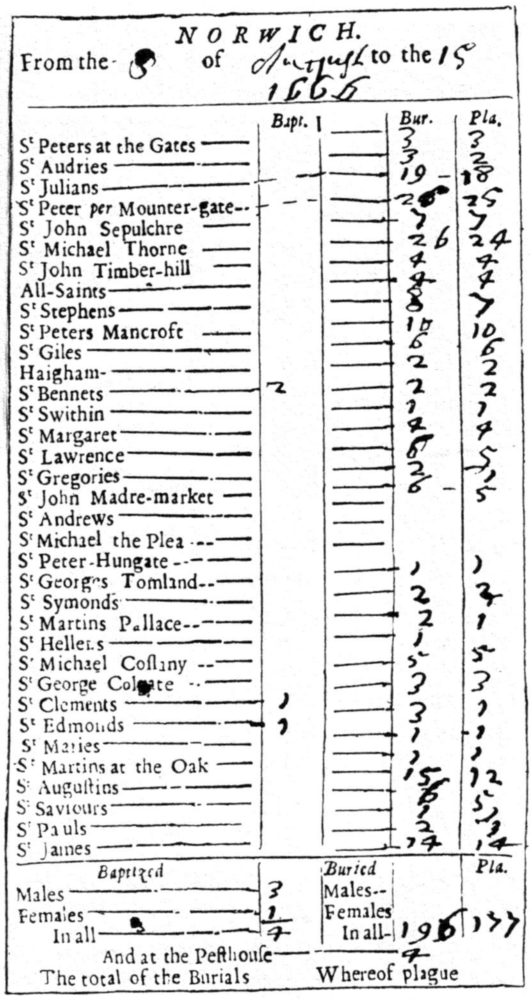

NORWICH.

From the 8 of August to the 15 1666

	Bapt.	Bur.	Pla.
St Peters at the Gates		3	3
St Audries		3	2
St Julians		19	18
St Peter per Mounter-gate		28	25
St John Sepulchre		7	7
St Michael Thorne		26	24
St John Timber-hill		4	4
All-Saints		4	4
St Stephens		8	7
St Peters Mancroft		10	10
St Giles		6	6
Haigham		2	2
St Bennets	2	2	2
St Swithin		1	1
St Margaret		4	4
St Lawrence		6	5
St Gregories		3	1
St John Madre-market		6	5
St Andrews			
St Michael the Plea			
St Peter-Hungate			
St Georges Tomland		1	1
St Symonds		2	2
St Martins Pallace		2	1
St Hellens		1	
St Michael Coslany		5	5
St George Colgate		3	3
St Clements	1	3	1
St Edmonds	1	1	1
St Maries		1	1
St Martins at the Oak		15	12
St Augustins		6	5
St Saviours		1	1
St Pauls		2	3
St James		14	14

Baptized		Buried		Pla.
Males	3	Males		
Females	1	Females		
In all	4	In all	196	177

And at the Pesthouse 4

The total of the Burials — Whereof plague

Aufstellung der Zahl der Toten nach Gemeinden in Norwich während einer Woche der Pest 1666.

die ironische Situation schuf, dass die Menschen in Southampton geistlich durch die Flüchtlinge vor der französischen religiösen Verfolgung betreut wurden. Ihre eigenen Geistlichen waren selbst Pestflüchtlinge geworden. Nachdem die Epidemie zurückging, wurden der Bürgermeister und weitere sechzehn Magistrate für das Verlassen ihrer Posten während der Krise mit Geldbußen belegt.

Die Pest hatte noch weitere Nachwirkungen. Wie bereits erwähnt wurde, war das Bildungssystem stark eingeschränkt. Cambridge schloss im Sommer 1665 und, nach einem kurzlebigen Versuch, im folgenden Frühling wieder zu beginnen, noch einmal im Juni 1666. Andere Auswirkungen der Pestilenz sind heute überraschender und waren zu der Zeit beängstigender.

In Portsmouth wurden infizierte Menschen beschuldigt, ihre Pflaster durch die Fenster der Häuser der Wohlhabenden geworfen zu haben. War dies vielleicht ein Versuch, die Reichen anzugreifen? Sicherlich brachen manche der in Portsmouth Eingeschlossenen ihre Quarantäne und gelangten in die Häuser der Wohlhabenden. Schließlich mussten bewaffnete Einheiten eingesetzt werden, um der Situation Herr zu werden. Dabei starb ein Protestler und drei weitere wurden verwundet. In London (Westminster) wurde sogar berichtet, dass kranke Menschen sich aus dem Fenster lehnten und Passanten anhauchten.

Viele Städte versuchten, die Pest daran zu hindern, ihre Mauern zu durchbrechen, indem sie den Einlass von Menschen aus London oder Reisenden aus anderen infizierten Gebieten verhinderten. Das schottische Privy Council folgte dem englischen Beispiel und verbot 1664 den Handel mit Holland und schloss daran im Juli 1665 durch Kontaktsperren mit London und anderen infizierten englischen Gebieten an. Dieser Einsatz der Abschottung (und ihrer engen Verwandten, der Quarantäne) war schlicht Teil der Reihe von Verordnungen, die im fünfzehnten Jahrhundert in Italien entwickelt worden waren. Daher stellte Winchester Wachen an seinen Toren auf, verfügte Hygieneverordnungen für „die Sauberkeit, Anständigkeit und die Schönheit des Anblicks" und sagte das Diner des Bürgermeisters und andere Feste ab. Bristol und Exeter wiesen ihre Wachmannschaften an, den Einzug eines jeden aus London zu verhindern. Auch wenn er heftig war, variierte der Ausbruch im Land in seiner Intensität sehr dramatisch. Einige Gebiete (z.B. im Westen Englands und Wales') wurden nur leicht, wenn überhaupt, befallen, während manche Städte (Colchester, Braintree und Southampton) beinah 50 % ihrer Einwohner an die Seuche verloren zu haben scheinen. Von den befallenen Städten lagen Orte wie Salisbury (mit ca. 500 Toten bei 7.000 Einwohnern oder 7 %) am unteren Ende der Skala, während Colchester am oberen Ende stand. London mit einer geschätzten Sterblichkeitsrate von 20 % war wahrscheinlich ziemlich typisch.

Von den Ausbrüchen in der Provinz ist nur eine dem heutigen Leser auf breiter Ebene bekannt. Als die Pest das erste Mal das Dorf Eyam befiel, waren der Pfarrer (William Mompesson, 1639 – 1709) und sein Vorgänger (Thomas Stanley) entschlossen, die Ausbreitung der Seuche auf Nachbargemeinden zu verhindern. Sie überzeugten das gesamte Dorf von der Befolgung einer strengen Quarantäne. Die Dorfbewohner schotteten sich völlig ab. Der Graf von Devonshire willigte ein sicherzustellen, dass die Dorfbewohner mit den notwendigen Lebensmitteln versorgt würden. Vorräte wurden von Außenstehenden auf Niemandsland gebracht und von den Dorfbewohnern abgeholt. Alles aus der Stadt (z.B. Geld) wurde in einen

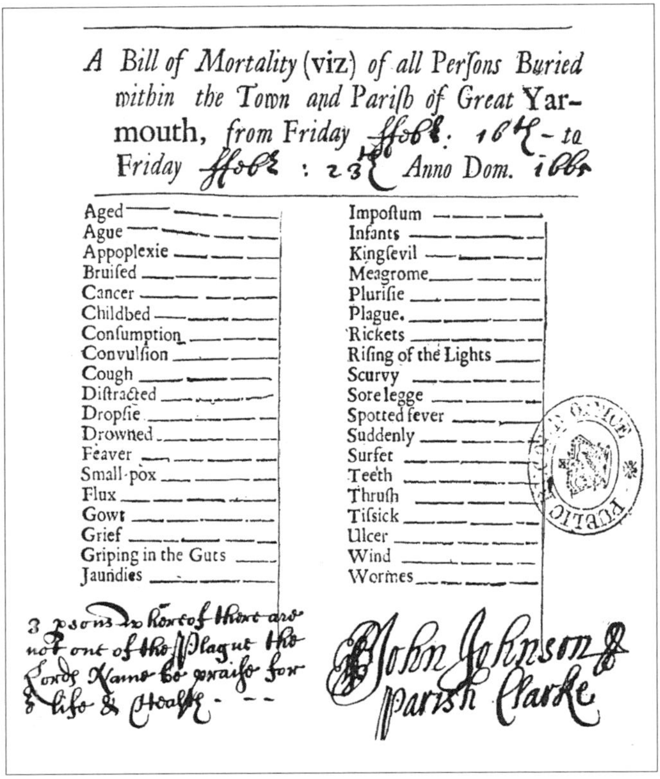

A Bill of Mortality (viz) of all Perſons Buried within the Town and Pariſh of Great Yarmouth, from Friday Febr. 16 to Friday Febr. 23 Anno Dom. 166[illegible]

Aged	Impoſtum
Ague	Infants
Appoplexie	Kingſevil
Bruiſed	Meagrome
Cancer	Pluriſie
Childbed	Plague.
Conſumption	Rickets
Convulſion	Riſing of the Lights
Cough	Scurvy
Diſtracted	Sore legge
Dropſie	Spotted fever
Drowned	Suddenly
Feaver	Surfet
Small-pox	Teeth
Flux	Thruſh
Gowt	Tiſsick
Grief	Ulcer
Griping in the Guts	Wind
Jaundies	Wormes

3 psons ... of them are not one of the Plague the Lords Name be praise for life & Health - - -

John Johnson Parish Clarke

Aufstellung der Zahl der Toten in der Stadt und Gemeinde Great Yarmouth im Februar 1665. Es weist drei Todesfälle auf –„Alter“, „Kindstod“ und „Tod“ zugeschrieben- aber, wie der Gemeindeschreiber vermerkte, keinen durch die Pest.

Wassertrog gelegt, so dass die Nichtinfizierten es gesäubert abholen konnten. Diese extreme Quarantäne scheint schließlich erfolgreich gewesen zu sein. Die Epidemie breitete sich nicht aus. Doch Eyam erlitt eine Sterblichkeitsrate von 30 % bei einer Bevölkerung von ungefähr 950. Mindestens fünfundsiebzig Häuser hatten mindestens einen Toten zu beklagen.

Warum ist die Pest von London so sehr bekannt? Warum wird sie als Einzelfall und nicht in ihrem breiteren geographischen und chronologischen Kontext behandelt? (Auch der Rest Englands wurde befallen; der Ausbruch von 1665 war nur einer von vielen.) Es gibt eine Reihe von Erklärungen. Erstens, der Korpus an Dokumenten, besonders literarischer Natur, in Bezug auf die Pest von London ist ausschlaggebend. Pepys‘ Tagebuch spielt dabei eine wichtige Rolle. Aber Defoes *A Journal of the Plague Year* ist wahrscheinlich noch wichtiger. Auch wenn es sich nicht um einen Augenzeugenbericht handelt, schaffte es Defoe (1660 – 1731) die Pest in sehr dramatischer Weise lebendig werden zu lassen. Sein Werk machte vielen Menschen die Einzelheiten des Ausbruchs sehr bewusst. Auch die

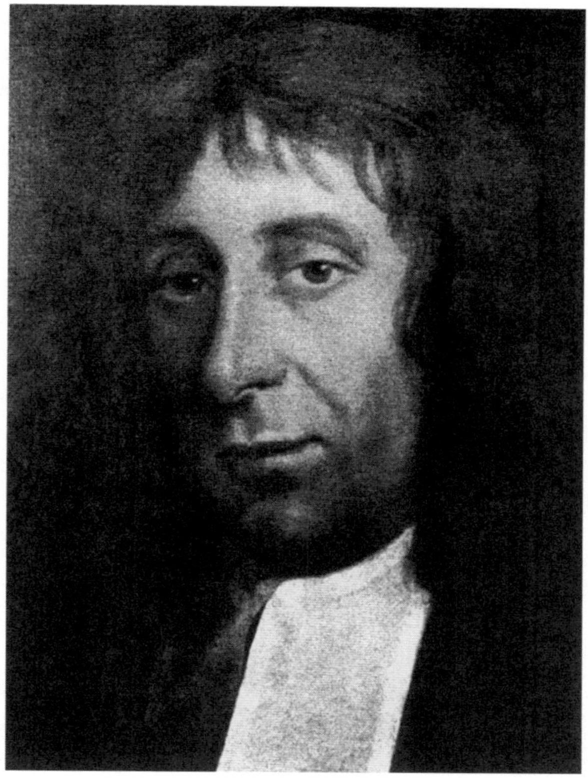

William Mompesson, Pfarrer von Eyam und verantwortlich dafür, das Dorf zu überzeugen, sich während des Ausbruchs 1665 selbst abzuschotten, so dass die Pest sich nicht weiter verbreiten konnte.

Bedeutung der Hauptstadt und der extreme Verlust an Menschenleben (in absoluten Zahlen) waren dramatisch und bis zum beinah völligen Ausblenden der Erfahrungen an anderen Orten erinnerungswürdig. Nur das kleine Dorf Eyam mit seiner selbstaufopfernden Quarantäne schaffte es, die monopolistische Stellung der Metropole in der Erinnerung des Volkes zu brechen.

Ein Merkmal des Ausbruchs von 1665 ist wichtig, insofern als dass er Teil der breiteren Pest in England zwischen 1664 und 1667 war. Er stellte nämlich den letzten Ausbruch in England dar. Natürlich würde niemand zu der Zeit gedacht haben (können), dass dies die letzte Pest war, die die Nation befallen würde. Es gab im Gegenteil allen Grund zu erwarten, dass die Pest innerhalb der nächsten fünfzehn oder zwanzig Jahre in die Hauptstadt oder das Land (oder einen Teil dessen) zurückkehren würde. Die Erfahrung aus der Vergangenheit ließ die meisten Menschen annehmen, dass zwischen 1680 und 1685 weitere Seuchenzyklen in einer Reihe von Städten auftreten würden. Diese stellten sich nicht ein. Als die Zeit verging, wurde die Erinnerung an den Ausbruch in London zur andauernden, letzten Erinnerung an die Pest. Doch die Menschen fuhren fort, eine Rückkehr der Seuche zu befürchten, und im späten achtzehnten und frühen neunzehnten Jahrhundert, als Seuchen wie das Gelbfieber auftraten, dachten viele Europäer, dabei könne es sich auch um die Pest in verändertem (oder mutiertem) Gewand handeln. Um die anhaltende und traumatische Hinterlassenschaft einer Seuche zu begreifen, die zuletzt über drei Jahrhunderte zuvor zugeschlagen hatte, ist es ausschlaggebend, den durchgreifenden Charakter der Pest in England zu verstehen.

Es ist offensichtlich, dass die Pest das erste Mal mit dem schwarzen Tod um 1350 zuschlug. Zwischen 1348 und 1485 wurde England von 18 großen landesweiten Ausbrüchen befallen (im Durchschnitt alle 7 – 8 Jahre). Zwischen 1410 und 1440 wurde Colchester neun Mal befallen (alle drei Jahre). In Canterbury (1413 – 1517) gab es 13 Pestausbrüche (alle acht Jahre). Norwich erlitt 1579 – 80, 1584-5 und 1589-92 schwere Ausbrüche. Zwischen 1589 und 1591 verzeichnete eine Reihe von ländlichen Gemeinden in Devonshire eine fünf Mal höhere Sterblichkeitsrate als normal. Der Mechanismus zur Bewältigung der Pest erhielt 1518 einen großen Impetus, als königliche Dekrete anordneten, dass infizierte Häuser durch Strohbündel und Pestarbeiter durch weiße Stöcke zu markieren seien. Darüber hinaus wurde das Royal College of Physicians gegründet. Im darauf folgenden Jahr begann London, *Bills of Mortality* zu veröffentlichen, in denen die monatliche Zahl der Todesfälle und ihre Ursachen aufgelistet wurden. 1618 schuf die Stadt auch eine Commission for New Buildings (Kommission für Neubauten), die darauf ausgelegt war, die Ausdehnung der wachsenden Metropole zu kontrollieren, um sowohl die Überbevölkerung einzudämmen als auch ein gewisses Maß an Hygiene zu schaffen.

Aber anders als in Italien und vielen anderen Ländern des Kontinents erfolgte die Übernahme der besten medizinischen und hygienischen Praktiken in England, und besonders in London, nicht universell. Das Jahrhundert zwischen der Gründung des Royal College und der Commission for Buildings ist dramatisch und aufschlussreich. 1578 (und nochmals 1604) durfte die Corporation of the City of London sich von nationaler Pestpräventionsgesetzgebung ausnehmen. Um die finanziellen Auswirkungen der Hausquarantäne zu begrenzen, durfte jeweils eine Person ein infiziertes Haus verlassen, um Nahrung für die anderen Insassen zu besorgen. Dies vermied die Notwendigkeit eines ausgedehnten und teuren Systems an Arbeitskräften, um die in ihren Häusern Abgeschotteten zu versorgen. In York hingegen bekamen die unter Quarantäne Gestellten ab 1550 eine wöchentliche Zahlung garantiert. London wurde bei Ausbrüchen auch von der Erhebung einer Sondersteuer (Pestgemeindesteuer) ausgenommen. Statt die Bürger zu zwingen, während einer Krise die Gesundheitsversorgung der Stadt zu bezahlen, bevorzugten es die Führungspersönlichkeiten Londons, sich auf örtliche und nationale Wohltätigkeit und normale Steuern zu verlassen. Der Anforderung des Privy Council von 1583 nach einem Siechenhaus wurde erst 1594 nachgekommen, als der Bau endlich begann. Die Knappheit an Spitalbetten wurde bereits vermerkt.

Viele Verordnungen und Reaktionen auf die Pest, die seit dem frühen sechzehnten Jahrhundert auf dem Kontinent (und in Italien noch früher) angetroffen wurden, hielten in England erst im frühen siebzehnten Jahrhundert Einzug. 1607 und 1610 unternahm das Privy Council Schritte, um die Produktion von Stärke (ein sehr übelriechender Vorgang) aus stark bevölkerten Gebieten fern zu halten. In Hull (1606) durften Fischlebern innerhalb eines Radius einer halben Meile nicht aufbewahrt oder gepökelt werden. Wegen der Pest in Frankreich und den Niederlanden wurden Schiffe aus diesen Gebieten unter Quarantäne gestellt; diese Maßnahme wurde anschließend öfter angewandt. Es gab auch bizzareres Handeln. Bristol und Southampton verboten die Benutzung von Pferdekarren in den Stadtzentren, um die Verbreitung von Pferdemist (und seines Gestanks) zu begrenzen; statt dessen mussten Schlitten von Menschen durch die Stadt gezogen werden. Trotz der großen Bemühungen der Regierung wurden viele Verordnungen ignoriert oder umgangen. Daher rügte das Privy Council das medizinische Personal in London, da es die Identifizierung und Abschottung der Befallenen nicht durchsetzte.

Die Verkündung und Durchsetzung dieser Verordnungen und Regularien erfolgte vor dem Hintergrund einer Epidemie. Den meisten Betrachtern damals erschien es offensichtlich, dass irgendwann im frühen sechzehnten Jahrhundert die Pest ihr zyklisches Muster verändert hatte. Über die ersten 150 Jahre nach dem schwarzen Tod kehrte die Pest ungefähr jedes Jahrzehnt zurück. Danach wurden die Ausbrüche, wenn auch offenbar nicht weniger virulent, so doch weniger häufig. Ein Pestbefall wurde nun alle 20 Jahre erwartet. Trotz der geringeren Häufigkeit bedeutete das Ausmaß der Sterblichkeit bei einem Ausbruch, dass die Angst vor der Pestilenz und das Verlangen, sie zu verhindern, in keinster Weise geringer wurden. Die Sterblichkeitsraten waren in der Tat extrem. Zwischen 1600 und 1670 starben über 2 Millionen Franzosen an der Epidemie (bei einer Bevölkerung, die niemals über 12 Millionen hinausging). Zwischen 1629 und 1632 starben allein in Lyon 35.000 Menschen. In den dreißiger Jahren des siebzehnten Jahrhunderts erlag ihr die Hälfte der Bevölkerung Venedigs; ein ähnlicher Anteil starb in Genua (1656 – 57). Die italienische Stadt Pescia entging 1631 mit nur einem Drittel an Toten einer so hohen Sterblichkeit. Die Einwohner Londons würden sich 1665 wohl darüber bewusst gewesen sein, dass ähnliche Ausbrüche die Hauptstadt zuvor befallen hatten: 10.400 Pestopfer wurden zwischen April und Dezember 1636 begraben.

Warum war der Ausbruch von 1665 der letzte in England? Die einfache Antwort ist, dass keine ausreichende Erklärung bisher vorgebracht wurde. Einige haben darauf verwiesen, dass der Brand von London einen Wandel bei den Gebäuden hervorbrachte, da viele Holzbauten durch Steinbauten ersetzt wurden. Dies beruht auf der Annahme, dass Ratten in Steinbauten eher nicht in der Nähe von Menschen leben (oder nicht dazu in der Lage sind). In Wirklichkeit konnten die Gebäude die Anwesenheit von Ratten nicht wesentlich verhindern. Andere schlugen die hygienischen Veränderungen als Grund vor. Einige stellen die Hypothese auf, dass die Bevölkerung zunehmend immun wurde oder der Pestbazillus zu einer weniger virulenten Form mutierte. Das Problem bei beinah jeder Erklärung ist, dass das logische Ergebnis ein langsamer Rückgang der Pesttoten wäre. Wie in London jedoch endete die Seuche mit einem Ausbruch, der so virulent war, wie fast jeder zuvor. Die Pest endete nicht langsam, als Hygiene oder Immunität oder Mutation sich auf ihre Tötlichkeit auswirkten. Stattdessen zog die Seuche durch London und viele andere englische Städte, forderte Tausende von Menschenleben und kehrte nie zurück.

Vielleicht ist es diese abschließende „Hurra!", das der Pest von London ihre Stellung in der kollektiven Vorstellung verleiht. Eine der größten Todesursachen, die jemals England heimsuchte, ging nicht langsam zurück, wurde nicht von Technik oder Medizin besiegt und sie unterlag auch nicht einem immer hartnäckigeren menschlichen Genbestand. Statt dessen verschwand die Pest einfach, nachdem sie in riesigem Ausmaß ihre Tötlichkeit unter Beweis gestellt hatte. Die große Pest von London bleibt ein andauerndes und herausragendes Bild der menschlichen Machtlosigkeit im Angesicht der Natur. Die Pestilenz wurde nicht besiegt, verhindert oder eingedämmt – sie ging. In London ließ sie leere Häuser und ruhende Betriebe zurück. Große Narben brauner Erde durchsetzten grüne Felder als deutliche, wenn auch verblassende Denkmäler an die Toten in ihren Massengräbern. Der Staat und seine Beamten wurden als machtlos und feige bloßgestellt. Ganze Familien wurden ausgelöscht und unzählige andere konnten nur noch um ihren Verlust trauern. Der Tod war nicht auf dem Schlachtfeld oder durch sichtbare Katastrophen (wie Dürre oder Überflutung) erschienen. Statt dessen war er still und leise von Haus zu Haus geschlüpft, durch jede Straße und Gasse, über jede Mauer und Barriere. Die große Pest ragt im

Gedächtnis der Menschen hervor, weil sie bewies, dass sie in der Lage war, in einer großen Metropole ein Massensterben herbeizuführen und dann unversehrt zu verschwinden. Dass wir noch immer nicht in der Lage sind, das plötzliche Verschwinden der Pestilenz zu erklären, trägt nur zum Mystischen der Seuche und dem monumentalen und ikonenhaften Charakter der Pest von London 1665 bei.

Todt zum Kauffmann: 83

HErr Kauffmann laſſen euwer Werben/
Die Zeit iſt hie/jhr můſſen ſterben:
Der Todt nimpt weder Gelt noch Gut:
Nun tantzen her mit freyem Muth.

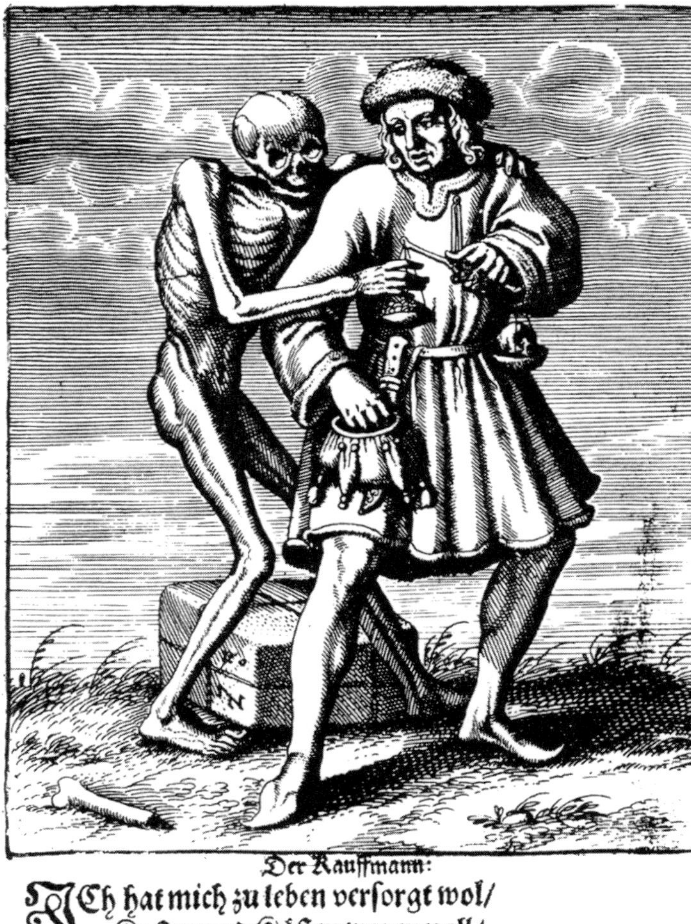

Der Kauffmann:

JCh hat mich zu leben verſorgt wol/
Kyſten vnd Käſten waren voll/
Der Todt hat mein Gab verſchmacht/
Vnd mich vmb Leib vnd Leben bracht. L ij

Der Tod und der Kaufmann

6

Der Todes gibt eine Zugabe

Die Pest von Marseille

1720

Durch jedes Haus, jede Straße, jede Gasse hallt das Echo des Schluchzens und Stöhnens. Furcht wohnt jedem Herzen inne und ist jedem ins Gesicht geschrieben.

Dr. Bertrands

Die Pest von London 1665 war jedoch nicht ihr letzter großer Ausbruch in Europa. Dieser ereignete sich 1720 in Marseille und hielt bis in die ersten Monate des Jahres 1721 an. So wie die Pest von London, eine der heftigsten in der Geschichte, sich als letzter Ausbruch auf den Britischen Inseln erwies, verließ der Ausbruch in Marseille, dem ungefähr die Hälfte der Bevölkerung zum Opfer fiel, den Kontinent nicht mit einem Wimmern, sondern mit einem Knall. Wenn nichts sonst, zeigt diese letzte Pest auf dramatische und schreckliche Weise, dass die Seuche nichts von ihrer Virulenz verloren hatte. Und der Mensch war für ihre Kraft nicht weniger anfällig geworden. Die Seuche, die in Europa in den vierziger Jahren des vierzehnten Jahrhunderts so unerwartet brutal und tötlich Einzug gehalten hatte, verschwand auf ähnliche Weise in den zwanziger Jahren des achtzehnten Jahrhunderts. Vier Jahrhunderte an Bemühungen, Einfallsreichtum, Regulierung, Hygiene, Medizin und Vorbereitetsein erwiesen sich als das, wofür die Menschen, die die Pest befallen hatte, es gehalten hatten – nutzlos. Die Pest verließ Europa, indem sie die besten Bemühungen der Gesellschaft, der Regierung und der Bildung ad absurdum führte. Sie fährt fort, sich über die Mühen des Suchens nach einer Erklärung nach ihrem Verschwinden lustig zu machen, indem sie sich weigert, allen Erklärungen, die durch die Klugheit moderner Historiker, Ärzte und Epidemiologen vorgebracht werden, zu entsprechen. Die Menschen in Marseille, die von einem Genbestand abstammten, der über 370 Jahre alle 11 – 15 Jahre von der Pest befallen wurde, zeigten keinerlei Anzeichen einer Immunität vor der Pestilenz. Der Seuche, die bei ihrem ersten Auftreten beinah 40 % der Bevölkerung der Stadt und bei ihrem letzten 50 % dahingerafft hatte, konnte kaum nachgesagt werden, zu einer weniger virulenten Form mutiert zu sein. London und Marseille dienen als letzte Visitenkarten einer Epidemie, die Europa verließ und unbesiegt und unerklärlich bleibt.

Während nun eigentlich eine reine Nacherzählung der Pest von Marseille zu erwarten wäre, hat die Stadt eine bedeutende Aufzeichnung hinterlassen, die einen anderen Ansatz erlaubt. Einer der führenden Ärzte der Stadt, der während des Ausbruchs unmittelbar an der Behandlung und am Umgang mit führenden Beamten beteiligt war, hinterließ eine detaillierte Darstellung des Verlaufs der Epidemie. Ein so klarer Einblick in das Verhalten Verantwortlicher für die Bewältigung eines Ausbruchs der Pestilenz ist sehr selten. Daher scheint es sinnvoll, um sein Werk, das überdauert hat, zu nutzen, diesen Ausbruch von innen heraus zu untersuchen. Dr. Bertrand, der am 12. Juli 1670 geboren worden war, war beim Ausbruch der Pest in Marseille 50 Jahre alt; er starb am 10. September 1752. Er stammte zwar aus einem kleinen Dorf (Martiques) nahe der Metropole, war aber nach Marseille gezogen und in das kleine, aber mächtige Ärztekollegium eingeführt worden. Dieses Kollegium aus 12 Ärzten war ein sich selbsterhaltendes Kartell. Als solches verstand es sich als überragende Verkörperung medizinischen Wissens in der Stadt und hatte durch sein Monopol der ärztlichen Versorgung der Reichen der Stadt seine Stellung sicher.

In diese Stadt kehrte Dr. Bertrand 1707 zurück. Zuvor hatte er 1689 am Jesuitenkolleg der Stadt Theologie studiert. Ursprünglich zum Priesteramt neigend ging er dann nach Avignon. Dort freundete er sich mit einem Arzt an und wählte einen anderen Beruf. Nach einem anfänglichen Tutorium unter jenem Doktor setzte Bertand sein Studium an einer der besten medizinischen Fakultäten Europas, Montpellier, fort. Nach Beendigung seines Studiums arbeitete er sowohl in seinem Heimatort Martiques als auch in Lyon. Doch schließlich kehrte er nach Marseilles zurück und wurde als Doktor der Medizin 1708 in das Ärztekollegium aufgenommen. Er wurde einer der vier „Ärzte der Allgemeinmedizin“ Marseilles, was bedeutete, dass er für normale medizinische Behandlungen in einem bestimmten Viertel der Stadt verantwortlich war. Zu seinen vielen Pflichten in dieser Funktion zählte die Leichenschau nach verdächtigen Todesfällen, um festzustellen, ob eine Epidemie aufgetreten war. Somit war befand er sich in der glücklichen Lage, den Vormarsch der Pestilenz von Beginn an zu untersuchen.

Wie bereits erwähnt wurde, war die Pest von 1720 extrem virulent. Die besten Schätzungen geben an, dass ungefähr 50.000 Menschen von einer Bevölkerung von 100.000 starben. Doch die Sterblichkeitsrate von 50 % ist ein wenig irreführend. Ungefähr 10.000 Menschen flohen beim ersten Auftreten der Seuche aus der Stadt. Daher müssen die Todesfälle mit einer Zahl von 90.000 abgeglichen werden. Das heißt, es starben 56 % und weitere 11 % (10.000) wurden befallen, erholten sich aber. Dieses Krankheits- und Sterblichkeitsniveau entspricht dem der schlimmsten Fälle aus den vorhergehenden vier Jahrhunderten. Noch beunruhigender ist, dass die Seuche eine Stadt befiel, die, wie wir noch sehen werden, sehr gut auf die Bewältigung von Epidemien vorbereitet war. Das Lazaretto (oder Siechenquarantänespital) lag außerhalb der Stadt. Es wurden Maßnahmen ergriffen, alles und jeden aus dem Osten, wo die Pest als endemisch erkannt worden war, unter Quarantäne zu stellen. Das Quarantänepersonal trug spezielle Jacken, Hosen, Handschuhe und Schuhe, die entweder gewachst oder geölt waren, um das „Kleben" jeglicher infizierter (miasmischer) Luftteilchen zu verhindern.

Obwohl es sich um die Betrachtung des Ausbruchs handelte, der sich als Europas letzter erwies, begann Bertrand mit der Geschichte der Pest nicht nur in Marseille, sondern auch der allgemeineren. Zu Beginn, aber auch später, erwähnt der gute Doktor die verschiedenen Plagen der Bibel, die Pest in Athen und auch diverse Epidemien, die mit der ersten großen Pandemie assoziiert werden. Er vermerkte zum Beispiel Perioden des Sterbens, die von Gregor von Tours 588 und 591 in der Provence angegeben wurden. An jüngeren Ausbrüchen war er jedoch mehr interessiert. Besonders wollte Bertand die Leichtgläubigkeit der Menschen, die einer Pestilenz gegenüberstanden, herausstellen. Eines der Themen seines Werks ist das Verlangen der Menschen und Beamten, das Auftreten der Pest zu leugnen, ihre Virulenz herunterzuspielen und an einfache Heilmittel zu glauben.

1580 war die Leichtgläubigkeit der Menschen, aller Schichten und jeglicher Herkunft, am deutlichsten. In jenem Jahr befiel eine schwere Pest die Stadt Aix-en-Provence. Bertrand vermerkte, dass „kaum ein Haus frei war von einer Infizierung und ganze Familien dadurch ausgelöscht wurden". Die Ärzte und Wundärzte wussten um die Größe der Gefahr und weigerten sich, sich um die Kranken zu kümmern. In dieser katastrophalen Situation trat der „heilige Eremit" (auch der „heilige Vater" genannt) auf den Plan. Dieser Mann trug ein härenes Gewand, Sandalen und einen Gürtel mit Kruzifix und Rosenkranz. Er war das genaue Abbild eines katholischen Johannes des Täufers der frühen Neuzeit. Da er die Krankheit gehabt hatte, war er immun und hatte sich der Pflege der Kranken verschrieben. Er verband also das Image des heiligen Rochus mit dem Johannes des Täufers. Er zog umher, heilte angeblich viele und predigte zugleich Buße. Sein Ruhm war so verbreitet und seine angeblichen Kräfte so mächtig, dass ein ganzer Gewerbezweig zur Herstellung von Bildern von ihm erwuchs. Viele kauften diese Bilder und benutzten sie als Talisman, um die Pestilenz zu verhindern und zu heilen. Darüber hinaus küssten die Menschen seine Gewänder und errichteten ihm als lebendem Heiligen Altäre.

Als die Pest 1587 in die Provence zurückkehrte, wurde der Eremit aus seiner Abgeschiedenheit zurückgerufen und von Beamten so mancher Orte, einschließlich Lyon und Montelimar, um Rat gefragt. Als die Seuche sich aber ausbreitete und aufblühte, begannen die Menschen nach einer Ursache zu suchen. Schließlich fiel der Verdacht auf ihren vorherigen Erretter, den heiligen Eremiten. Ärzte, die seine Arbeit rundheraus ablehnten, bemerkten schnell, dass die Pest oftmals nach einem Beratungstermin des Mannes auftrat. Sie brachten vor, dass er das Auftreten der Pest in ihrer Anfangsphase leugne, damit sie sich festsetze. Dies würde ihm die Chance geben, zurückzukehren und seine Wunder wirken zu lassen. Sie behaupteten sogar, herausgefunden zu haben, dass er die Seuche durch infizierte Gegenstände aktiv verbreite. Als Resultat wurde er verhaftet und für die Pestilenz verantwortlich gemacht, wie es den Juden im fünfzehnten Jahrhundert und den Pestarbeitern im sechzehnten geschehen war. Es überrascht vielleicht nicht, dass beide frühen Beispiele für die Auswahl von Sündenböcken teilweise in der gleichen Region Frankreichs zu finden gewesen waren.

Nach einem langen Verfahren wurde der Eremit als Scharlatan bloßgestellt. Er hatte seine Besuche in Privathäusern als Gelegenheiten genutzt, Annäherungsversuche bei Frauen zu unternehmen. Ihm wurde nachgewiesen, vorher des Mordes angeschuldigt gewesen und von der Armee desertiert zu sein. Mit seinen großen Überredungskünsten war es ihm gelungen, von Papst Gregor XIII. (1502 – 1585) volle Absolution zu erhalten. Einige deuteten sogar an, er sei vom spanischen König bezahlt worden, um die Pest in Südfrankreich zu verbreiten. Zudem hatte er geheiratet, obwohl er Franzsikaner war, und für einige Zeit in einem protestantischen Land gelebt. Er hatte zwar Absolution erhalten, aber seine ausschweifende Vergangenheit hatte den Papst veranlasst, ihm zu verbieten, jemals die Messe zu feiern. Und schließlich wurde behauptet, er und seine Geliebte (Joan Arnaud) hätten absichtlich Städte und Menschen infiziert, um die respektgebietende Stellung zu behalten, die er in der Gesellschaft aufgrund seiner angeblichen Fähigkeiten hatte einnehmen können. Zu guter Letzt wurde der (nunmehr) ausgesprochen unheilige Eremit verurteilt und lebendig verbrannt, während seine Geliebte ausgepeitscht wurde. Bertrand konnte nicht anders, als darüber zu sinnieren, dass „alle ehrlichen Menschen... nicht anders konnten, als zu beobachten ... wie leicht und kläglich die Menschheit getäuscht werden kann durch jene, die ihre Schurkerei durch den Mantel der Religion verbergen".

Ohne Zweifel wurde das Ende der Pest kurz nach der Verhaftung des Eremiten als weiterer Beweis seiner Schuld gedeutet. Bertrand jedoch sagte, dass die Seuche durch den sehr strengen kalten Winter 1587 – 88 beendet wurde. Er erwähnte auch beiläufig nachfolgende Pestilenzen, die Marseille 1630 und 1649 – 50 befielen. Sein wahres Interesse galt dem Ausbruch von 1720. Wie jeder gute Arzt seiner Zeit oder der 400 vorherigen Jahre wollte Bertrand unbedingt eine Erklärung für die Rückkehr der Pest finden. Er berichtete, dass zwei hauptsächliche Erklärungen vorgebracht wurden. Erstens, viele, wenn nicht gar die meisten, blieben bei der traditionellen Ursache des Miasma. Andere, sagte er, wollten Lebensmittel für die Seuche verantwortlich machen. Das heißt, sie sagten, ein Übermaß an (über)reifem Obst hätte die Menschen krank werden lassen. Bertrand wies beide Erklärungen zurück und bevorzugte eine, die auf Ansteckung basierte. Er sagte, die geographische Lage der Stadt (nahe dem Meer) und ihre Versorgung mit vielen Brunnen und Abflüssen machten sie sehr sauber. Auch wären die Berge mit wohlriechenden Kräutern bedeckt. Außerdem hätte es keine natürlichen Phänomene wie Kometen, Meteoriten, Erdbeben oder Vulkanausbrüche gegeben, die die Luft hätten stören können. Bertrand gab zu, dass die Sitte, allen Abfall, sogar den menschlichen, in die Straßen zu entleeren, unhygienisch war (und gefährlich für die, die unter den Fenstern herliefen). Doch das Problem sei nicht groß gewesen, da „Bauern, begierig nach Dung, der für die Düngung ihres Landes so notwendig ist", regelmäßig und schnell die schlimmsten Gerüche beseitigten. Kurz gesagt erfreute sich Marseille einer gesunden Lage und war selbst für die häufigsten und alltäglichsten Krankheiten nicht sehr anfällig. Bertrand machte mit dem Obstargument kurzen Prozess, da er argumentierte, Obst würde die Gesundheit, nicht die Krankheit fördern.

Noch wichtiger als die natürlichen Vorteile Marseilles waren die Vorsichtsmaßnahmen, die die Regierung ergriffen hatte. Als großer Mittelmeerhafen hatte die Stadt regelmäßigen Kontakt mit dem Nahen Osten, wo, wie jedermann wusste, die Pest endemisch war. Als Resultat musste jedes Schiff, das im Hafen einlief, eine Quarantäne durchlaufen. Unter normalen Bedingungen wurde die Besatzung ins Lazaretto (Spital) gebracht und die Ladung gelöscht und der frischen Luft ausgesetzt. Falls ein Boot eintraf, das irgendein Anzeichen einer Krankheit aufwies, wurden Besatzung und Fracht auf der Insel Jarre vor der Stadt unter Quarantäne gestellt und gereinigt. Auch standen 16 Gesundheitsintendanten der Stadt zu Diensten. Das Lazaretto war ein durchdachtes Gebäude in einiger Entfernung von der Stadt. Es hatte einen Innenhof und war von einer hohen Mauer umgeben. Nach 1720 wurde eine weitere Mauer errichtet, um zu verhindern, dass etwas über die einzige Mauer geworfen werden konnte. Die Idee war, dass nichts, was einer Seuche verdächtig war, das Festland erreichen konnte, bevor eine Periode der Quarantäne vorüber war. Selbst unter günstigsten Umständen würde nichts vom Spital in die Stadt gebracht werden, bis eine Beobachtungsphase sichergestellt hatte, dass keine inkubierende Seuche nach Marseille gelangen konnte. Bertrand war überzeugt, dass die Pest die Abwehrmaßnahmen der Stadt nie hätte durchbrechen können, wenn diese Vorsichtsmaßnahmen wie vorgegeben befolgt worden wären.

Als Kapitän Chataud am 31. Januar 1720 aus Sidon lossegelte, tat er dies mit einem reinen Gewissen. Er hatte ein Zertifikat an Bord, dass besagte, dass weder seine Besatzung noch seine Fracht mit der Pest in Kontakt gekommen war. Sein nächster Hafen war Tripolis, wo er weitere Fracht und einige türkische Passagiere aus Zypern an Bord nahm. Nun erfuhr er, dass einige Tage, nachdem er dort losgesegelt war, in Sidon die Pest ausgebrochen war. Da islamische Länder keine Vorsichtsmaßnahmen gegen die Pest ergriffen, war der Handel zwischen Sidon und Tripolis nicht eingeschränkt oder unterbrochen worden. Chataud fuhr dann nach Leghorn in Italien, wo er den Tod auf See eines türkischen Passagiers und von sieben Seeleuten meldete. Die Gesundheitsbeamten in Leghorn vermerkten auf ihrem Gesundheitszertifikat, dass das Schiff durch ein „bösartiges, pestilenzartiges Fieber“ infiziert sei. Unter diesen Bedingungen ging Chataud davon aus, dass er auf der Insel Jarre unter Quarantäne gestellt werden würde. Doch obwohl er die Hafenbeamten über die Situation an Bord in Kenntnis setzte, als er am 25. Mai eintraf, wurde ihm gesagt, er solle am Spital andocken. Seine Waren und seine Besatzung wurden dort ausgeladen. Am 31. Mai trafen drei andere Schiffe aus dem Nahen Osten ein und ein weiteres am 12. Juni. Und wiederum wurden die Schiffe am Ufer des Lazaretto unter Quarantäne gestellt, obwohl sie aus einer infizierten Region kamen. Der dortige Wundarzt untersuchte die Infizierten –einschließlich dessen, der nach der Ankunft verstorben war- und verkündete, Chatauds Besatzung leide an einem Fieber, aber nicht an der Pest. Er ordnete eine vierzigtägige Quarantäne an, die an dem Tag beginnen sollte, an dem der letzte Ballen ausgeladen war. Als weitere Seeleute, einige Hafenträger und sogar einer der Gesundheitsbeamten starben, handelte der Wundarzt schließlich. Er wies an, dass alle auf die Insel Jarre gingen. Die Waren wurden in den Lagerhäusern zusammen mit den Lastenträgern isoliert. Die Beamten der Stadt waren durch die Diskrepanz zwischen der Diagnose und dem Handeln

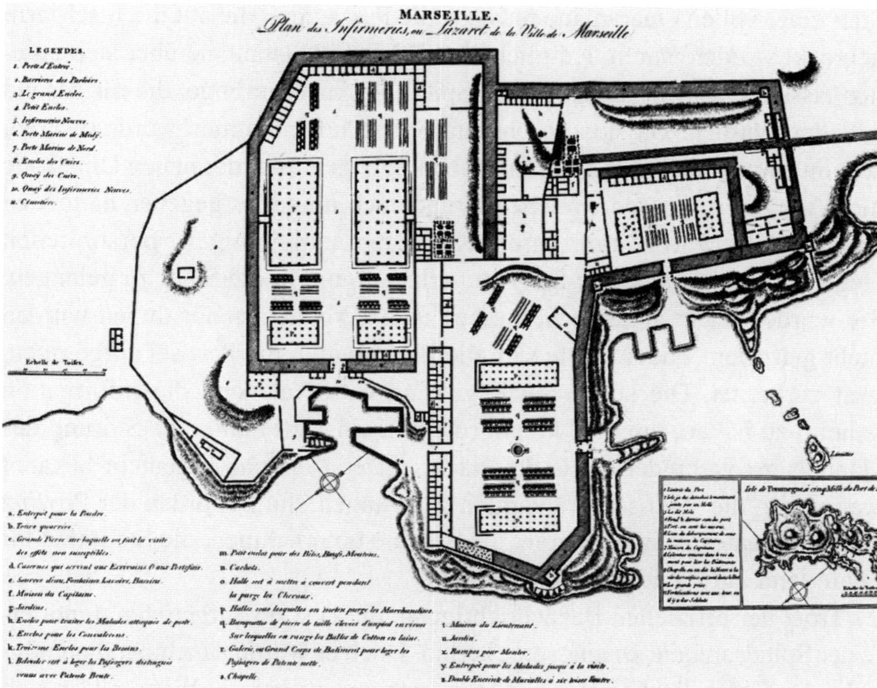

Ein Plan des Lazaretto in Marseille im späten 18. Jh. Es zeigt das Gelände, das zur Behandlung der an der Pest oder anderen Seuchen Erkrankten genutzt wurde (h) so wie die anderen Unterbringungsstätten für die unter Quarantäne stehenden Passagiere entsprechend ihres sozialen Status'. Man beachte auch die doppelte Außenmauer. (Aberdeen University Library)

des Wundarztes verwirrt. Sie beorderten zwei weitere in das Spital. Sie untersuchten die Befallenen und fanden heraus, dass drei Lastenträger bereits Pestbeulen aufwiesen. Am 8. Juli 1720 bestätigten Sanitätsmajor Coizec und Chefwundarzt Bouzon der Stadt, dass in der Tat die Pest aufgetreten sei. Ihr offizieller Bericht meldete, dass Lastenträger erkrankt seien, nachdem sie Baumwollballen geöffnet hatten. Sie bemerkten Pestbeulen in der Größe eines Hühnereis in den Leisten der Lastenträger. Zudem wies einer der Träger eiternde Pusteln am Oberschenkel auf. Alle Patienten wiesen ähnliche Symptome auf: schwacher Puls, leichtes Fieber, eingefallene Augen, trockene Zunge und ständige Kopfschmerzen. Der Bericht empfahl eine drastische Lösung. Die Waren sollten zur Insel Jarre gebracht und dort zusammen mit den Schiffen verbrannt werden. Unglücklicherweise wurde diese reichlich späte Reaktion durch die Quarantäne weiter unterminiert.

Statt einer vollen Quarantäne mussten die Passagiere, die auf die Insel Jarre gebracht worden waren, lediglich 15 – 20 Tage Quarantäne über sich ergehen lassen. Dies war die Dauer im Spital für Ankömmlinge, die für gesund gehalten wurden. Da sie zunächst im Spital aufgenommen worden waren, scheint es so, als ob ihre Quarantänebedingungen trotz der neuen Umstände nicht verändert wurden. Welchen Grund auch immer es gegeben hatte, den Passagieren wurde mit ihrer Kleidung und einigen persönlichen Gegenständen erlaubt, die Insel zu verlassen, um in die Stadt zu gelangen. Sie wurden leicht abgeräuchert, aber andere Vorsichtsmaßnahmen wurden nicht getroffen. Zudem hatte sich die Bestätigung, die Pest sei aufgetreten, weit verbreitet. Die städtische Regierung hatte versucht, die Information geheim zu halten, um eine Flucht (die nun einsetzte) und eine Störung des Handels zu verhindern. Als die Nachricht erst einmal allgemein bekannt war, waren die städtischen Beamten gezwungen, die Behörden der Provinz und des Staates zu informieren, die Schritte unternahmen, die Stadt und ihr Hinterland unter Quarantäne zu stellen.

Trotz der offiziellen Benachrichtigung, die Pest sei aufgetreten, ignorierte der Spitalsarzt die Diagnose weiterhin. Doch es wurde zunehmend unmöglich, die Gefährlichkeit der Situation geheim zu halten. Während er sich bemüht hatte, die Pest zu leugnen, meldeten andere Ärzte und Wundärzte, die in der Stadt arbeiteten, Krankheitsfälle. Männer, Frauen und Kinder wurden in der Rue de Belle Table, dem Place de Linche und der Rue de l'Escale auf Anzeichen der Pestilenz hin untersucht. Am 9. Juli, einen Tag nach dem offiziellen Pestbefund im Spital, diagnostizierten zwei Doktoren, Mon. Peysonnel und sein Sohn, im Place de Linche unzweifelhaft die Pest. Alle verdächtigen Fälle waren bei Nacht in das Spital gebracht worden, um eine Panik zu vermeiden; und im Spital waren alle anschließend gestorben. Am folgenden Tag starb ein Mon. Boyal, der Passagier auf Kapitän Chatauds Schiff gewesen war. Er war nach der einfacheren (kürzeren) Quarantäne entlassen worden und starb noch am gleichen Tag. Man fand eine Pestbeule unter seinem Arm. Träger, die im Spital eingesperrt waren, wurden im Schutz der Dunkelheit losgeschickt, um die Leiche zu holen und am Spital zu begraben. Während dieser frühen Tage der Epidemie scheint sich ein Muster des offiziellen und bürokratischen Verhaltens herausgebildet zu haben. Der Staat tat alles, um entweder nicht zuzugeben, dass die Pest ausgebrochen war, oder alle daran zu hindern, das Ausmaß der Gefahr zu begreifen. Die Beamten wollten eine allgemeine Quarantäne der Stadt um jeden Preis vermeiden, da sie wussten, dass diese furchtbare Auswirkungen auf den Handel haben würde. Und wenn die Menschen die Situation erst einmal begriffen haben würden, gäbe es eine Massenflucht mit all ihren Konsequenzen.

Wegen der offiziellen Zurückhaltung und der Haltung des Spitalarztes wurden die Menschen dazu gebracht zu glauben, die Krankheit, welche auch immer es war, sei keine schwere Epidemie. Vereinzelte Pesttote waren nicht unbekannt, und im Vorjahr hatte es sogar einige gegeben. Mit anderen Worten, ein bloßes Auftreten der Pest reichte nicht aus, um eine Bevölkerung in Panik zu versetzen. Die Menschen mussten überzeugt sein, dass die Pestilenz tatsächlich Fuß gefasst hatte. Die Bürger würden also in Panik geraten, wenn sie dachten, der Ort sei infiziert. Größtenteils waren die einzelnen Menschen genauso erpicht darauf zu glauben, ein verbreiteter Ausbruch sei unwahrscheinlich, wie die Beamten. Niemand wollte die Aussicht auf ein Massensterben oder den Zusammenbruch des Handels und der Ordnung. „Aber“, wie Bertand schrieb, „die schleichende Zerstörung, die sich über die Vorsichtsmaßnahmen der Weisen genauso lustig machte wie über die Scherze der Zweifelnden, schmeichelte sich heimlich überall ein“. Weitere verdächtige Todesfälle wurden vom Place des Prescheurs und aus der Rue de l’Oratoire gemeldet und untersucht. Mon. Sicard, Arzt am Misericorde Hospital bestätigte einen Pesttod vom 18. Juli am darauf folgenden Tag, Mon. Bouzon, ein Chefwundarzt, untersuchte auf Geheiß der städtischen Beamten die Leiche noch einmal und diagnostizierte ein „Wurmfieber“. Sicard war so verärgert darüber, dass seine Diagnose in Zweifel gezogen wurde, dass er sich weigerte, dem Staat weitere Meldungen zu machen („um zu vermeiden, noch einmal der gleichen Kränkung ausgesetzt zu sein wie zuvor“), auch wenn er seine Arbeit fortsetzte. Eine schnelle Reaktion auf die bevorstehende Krise wurde also sowohl durch die offizielle Selbsttäuschung als auch durch interne Streitigkeiten unter den Ärzten erschwert.

Am 23. Juli wurden vierzehn Menschen aus derselben Straße tot aufgefunden. Peysonnel (Arzt) und Bouzon (Chefwundarzt) untersuchten die Leichen. Bouzon diagnostizierte ein einfaches Fieber, während Peysonnel wiederum die Pest bestätigte. Der anhaltende Unwille mancher Wundärzte, das Aufgetretensein der Pest zu akzeptieren, stellte Bertrand vor ein Rätsel. Die Unentschlossenheit unter den Medizinern und Beamten war eine Quelle der Verärgerung für die königlichen und die Provinzbehörden. Bertrand betrachtete das Vertrauen in und den Glauben an die Wundärzte durch die Führungspersönlichkeiten der Stadt nicht nur als persönliche und berufliche Kränkung, sondern auch als lächerliche Anerkennung minderwertiger Ausbildung „in einer Stadt, wo es eine Fakultät und ein Berufsgremium von Ärzten gab“. Ende Juli zwang das schiere Ausmaß des Problems den Staat zu handeln. Die Opfer waren zwar mit Erfolg bei Nacht weggebracht worden, „um die Menschen nicht in Aufregung zu versetzen“, aber das Spital wurde langsam durch die Zahl der Fälle überschwemmt. Die Beamten wandten sich an das Ärztekollegium, um einen behandelnden Arzt für das Spital ernennen zu können. Das Kollegium wiederum wandte sich an Mon. Michel, der den niedrigsten Rang bekleidete und keine Familie hatte, damit er den gefährlichen Posten annahm. Noch schlimmer für die Politiker und Bürokraten war, dass der jüngere Peysonnel die Arbeit seines alten Vaters übernahm und sich weigerte, das Ausmaß der Epidemie geheim zu halten. Er besprach die Pestilenz nicht nur mit jedermann in der Stadt, er sandte auch Briefe in verschiedene Nachbarstädte und -dörfer, um sie auf die Gefahr eines Kontaktes mit Marseille hinzuweisen.

Als der Ausbruch erst einmal allgemein bekannt war, war die Bürokratie auf ihren verschiedensten Ebenen gezwungen, direkt und angemessen zu handeln. Das parlement (das oberste judikative – nicht legislative-Gremium) der Provence verbat bei Todesstrafe den Kontakt mit der Stadt und ihren Einwohnern. Darüber hinaus berief die Stadt nun ein Kommitee ausgebildeten Personals ein, um mit dem Ausbruch zu verfahren. Jedem Viertel der Stadt wurde ein Doktor (aus dem Team Bertrand, Raymond, Audon und Robert), ein Chefwundarzt, ein Assistenzwundarzt und ein Apotheker zugewiesen. Dieses Gremium stimmte sofort überein, dass die Pest ausgebrochen sei und es sich um den schlimmsten Ausbruch handelte, den sie je gesehen hatten. Innerhalb einer Woche hatte die neuerdings öffentlich gemachte Epidemie ein solches Ausmaß erreicht, dass das Spital so voll war, dass die Kranken zu Hause eingesperrt werden mussten. Obwohl sie zum Handeln gezwungen worden waren, taten die Magistrate immer noch so, als ob ihr medizinisches Personal völlig übertreibe, und beschuldigten es, ein „Mississippi“ (wohl eine große, schlammige, zähe Überschwemmung) aus der Situation zu machen. Der öffentliche Angriff auf die Mediziner führte dazu, dass einzelne Menschen sie auf der Straße beleidigten und sie beschuldigten, um des finanziellen Profites willen die Krise übertrieben darzustellen.

Es scheint unmöglich zu glauben, dass so viele Menschen nicht bereit waren zu akzeptieren, dass die Pest Einzug gehalten hatte. Doch es gab einige gute Gründe für dieses Zweifeln. Zunächst fuhr Michel (im Spital) fort, die Krankheit (vor Lustlosigkeit verzweifelt) als einfaches Leiden zu diagnostizieren. Er vertrat den Standpunkt, dass weniger Panik und mehr Quecksilber benötigt werde, was uns schließen lassen könnte, dass der Disput unter den Medizinern seine Wurzeln in dem anhaltenden „Wer bestellt welchen Acker-Krieg“ zwischen Medizinern, die sich der Chemie verschrieben hatten und denen, die dies nicht taten, hatte. Michel war sehr erpicht darauf herauszustellen, dass bei all seinen Patienten, auch wenn sie alle innerhalb von drei Tagen starben, kurz nach dem Tod Würmer aus allen Körperöffnungen traten. Er behauptete (und viele stimmten zu), dies sei ein Anzeichen für ein Verwesungsfieber, dass durch schlechtes (oder überreifes) Obst verursacht würde. Und schließlich waren die meisten Opfer in den ersten Wochen der Epidemie Arme und vor allem Kinder. Da jeder sich darüber bewusst war, dass die Pest keinen Respekt vor Personen hatte, schlossen viele daraus, dass die Ursache nicht die Pestilenz sein mochte. Aber wie Bertrand mahnte, „wartet einen Moment und eine furchtbare Verwüstung wird Euch zwingen, überzeugt zu sein“. Selbst offiziell angeordnete Autopsien konnten den Disput nicht beilegen – und, wie Betrand vermerkte, der obduzierende Wundarzt, Guion, starb sowieso innerhalb weniger Tage.

Während die Kontroverse in Marseille wütete und der Bevölkerung dadurch die ungehinderte Ausbreitung der Pestilenz drohte, wurden die Provinzbehörden nicht durch eine solche Unsicherheit behindert. Mitte August hatte die Quarantäne der Stadt die Einfuhr von Getreide so stark eingeschränkt, dass die Bäcker der Stadt nicht mehr die benötigte Menge an Brotlaiben für die Menschen herstellen konnten. Da zu der Gefahr durch eine nicht bestimmte Seuche nun noch die sehr deutliche Gefahr eine Hungersnot hinzukam, gingen die Menschen auf die Straße und es gab Unruhen. Marseilles Gouverneur, der Marquis de Pillas, schlug vor, dass Märkte außerhalb der Stadt abgehalten werden könnten. Bauern und Kaufleute könnten Erzeugnisse bringen und dort ablegen, während die Bürger hinter Barrieren zurückgehalten würden. Anschließend würden die Bäcker und andere Zugang zu den Waren erhalten. Das parlement stimmte zu, darüber zu reden, und forderte, dass Marseille eine Delegation aus Beamten und Ärzten entsende, die sich mit einem Kommitee der Provinz treffen sollte, um die Einzelheiten zu besprechen. Doch als der Marquis de Vauvenargues zur Zusammenkunft in Notre-Dame-de-la-Doùanne eintraf, bestand die Delegation aus Marseille nur aus Mon. Estelle (erster echevin – oder Magistrat – der Stadt) und dem Sekretär der Stadt. Bertrand behauptete, dass der Stadtrat noch immer entschlossen war, das tatsächliche Ausmaß der Epidemie geheim zu halten. Trotz der Vernebelungstaktik der Stadt kam man überein, zwei Getreidemärkte (an den Straßen nach Toulon und Aix) und einen Markt für Meeresfrüchte im Küstendorf Estaque einzurichten. Diese Lösung beseitigte die unmittelbare Gefahr einer Hungersnot, aber viele Produkte waren einfach nicht mehr Bestandteil der örtlichen Nahrung. Die Weinhändler waren geflohen, und es war wegen des komplizierten Verfahrens für die Märkte außerhalb der Stadt unmöglich, Fleisch zu importieren. Zudem stiegen aufgrund des Mangels und der Flucht mancher

Arbeiter Löhne und Preise. Und der Garnisonskommandant bestand darauf, dass seine Truppen ihre vollen Rationen erhielten, egal wie die Konsequenzen für die allgemeine Bevölkerung aussahen. Die Bürger Marseilles konnten also nur noch über kärglichste Vorräte verfügen.

Hinter dem Verlangen, das Aufgetretensein der Pest zu leugnen, steckte natürlich mehr als die Notwendigkeit, den Zusammenbruch der gesellschaftlichen Ordnung und des Handels zu vermeiden. Wie Bertrand zugab, war es in Wahrheit so, dass die meisten Menschen (selbst die Mediziner) begriffen, dass „in der Mehrheit der Fälle [die Pest] sich den Fertigkeiten der Ärzte & der Macht der Medizin entzieht". Die wahre Bedrohung durch die Pest war aus Sicht der Beamten eine psychologische – dass die Menschen ihrer Verzweiflung und ihrer logischen Folge, dem Epikureismus, erliegen würden. Tatsächlich schadeten die meisten medizinischen Behandlungen dem Patienten eher, oder beschleunigten gar den Tod, als dass sie heilten. Bertrand vermerkte beispielsweise, dass der Schiffsarzt der Galeeren (das Kontingent der königlichen Mittelmeerflotte, das in Marseille stationiert war), Mon. Audibert, eine dreiphasige Behandlung bevorzugte. Zunächst wandte er starke Brechmittel an, die er seine „Frettchen" nannte. Dann gab er seinen Patienten Unmengen an Tee und anderen harntreibenden Getränken. Schließlich wandte er starke Abführmittel an. Zum Schluss waren seine Patienten so geschwächt und entwässert, dass sie starben. Nach vier Jahrhunderten der Pestilenz hätten die meisten mit Bertrand übereingestimmt, dass „die Ergreifung angemessener Ordnungsmaßnahmen und eine kluge [Reihe von Verordnungen] die sichersten Mittel zur Vermeidung eines Fortschreitens der Ansteckung sind" – und offensichtlich besser als direktes medizinisches Eingreifen.

Die Aufrechterhaltung der Galeerenflotte war eines der Probleme, denen sich die Beamten gegenübersahen, und war von nationaler Bedeutung. Die ständige Bedrohung durch Korsare aus Nordafrika und durch die Spanier machte es ausschlaggebend, dass die Einsatzfähigkeit der Flotte uneingeschränkt blieb. Die Marineoffiziere schotteten die gesamte Flotte sofort von der Stadt ab. Sie schufen drei separate medizinische Einrichtungen. Die erste befand sich zwischen den Galeeren und den Anlegestellen. Hier wurden Patienten in provisorischen Zelten untersucht. Diejenigen, die klare Anzeichen der Pest aufwiesen, wurden in die zweite Einrichtung – für Pestopfer – gebracht. Andere, wenn eine eindeutige Diagnose gestellt werden konnte, wurden in das dritte Hospital für nicht an der Pest erkrankte Patienten geschickt. Es handelte sich also um ein Voruntersuchungszentrum, um die an der Pest Erkrankten von anderen Kranken zu trennen. Das medizinische Team der Flotte machte im Voruntersuchungsspital acht

Besuche täglich, um Pestopfer so schnell wie möglich bestimmen und trennen zu können. Diese schnelle und disziplinierte Reaktion scheint Bertrands Begeisterung für „angemessene Ordnungsmaßnahmen" zu untermauern.

Auch wenn die Galeeren sehr eng waren und die Ruderer alle Strafgefangene, verminderte die aggressive Quarantäne, die die Offiziere der Flotte ihr auferlegt hatten, die Auswirkungen der Epidemie deutlich. Die Seuche folgte ihrem jahreszeitlichen Muster, konnte aber nicht so viele infizieren (oder töten). Daher waren August (170 Tote), September (286) und Oktober (179) die schlimmsten Monate, und danach gab es im November (89), Dezember (38) und in den ersten beiden Monaten des Jahres 1721 (15 Tote) einen deutlichen Rückgang. Im März 1721 wurden keine Todesfälle gemeldet. Die Zahl der Opfer war besonders unter dem medizinischen Personal sehr hoch. Es starben vier Wundärzte, ein Apotheker und sechs Pfleger. Doch die Gesamtauswirkung war sehr viel weniger heftig. Von den 10.000 Bediensteten auf den Galeeren und im Arsenal erkrankten lediglich 1.300 (13 %) und nur 800 (8 %) starben. Die Sterblichkeitsrate unter den Befallenen (62 %) zeigt, dass die Seuche sich nicht gerade milde verhielt, als sie die Abwehrmaßnahmen der Flotte hatte durchbrechen können, auch wenn sie weniger virulent war als in der Stadt (wo 83 % der Infizierten starben). Der grundlegende Unterschied scheint das schnelle Handeln der Offiziere gewesen zu sein, die alle, die Symptome der Krankheit aufwiesen, abschotteten und dann diejenigen mit weniger gefährlichen Krankheiten von den Pestopfern trennten. Dies verhinderte wahrscheinlich die Infektion von Seeleuten, die durch andere Leiden schon geschwächt waren. Zudem scheinen die Quarantänemaßnahmen die Infektionsrate der Gruppe eingeschränkt zu haben (13 % bei der Flotte und 70 % in der Stadt).

Bertrand gibt die Schuld an der großen Zahl an Infektionen und nachfolgenden Todesfällen rundheraus den regierenden Beamten der Stadt und, etwas weniger deutlich, manchen seiner Berufskollegen. Die Weigerung der echevins, einen Gesundheitsausschuss zu ernennen, weil er ihre Macht aufweichen würde, wurde besonders kritisiert. Die Führung der Stadt weigerte sich sogar, einen Doktor an ihren Zusammenkünften teilnehmen zu lassen. Als Antwort (und in einem Anfall der Pikiertheit) gaben die Ärzte ihnen einfach eine Ausgabe von Ranchins Abhandlung über die Pest, damit sie eine alternative Anleitung hätten. Sicard, der Doktor am Misericorde Hospital, der vor den Kopf gestoßen war, als seine Diagnose angezweifelt wurde, schaffte es, die Stadt von der möglichen Wirksamkeit einer stadtweiten Ausräucherung zu überzeugen. Wie in London wurde entschieden, Feuer anzuzünden. Die Herangehensweise in Marseille war deutlich umfas-

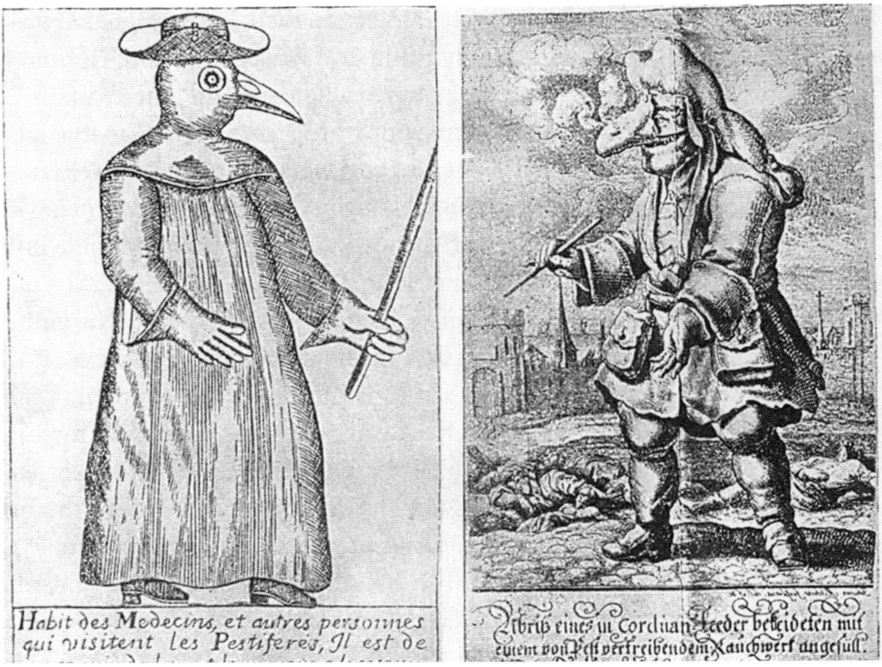

Kleidung eines Doktors während der Pest in Marseille und (rechts) eine deutsche Karikatur desselben Doktors.

sender als in London. Es wurde angeordnet, dass an drei aufeinander folgenden Abenden ab 5 Uhr auf den großen Plätzen und Hauptdurchgangsstraßen große Feuer entfacht werden sollten. Zudem wurden vor jedem Privathaus kleine Feuer und die Verbrennung von Schwefel in jedem Zimmer angeordnet. Alles Tuch sollte im Freien aufgehängt und dadurch gereinigt werden. Bertrand, der sich ständig über die miasmische Ansicht bezüglich der Seuche lustig machte, sagte, die Aktion wäre schlicht eine Vergeudung wertvoller Brennstoffe für den Winter. Darüber hinaus setzte er die miasmische Theorie gegen ihre Befürworter ein. Er brachte vor, dass die Bildung großer Rauchwolken (eine Inversionswetterlage durch Smog) die schlechte Luft in der Stadt halten würde, anstatt dass sie durch die vorherrschenden (gesunden) Winde, mit denen Marseille normalerweise gesegnet war, aufs Meer geblasen würde.

Als der August voranschritt, wurde in der ganzen Stadt schnell klar, dass die Pest sie fest im Griff hatte und die Lage sich nur verschlimmern konnte. Es überrascht nicht, dass viele aus Marseille flohen. Zu ihrem Unglück war der cordon sanitaire der Provinz ausgesprochen effektiv. Zwischen den bewaffneten Wachen auf den Quarantänebarrikaden und den pestverseuchten Straßen Marseilles in der Falle sitzend, zogen viele einfach in Zelte auf den Feldern unmittelbar außerhalb der Mauern. Andere gingen in die Höhlen oberhalb von Marseille, und die Wagemutigeren gingen auf Boote im Hafen. Aufgrund der effektiven und schnellen Handlungen der Provinz- und der königlichen Beamten waren nur die 10.000 Menschen in der Lage gewesen zu fliehen, die beim ersten Anzeichen der Gefahr herausgekommen waren. Man ist wohl nicht allzu schockiert zu erfahren, dass die meisten Beamten (die die Pest in den ersten Wochen ihres Ausbruchs verborgen gehalten oder geleugnet hatten) es geschafft hatten zu entkommen. Anders als in London verblieb der Klerus, auch wenn die Nonnen auf die Häuser ihrer Familien verteilt wurden. Die echevins verabschiedeten nun Krisengesetze. Alle Bedürftigen sollten von den Straßen entfernt werden. Es wurden Beamte erwählt, die sicherstellen sollten, dass alle Armen pro Tag eine festgesetzte Brotration erhielten. Vagabunden, Bedürftige und arme Fremde wurden eingezogen, um die Leichen, die sich in den Straßen häuften, einzusammeln und zu begraben. Massengräber wurden ausgehoben. Und schließlich wurden Geschäfte geschlossen, Gottesdienste abgesagt und Gerichte ausgesetzt. Bald wurde offenbar, dass es nicht genug Begräbnisstätten gab. Der Hof des Spitals war voll, und der Bischof verweigerte die Nutzung des Bodens um die Kathedrale. Letztendlich wurden zwei Gräben außerhalb der Mauern geöffnet, aber bei 300 – 400 Leichen täglich waren sie schnell gefüllt.

Zudem fuhren die Ärzte fort zu beklagen, dass nicht genug für die Lebenden getan würde. Besonders wandten sie sich gegen die Hausquarantäne. Sie dachten, dass die Einsperrung der Gesunden in ihr Haus zusammen mit ihren infizierten Angehörigen nur die Zahl der Toten erhöhe. Statt dessen schlugen sie vor, dass die Stadt das Armenhaus (Hôtel de la Charité) übernehmen solle, das ein wenig außerhalb der Stadt lag. Es bot Platz für 600 Menschen und, noch wichtiger, war mit nicht weniger als sechs kirchlichen Gebäuden verbunden (was Platz für eine Ausweitung bot, sollte sich die Krise verschlimmern). Die Ärzte schätzten, dass der ganze Komplex, sollte der schlimmste Fall eintreten, problemlos über 3.000 erkrankte Menschen aufnehmen konnte. Dieser innovative Plan wurde von den Verantwortlichen für das Armenhaus zurückgewiesen. Selbst als die Stadt einwilligte, wurde zur Umsetzung des Vorschlags nichts unternommen. Statt dessen wurde das Hôtel Dieu, ein kleineres Gebäude, beschlagnahmt. Innerhalb zweier Tage war es voll. Die echevins fühlten sich beim Umgang mit dem Ärztekollegium immer unbehaglich und holten zwei Ärzte von außerhalb (Vater und Sohn Guyon aus Barjolx) in die Stadt. Bertrand sagte, ihr kurzer Aufenthalt habe die Dinge nur verschlimmert, da sie in großer Zahl Aderlässe und Abführmittel anwandten. Kurz nach ihrer Ankunft starb der Vater und der Sohn versuchte zu fliehen. Er erkrankte in einer Hütte außerhalb der Mauern, und seine Leiche wurde zusammen mit dem Gebäude verbrannt. Auch das restliche Personal des Hôtel Dieu starb, und die Situation wurde chaotisch. Das Ergebnis war, dass die Stadt zwischen dem 20. August und dem 1. Oktober kein funktionierendes Siechenspital hatte und die Infizierten schlechterdings in Zelte gebracht wurden, die entlang der Mauern aufgestellt waren.

Einer der komplexesten Aspekte der Pest von Marseille bleibt das komplizierte und antagonistische Verhältnis zwischen den Beamten und den Medizinern und sogar zwischen den Medizinern selbst. Um die eigenen örtlichen medizinischen Berater zu umgehen und der anwachsenden Panik Einhalt zu gebieten, empfingen die echevins am 12. August eine Delegation von Ärzten, die von der Krone aus der großen medizinischen Universität in Montpellier geschickt worden war. Sie wurden gebeten, die Lage zu begutachten und den Beamten Bericht zu erstatten. Die Zusammenkunft, auf der der Bericht präsentiert wurde, wurde im Geheimen abgehalten und kein örtlicher Mediziner war anwesend. Die echevins berichteten der Stadt, dass die Ärzte von außen entschieden hätten, die Epidemie sei ein malignes (nicht ansteckendes) Fieber, das durch schlechte Nahrungsmittel verursacht würde. Dies war aber eine komplette Lüge, wie die Ärzte vor der Krone klarstellten. Sie hatten einstimmig berichtet, dass die Pest ausgebrochen sei und sich wahrscheinlich noch verschlimmern würde. Die Behauptungen der echevins waren ein bewusster Versuch, die Panik zu begrenzen und eine noch strengere Quarantäne durch die Provinz zu vermeiden.

Bertrand berichtete, dass, als die Pestilenz sich verschlimmerte, die Probleme unter den Medizinern nachließen. Noch wichtiger war, dass er die innere Festigkeit seiner Berufskollegen (jeder Art) angesichts der Krise in höchsten Tönen lobte. Den zwölf Ärzten des Kollegiums wurden verschiedene Aufgaben zugewiesen: zwei waren für das Arsenal zuständig, zwei für das Hospital für die Seeleute, jeweils einer für das Spital, das Hôtel Dieu und die Abtei St. Viceur und vier für Hausbesuche bei den Kranken. Nur einer floh aus der Stadt und dieser war bereits sehr krank. Von den verschiedenen Wundärzten (Chefwundärzten, Spitalswundärzten und Lehrlinge) flohen nur sechs. Die zahlreichen Apotheker verhielten sich besonders lobenswert, da nur einer ging. Daher war die Stadt mit medizinischem Personal gut versorgt, aber die ineffektiven Aktionen der Beamten behinderten, ja vereitelten weiterhin die Bemühungen, die Pest in ihrem Vormarsch zu stoppen. „Reiche und Arme, Männer & Frauen, Junge und Alte wurden alle gleichermaßen zu Opfern, und die ganze Stadt füllte sich

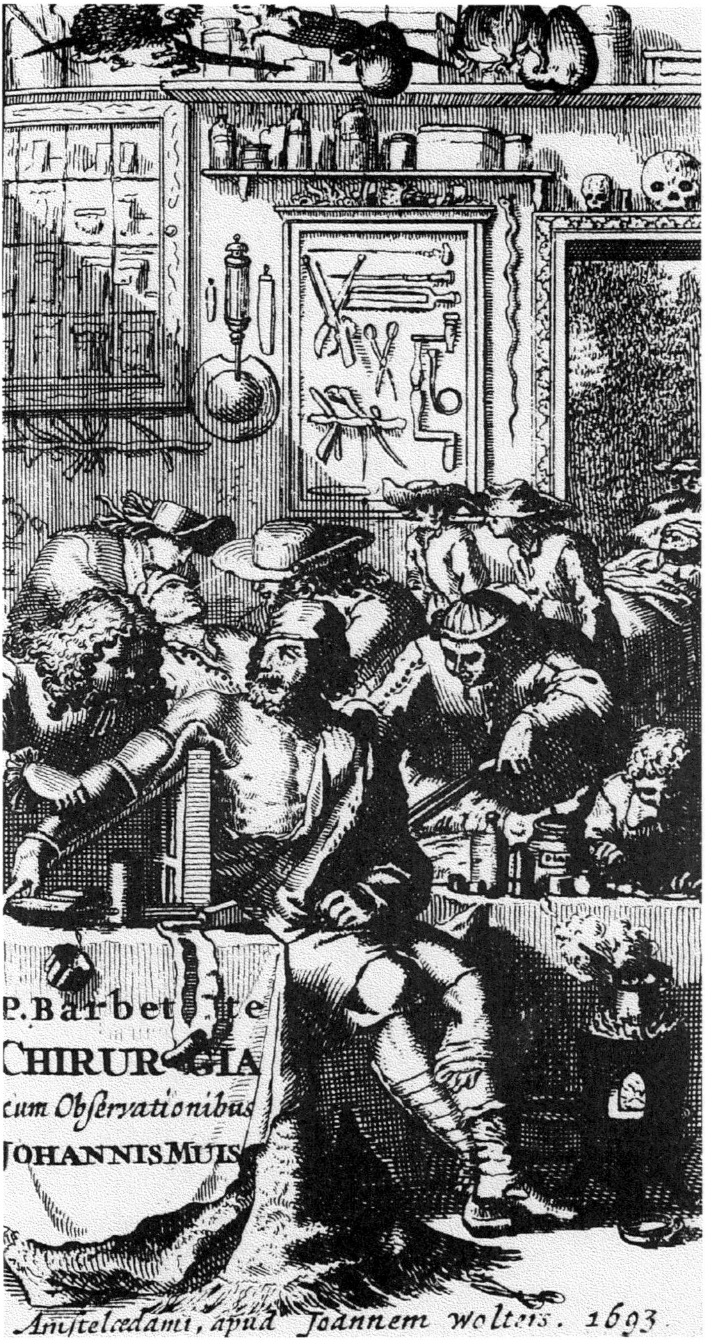

Ansicht eines Barderladens aus dem späten 17. Jh., in dem eine Reihe Menschen behandelt wird. An der hinteren Wand sind verschiedene Instrumente des Gewerbes zu sehen. (Aberdeen University Library)

mit Trauer und Tränen“. Ende August erreichte die Sterblichkeit ihren Höhepunkt und verschlimmerte sich durch die Auswirkungen der Quarantäne gar noch: „die Verzweiflung und der Mangel waren fast genauso verbreitet wie die Ansteckung“. Wie Pepys in London festgestellt hatte, bedeuteten Verzweiflung und Furcht, dass „in jeder Brust alle Nächstenliebe ausgelöscht ward“.

Wie bereits vermerkt wurde, wurde der Stadt die Furcht erspart, der Seuche ohne kirchlichen Segen gegenüberstehen zu müssen. Auch wenn die anglikanischen Pfarrer größtenteils aus London geflohen waren, blieben die katholischen Priester und Mönche. Bertrand nahm sich besonders der Kanoniker der Kathedrale an, allerdings um sie speziell zu rügen. Nur einer von ihnen blieb. Die meisten Gemeindepriester jedoch verblieben auf ihren Posten, und die Mönche waren besonders gewissenhaft in ihrer Arbeit, mit schlimmen Konsequenzen. Von den 31 Jesuiten beispielsweise erkrankten 29 und 20 starben. Die Bemühungen des Bischofs verschafften ihm einen Heldenstatus in den Herzen der Menschen. Er bewegte sich ohne Rücksicht auf sein eigenes Wohlergehen frei in der Stadt. Mitte September ordnete er an, dass alle Priester, die geflohen waren, zurückkehren müssten, da sie sonst ihre Pfründe verlieren würden. In einem Fall ließ er die Mönche eines ganzen Klosters ihrer Pfründe verlustig gehen und sie durch andere ersetzen, als sie erst sehr spät zurückkehrten.

Die persönlichen Tragödien waren natürlich die schlimmsten Aspekte der Pest. Doch die kumulativen Auswirkungen der Seuche machten die Lage noch herzzerreißender. Die Befallenen verließen schnell ihre Häuser, um auf den großen Boulevards und Promenaden der Stadt Trost zu suchen. Gegen Fieber ankämpfend wollten sie Zugang zu Wasser und frischen Brisen. Doch Bertrand gab zu, dass sie, in den Straßen liegend und sterbend, von allen Christen gemieden wurden, und die einzige Hoffnung auf Akte der Nächstenliebe von Türken und Muslimen ausging. Die Sterbenden, die Schutz unter ihren Bäumen suchten, bedeckten fast ganz die Rue Dauphine (300 m lang und 10 m breit), die zum Hospital führte. Die Berge an Leichen waren so hoch, dass das Gewicht die unteren zerdrückte und aufplatzen ließ, was zum Gestank und der Gefahr – und dem Schrecken – der Pestilenz noch mehr beitrug. Das Hospital, in dem die armen und Waisenkinder der Stadt untergebracht waren, war ein Bild des Schreckens. Von den 2.000 – 3.000 Kindern überlebten nur 100; der Rest starb hinter seinen Türen. Im Februar 1721 wurde der Betreuer wegen seines Missmanagements der Krise gehängt. Um auf heiligem Boden zu sterben, krochen die Befallenen einmal zur Kathedrale, wo sich schließlich 1.000 Leichen sammelten. Die menschlichen Leichen waren nicht genug; die Leute schlachteten die Hunde und warfen sie ins Meer, das die Kadaver prompt wieder auf die Anlegestellen und die Promenaden der Stadt schleuderte.

Mit der größer werdenden Katastrophe (und Leichenbergen) konfrontiert, handelten die städtischen Beamten schließlich. Sie nahmen das Hilfsangebot der Flottenoffiziere an, die 133 Strafgefangenen ihre Freiheit versprachen, wenn sie dabei halfen, die Straßen von den Leichen zu säubern. Alles in allem standen die echevins drei Aufgaben gegenüber. Erstens, die Ordnung wiederherzustellen. Dann, für Nahrungsmittel zu sorgen, Beamte zurückzurufen und Plünderer zu bestrafen. Und schließlich mussten die Führer Marseilles einen Weg finden, die Preise zu kontrollieren, um eine angemessene (und bezahlbare) Versorgung mit Nahrung zu gewährleisten. Ende August erreichte die Sterblichkeitsrate beinah 1.000 Tote pro Tag. Die Stadt zog verschiedene Notfallmaßnahmen in Betracht, um mit den Leichen umzugehen. Kremierung wurde zurückgewiesen, da man befürchtete, der Rauch würde die Pest nur verbreiten. Jemand schlug vor, die Leichen auf Schiffe zu bringen und im Meer zu versenken. Es wurde aber befürchtet, dass die Leichen nach wenigen Tagen einfach an die Oberfläche kommen und dann mit den Hundekadavern an das Ufer geworfen würden. Die Leichen unter den Straßen zu begraben, war nicht durchführbar, und auch nicht die Idee, sie aufzustapeln und mit viel Kalk zu bestreuen. Letztendlich entschied die Stadt, sie zusammen mit großen Mengen Kalk in Gewölbe unter den Kirchen der Stadt zu stecken, damit sie sich schnell auflösten. Die 1.000 Leichen an der Uferpromenade La Tourette wurden in ein Loch in der alten Stadtmauer geworfen und unter Geröll begraben. Diese Maßnahmen begannen zwar, die Zahl der Leichen in den Straßen zu verringern, konnten aber mit dem wachsenden Problem nicht Schritt halten.

Die offensichtliche Inkompetenz der echevins veranlasste schließlich den Regenten (Phillippe, Duc d'Orleans, 1674 – 1723) im Namen Louis' XV. (1710 – 1774), De Langeron zum zeitweiligen Kommandanten der Stadt zu ernennen. Er entschied, dass drei Dinge höchste Priorität hatten: Wiederherstellung der Ordnung, Spitalbetten für die Befallenen und das Ausheben von weiteren Leichengruben. Am 12. September begann De Langeron mit der Arbeit. Er ordnete den Rückruf aller Notare (die für die Aufsetzung von Testamenten notwendig waren), Hebammen (zu viele Frauen und Kinder starben bei der Geburt) und Beamten an. Ungehorsam würde hart bestraft werden. Auch wies er die Beseitigung aller Kleidungsstücke, Möbel und allen Abfalls von den Straßen an. Zudem wurde den Fischern befohlen, die Hundekadaver in Netze zu packen und sie auf See zu schleppen. Er warb auch eine große Zahl medizinischen Personals an, um die nun gelichteten Reihen der örtlichen Mediziner zu füllen. Über ein Dutzend Ärzte und Chefwundärzte wurden angeworben. Die Kosten, um jemanden dazu zu bringen, in einem solch gefährlichen Umfeld zu arbeiten, waren jedoch sowohl hoch als auch eine Gelegenheit zur Erpressung. M. Pons, ein Arzt aus dem Languedoc, verlangte eine Summe, die 6.000 britischen Pfund entsprach und weitere £ 1.000 jährliche Pension für sich, seine Frau und seine Kinder. Die Stadt hatte keine andere Wahl, als zuzustimmen. Sehr zum Verdruss Bertrands ließ De Langeron sogar Mon. Varin, seine Frau und seinen Neffen, die „Empiriker" (Chemieärzte) waren, mit ihrem „Besonderen" (chemisches Heilmittel oder Elixir) ein, das sie für £ 20 verkauften. Die finanzielle Last wurde (wie in London) durch großzügige Spenden aus dem Rest des Landes etwas gemindert – ein Mon. Laun spendete Marseille allein £ 100.000.

Als die Bemühungen De Langerons anfingen zu greifen, verbesserte sich die Lage. Die Beseitigung der Leichen war ein großer Segen, der es ermöglichte, dass Geschäfte wieder öffneten und sich eine gewisse Normalität einstellte. Auch kamen manche Führungspersönlichkeiten langsam wieder ihren Verantwortlichkeiten nach. Schließlich trafen am 3. Oktober königliche Truppen ein, um die Stadttore zu sichern. Am nächsten Tag wurde endlich ein Siechenspital in der La Charité und im nahegelegenen Jeu-de-Mail-Gebäude eröffnet. Den Ärzten Robert und Bouthillier wurde die Verantwortung für Ersteres und Pons und Guilhermin für Letzteres übertragen. Guilhermin starb kurz danach und wurde durch Audon ersetzt. Das medizinische Personal war auch besser organisiert, indem Chycoineau das Kommando über die Ärzte erhielt und die Wundärzte Soulliers und Nellaton unterstellt wurden. Und endlich verfügte die Stadt über eine ausreichende Zahl an Betten für die Befallenen, just als die Zahl der Infizierten begann zurückzugehen. Auch wenn der Rückgang an neuen Krankheitsfällen mehr als begrüßt wurde, vermerkte Bertrand, dass die Sterblichkeitsrate so hoch war wie zuvor. Nichtsdestotrotz war für jedermann sichtbar, dass die Pestilenz sich nicht nur abschwächte, sondern die Stadt auch endlich mit der Situation zurechtkam.

Bertrand notierte, dass die sich verbessernde Lage den Effekt hatte, die Menschen zu ermutigen, nach draußen zu gehen. Wenn auch nun etwas tapferer, war die Beklommenheit der Einzelnen an ihrem Verhalten abzulesen. Sie trugen 2,40 – 3 m lange Stäbe (sogenannte bâtons de St. Roch), um einen „sicheren" Abstand zwischen sich und allen anderen halten zu können. Doch gerade als die Lage besser aussah, befiel die Seuche das wohlhabendste Viertel der Stadt (St. Ferreol) aufs Heftigste. Das mag teilweise an der Rückkehr der Reichen nach der Wiederherstellung der Ordnung gelegen haben. Wie Bertrand bemerkte, waren die Reichen erst geflohen und

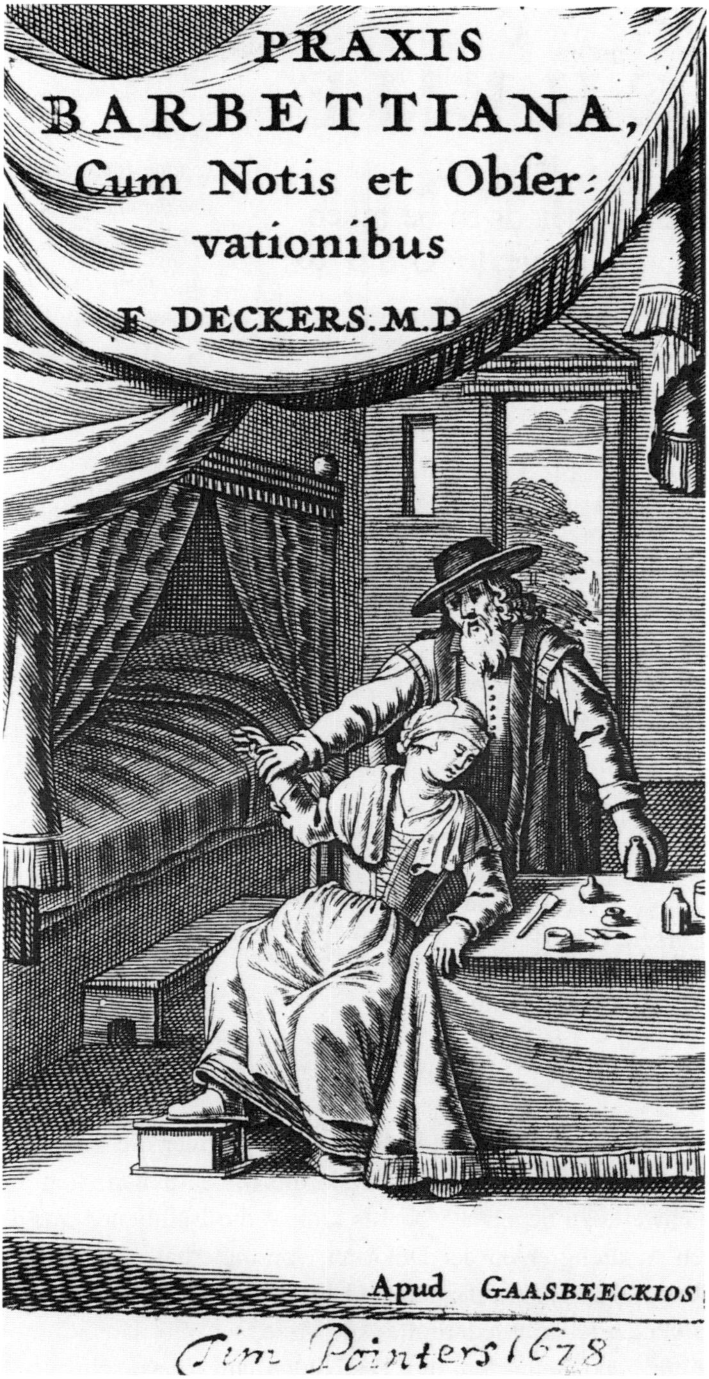

Ein Barder, im späten 17. Jh. einen Aderlass an einer Frau durchführend. (Aberdeen University Library)

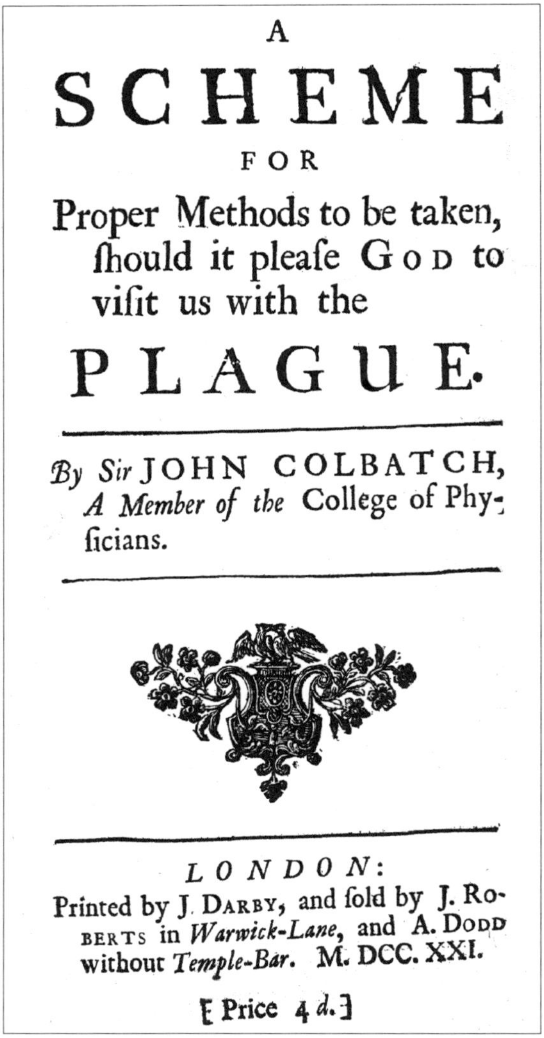

A

SCHEME

FOR

Proper Methods to be taken, ſhould it pleaſe GOD to viſit us with the

PLAGUE.

By Sir JOHN COLBATCH, A Member of the College of Phyſicians.

LONDON:

Printed by J. DARBY, and ſold by J. ROBERTS in Warwick-Lane, and A. DODD without Temple-Bar. M. DCC. XXI.

[Price 4 d.]

Der Ausbruch in Marseille sorgte in Großbritannien für Sorge, und Autoren blickten auf Darstellungen der Pest von London 1665 zurück. Diese Veröffentlichung war typisch für die, die Ratschläge für Maßnahmen zum Umgang mit der Pest gaben. (Aberdeen University Library)

nun zurückgekehrt. Daher „sind [die Reichen] immer die Letzten, die von der Ansteckung befallen werden, da sie die Mittel haben, sich außerhalb ihrer Reichweite zu begeben". Nichts konnte die Befallenen vor den katastrophalen Anstrengungen der Doktoren von außerhalb schützen, die, wie Bertrand sagte, genauso effizient und wirkungsvoll töteten wie die Pestilenz. Sie verschrieben wiederholte Aderlässe, schwere Brechmittel, starke Abführmittel und schnitten die Pestbeulen auf (was schwere Schockzustände verursachte).

Die letzte Woche des Oktobers ließ die Stadt allgemein aufatmen, als keine neuen Fälle berichtet wurden. Auch wenn im November noch einmal einige Fälle auftraten, war klar, dass die Pestilenz zurückging. Am 15. Oktober stieg der Bischof auf die Spitze des Turms der Gemeindekirche in Accoulles und ließ die Glocken läuten, während die Galeeren ihre Kanonen abfeuerten. Diese Signale sollten die Menschen zum Gebet für die Erlösung und zur Danksagung rufen (entweder zu Hause oder vor den Kirchen). Die Menschen von Marseille und ihre Herrscher standen nun der entmutigenden Aufgabe gegenüber, mit den Folgen der Pest fertigzuwerden. Das Einsammeln der Leichen wurde beschleunigt, als fast 700 Strafgefangene eingezogen wurden. Ihre Mühen säuberten die Straßen schnell von den Leichen. Ein bizzarerer Effekt des Rückgangs der Seuche war eine Heiratswut. Bertrand notierte, dass die Armen nun wohlhabender geworden waren und sich eine Mitgift eher leisten konnten. Zudem waren Söhne und Töchter nun entweder frei von elterlicher Kontrolle (wenn ihre Eltern tot waren), oder sie wurden nicht länger von ihren älteren Geschwistern blockiert und waren daher in der Lage zu heiraten. Witwer, Witwen und viele andere eilten nun von den Gräbern zum Traualtar. Um zu verhindern, dass dieses Verhalten die Pest wieder anfachen würde, bestand die Stadt auf Gesundheitszeugnissen für die frisch Vermählten. Und die Stadt musste natürlich mit einem massiven Rückstand bei strafrechtlicher Verfolgung zurechtkommen, der sich aus der Schließung der Gerichte im Sommer und dem deutlichen Anstieg der Diebstähle, Plünderungen und des ausschweifenden Lebens ergab, den die Pest verursacht hatte.

Es gab weitere Folgen der Pest. Einige Ärzte beschlossen, Traktate zu veröffentlichen, die vier allgemeine Irrtümer, wie sie sie sahen, über die Pestilenz bei den Reaktionen im Volk zurückwiesen. Erstens leugneten sie, dass die Pest Resultat des Zorns Gottes gewesen sei. Statt dessen handele es sich um ein natürliches Ereignis. Dies Ansicht könnte vermuten lassen, dass Modernität in Form früher aufklärerischer Gedanken begonnen hatte, auf medizinische Überlegungen einen bedeutenden Einfluss zu haben. Doch wenn man in den Traktaten von der Theologie zur Medizin blättert, stellt man fest, dass sich seit den ersten Ausbrüchen in den vierziger Jahren des vierzehnten Jahrhunderts wenig geändert hatte. Sie leugneten, dass die Pest ein unheilbares Leiden sei, auch wenn sie nicht in der Lage waren, eine Heilung zu offerieren. Als Nächstes spotteten sie über jede Andeutung, die Seuche sei ansteckend anstatt rein miasmisch. Und schließlich wiesen sie die populäre Ansicht von sich, dass Feuer (Ausräucherung) und Flucht die einzig effektiven Antworten auf die Pestilenz seien. Während sie also die traditionellen Deutungen der Theologen kritisierten, hielten sie immer noch an den unveränderten Wahrheiten ihres eigenen Berufsstandes fest.

Auf einer praktischeren Ebene hatten die Beamten begonnen, sich der schwierigen Aufgabe der Reinigung der Stadt anzunehmen. Jedes Haus, das infiziert gewesen war, wurde mit einem roten Kreuz markiert. Alles (Tuch) aus dem Inneren der Häuser sollte auf die Straße gebracht werden, und alles auf diesen Stapeln, das es nicht wert war, erhalten zu bleiben, sollte auf öffentlichen Plätzen verbrannt werden. Anschließend sollten die Häuser (mit den Möbeln) mit aromatischen Kräutern und Schießpulver ausgeräuchert werden. Nach der Ausräucherung sollten die Wände, Böden und Decken gründlich geschrubbt und 2 – 3 mal gekalkt werden. Alles in den Straßen, das erhalten bleiben konnte, sollte markiert und außerhalb der Stadtmauern gebracht werden, um von Leuten, die von der Pest genesen waren (also vorübergehend immun waren) kochend gewaschen zu werden. Von denen, die sich diese kostspieligen Aktivitäten leisten konnten, wurde erwartet, dass sie dem Staat Erstattung zahlten. Wenn ein Haus und sein Inhalt vollständig gereinigt war, wurde das rote mit einem weißen Kreuz übermalt. Die Menge dessen, was gereinigt werden musste, war enorm, da viele Kaufleute „aus ihren Gemächern eine Art Warenhaus“ machten. Aufgrund eines Gerüchts, dass alles Tuch verbrannt werden würde, verbargen viele Menschen zunächst ihr Hab und Gut.

Die Kirchen waren in einem noch schlimmeren Zustand, da ihre Gewölbe mit Leichen gefüllt waren. Die Gebäude mussten ebenfalls gereinigt werden, aber geweihte und heilige Gegenstände durften nur von Priestern abgeräuchert werden. Nach einer lange andauernden Zusammenkunft mit städtischen Beamten, Ärzten, Wundärzten, Architekten und Steinmetzen war der Bischof gezwungen, bei der einzig möglichen Lösung für das Problem mit den Gewölben einzuschreiten. Er ordnete an, dass sie zugemauert und mit Eisenstäben und dickem Zement versiegelt werden. Alle anderen Vorschläge wie sie mit Kalk, Essig oder Räuchermitteln zu überschwemmen wurden für hoffnungslos ungeeignet gehalten. Trotz des Verlustes an Privilegien für die Geistlichen und die Reichen, die nun nicht mehr in den Gewölben bestattet werden konnten, verkündete der Bischof, dass sie auf absehbare Zeit verschlossen bleiben würden. Um eine mögliche Re-Infizierung selbst nach der Reinigung der Kirchen zu vermeiden, wurden die kirchlichen Laien nicht eingelassen. Gottesdienste während der Karwoche 1721 wurden hinter verschlossenen Türen abgehalten, während die Gemeindemitglieder draußen warteten. An Ostern jedoch bahnten sich die Massen den Weg in die Kirchen, und anschließend wurden die Messen wieder normal gefeiert.

Bertrand vermerkte schließlich, dass die Sterblichkeit eine größere Auswirkung hatte, als die reine Zahl vermuten lässt. Er notierte, dass viele

Gewerbezweige durch die Pestilenz völlig am Boden lagen. Von 100 Hutmachermeistern waren 53 gestorben. Von den 300 Hutmachergesellen hatten nur ca. 10 % überlebt. Die 104 Tischlermeister verloren 81% ihrer Berufskollegen. Von den 200 Schuhmachern starben 110 (55 %). Die Schneidermeister verloren 57 %. Erstaunliche 93 % der Flickschuster starben, während die Steinmetze nicht weniger als 70 % ihrer Zunft verloren. Wie bereits in vorhergehenden Kapiteln vermerkt wurde, konnten die Toten zwar vielleicht durch Zuwanderung und Geburten ersetzt werden, aber der Verlust an ausgebildeten Arbeitskräften hatte eine langfristige und bedeutende Wirkung auf jede Gemeinde. Marseille bildete da keine Ausnahme.

Im ersten halben Jahrhundert der Pest in Westeuropa verweisen die besten Schätzungen auf einen Bevölkerungsrückgang von mindestens 50 %. Als ob sie die Europäer an ihre Macht erinnern wollte, raffte der letzte Ausbruch der Pestilenz in einem führenden Handelszentrum Europas innerhalb von 12 Monaten die gleiche Prozentzahl dahin. Marseille dient als lebhaftester Mahner an die zerstörerische Kraft der Pest und die hoffnungslose Machtlosigkeit der Menschen beim Kampf gegen sie. Gier, Dummheit, Inkompetenz und Mythen verschworen sich gemeinsam, um der Pest zu ermöglichen, die Stadt 1720 in den Würgegriff zu bekommen, aber es war die Seuche selbst, die über 80 % derer, die sie infiziert hatte, tötete. Während aufgrund der Literatur, Geschichte und Sprache die meisten Leser mit der großen Pest von London vertrauter sein werden, war die Pest von Marseille in Wahrheit dramatischer. Sie stellte nicht nur den letzten Ausbruch in Westeuropa dar, sie war auch eine der zerstörerischsten, die jemals eine große Stadt befallen hatten.

Todt zur Jungfrawen: 95

ACh Jungfraw euwer roter Mund
Wird bleich jetzund zu dieser Stund:
Ihr sprungen gern mit jungen Knaben/
Mit mir mußt jhr ein Vortantz haben.

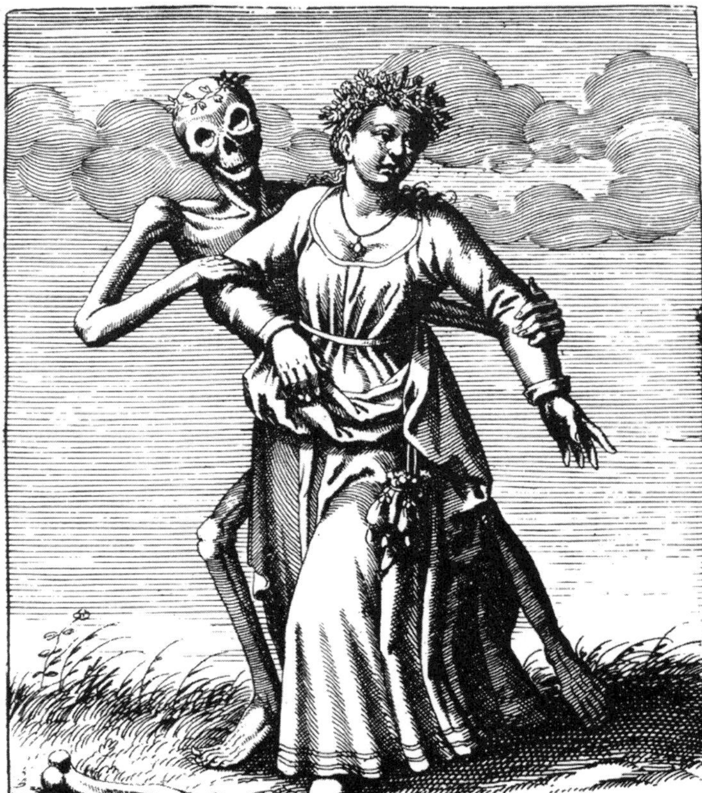

Die Jungfraw:

O Wee/wie grewlich hast mich gfangen/
Mir ist all Muth vnd Frewd vergangen:
Zu tantzen glust mich nimmermeh/
Ich fahr dahin/ade/ade. Todt

Der Tod und die Jungfrau

7

Die vielen Gesichter des Todes

Andere „Plagen“

Bezüglich der Pestilenzen, die wir unter [den Indianern] antreffen, kann ich nicht anders, als zu glauben, dass Gott uns sagt: „Ihr eilt Euch, diese Rasse auszulöschen. Ich werde Euch helfen, sie [durch die Pocken] schneller hinwegzufegen“.

Ein katholischer Mönch in Neu-Spanien

Einer der wichtigsten Aspekte der Geschichte der Pest ist, dass sie nur eine von vielen Epidemien war, die verschiedenste Bevölkerungen im Mittelalter und in der frühen Neuzeit verwüstete. Ihre dauerhafte Position in der allgemeinen Vorstellungswelt und im kollektiven Gedächtnis hat nur wenig Bezug zu ihrer eigentlichen Geschichte. Andere Seuchen wie Grippe, Pocken und Masern töteten wahrscheinlich genauso viele Menschen. Die Syphilis, Tuberkulose und Lepra schwächten und töteten ebenfalls eine bedeutende Zahl an Menschen. Auch Hungersnöte und Kriege, Typhus und Flecktyphus, Gelbfieber und Cholera forderten eine enorme Zahl an Menschenleben. Was also ließ – und lässt – die Pest herausragen? Zunächst hinterließ der plötzliche Einfall des schwarzen Todes im vierzehnten Jahrhundert eine permanente Narbe auf der Seele der Westeuropäer. Zweitens tötete die Pest, anders als andere Seuchen, die Kinder, Ältere und Geschwächte in großer Zahl dahinrafften, ansonsten gesunde Menschen, die mitten im Leben standen. Diese Fähigkeit, die Schlüsselpersonen einer Gemeinschaft zu befallen, hilft, ihre bedeutende Auswirkung auf die Demographie und Wirtschaft zu erklären. Und schließlich bildeten die meisten anderen Seuchen ein regelmäßiges Merkmal des Lebens. Die Menschen starben jährlich an ihnen.

In realen Kategorien töteten die Pocken insgesamt vielleicht genauso viele Menschen, aber jeweils eben immer nur wenige, und sie befielen meistens junge Menschen. Die Pest ließ Gemeinden für bis zu zwanzig Jahre unberührt, nur um dann zurückzukehren und innerhalb weniger Monate ein Viertel bis zur Hälfte der Bevölkerung zu töten. Die sehr willkürliche Unvorhersehbarkeit der Pest machte sie beängstigender, und die Heftigkeit

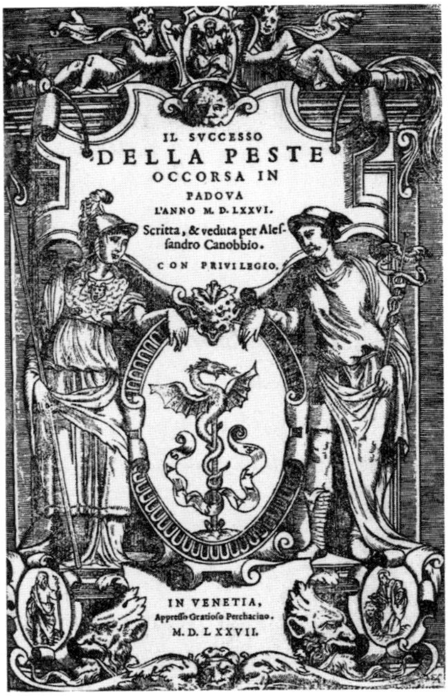

IL SVCCESSO
DELLA PESTE
OCCORSA IN
PADOVA
L'ANNO M. D. LXXVI.
Scritta, & veduta per Alessandro Canobbio.
CON PRIVILEGIO.

IN VENETIA,
Appresso Gratioso Perchacino.
M. D. LXXVII.

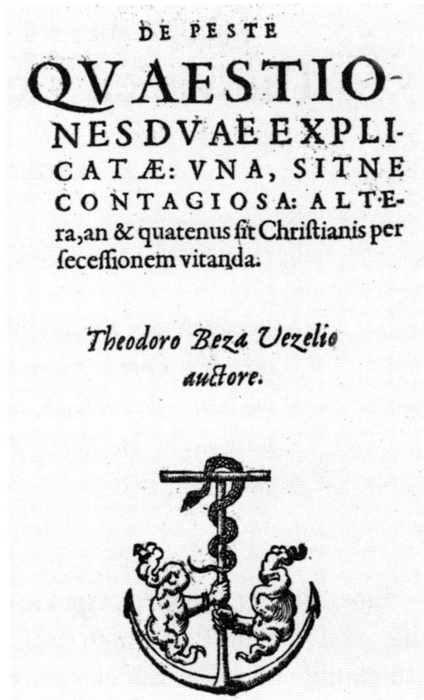

DE PESTE
QVAESTIONES DVAE EXPLICATAE: VNA, SITNE CONTAGIOSA: ALTERA, an & quatenus sit Christianis per secessionem vitanda.

Theodoro Beza Vezelio auctore.

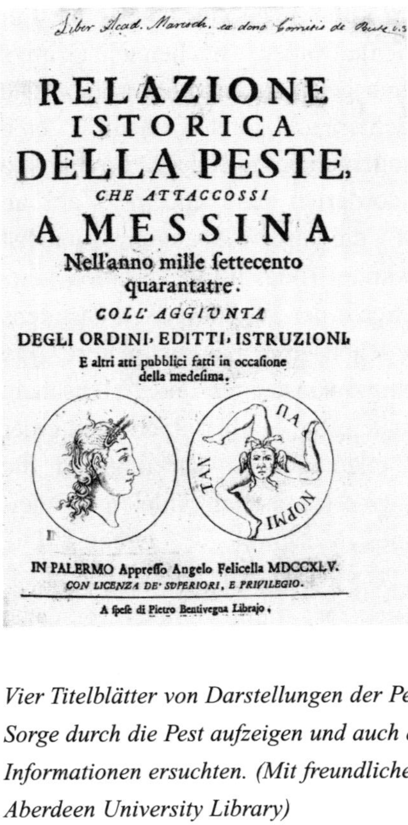

RELAZIONE
ISTORICA
DELLA PESTE,
CHE ATTACCOSSI
A MESSINA
Nell'anno mille settecento quarantatre.
COLL' AGGIUNTA
DEGLI ORDINI, EDITTI, ISTRUZIONI,
E altri atti pubblici fatti in occasione della medesima.

IN PALERMO Appresso Angelo Felicella MDCCXLV.
CON LICENZA DE' SUPERIORI, E PRIVILEGIO.
A spese di Pietro Bentivegna Librajo.

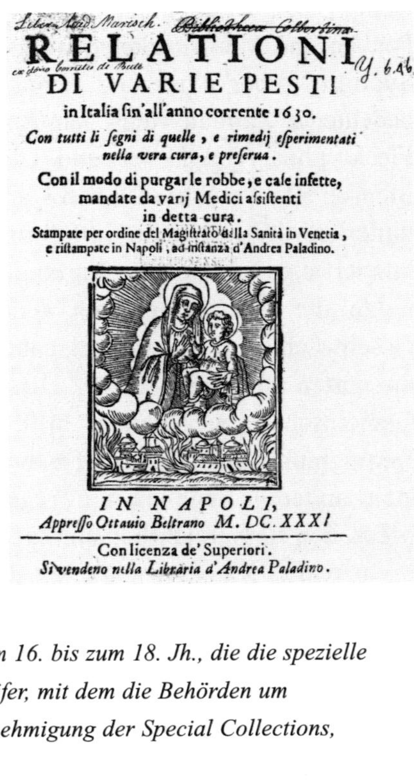

RELATIONI
DI VARIE PESTI
in Italia sin'all'anno corrente 1630.
Con tutti li segni di quelle, e rimedij esperimentati nella vera cura, e preserua.
Con il modo di purgar le robbe, e case infette, mandate da varij Medici assistenti in detta cura.
Stampate per ordine del Magistrato della Sanità in Venetia, e ristampate in Napoli, ad instanza d'Andrea Paladino.

IN NAPOLI,
Appresso Ottauio Beltrano M. DC. XXXI.
Con licenza de' Superiori.
Si vendeno nella Libraria d'Andrea Paladino.

Vier Titelblätter von Darstellungen der Pest vom 16. bis zum 18. Jh., die die spezielle Sorge durch die Pest aufzeigen und auch den Eifer, mit dem die Behörden um Informationen ersuchten. (Mit freundlicher Genehmigung der Special Collections, Aberdeen University Library) der jeweiligen Ausbrüche ließ sie im Gedächtnis (und daher in der Geschichte) einer Gesellschaft herausragen. In der mittelalterlichen und frühneuzeitlichen Welt starben die meisten Menschen an einer bakteriellen oder Viruserkrankung oder vielleicht durch Krisen wie Kriege und Hungersnöte; nur wenige starben im Alter nach dem Versagen lebenswichtiger Organe. Daher bildeten Krankheiten keine Überraschung. Epidemien kamen nicht unerwartet. Die Pest ragt im Gedächtnis und der Erfahrung der Befallenen hervor, und tut dies weiterhin in den Köpfen ihre Nachkommen, weil sie unvorhersehbar und heftig war. Die Pest tötete nicht nur Menschen; sie zerstörte ganze Gemeinschaften. Die Pest bildete keine regelmäßige und unablässige Gefahr, der jedermann täglich ausgesetzt war; sie war eine unregelmäßige Katastrophe. Die Pest war nicht nur eine unangenehme Begleiterscheinung eines schwierigen Lebens; sie war die Personifizierung des Todes.

Die Seuche, die die größte Ähnlichkeit an Reaktionen beim Volk, den Eliten und den einschlägigen Berufen aufwies, war die Lepra. In der Tat war das Lazaretto bei Pestausbrüchen, das oben so oft erwähnt wurde, eigentlich eine Weiterentwicklung der Leprosorien (leprosaria). In vielen Fällen wurden die vorherigen Leprahäuser in das Lazaretto der Stadt umgewandelt, bis ein zweckorientiertes Hospital gebaut werden konnte. Darüber hinaus war die Haltung gegenüber Leprakranken und der Lepra ähnlich der gegenüber Pestopfern und der Epidemie selbst und bedingte sie sogar. Es ist das Begreifen der Lepra als Mal göttlicher Missgunst und göttlichen Zorns, das so einfach übernommen wurde, um die Pestausbrüche zu verstehen und zu erklären, das von größtem Interesse ist.

Die Lepra wurde als Strafe Gottes für Einzelne (statt ganzer Gruppen) für versteckte Sünden (oder sogar Gedanken) aufgefasst. Genauer wurde Leprakranken unterstellt, sich heimlich besonders ekelerregender und entsetzlicher Sünden sexueller Natur schuldig gemacht zu haben. Allerdings gibt es eine ziemliche Debatte darüber, ob die Lepra (Hansen-Krankheit) vor dem schwarzen Tod überhaupt in Westeuropa existierte. Als biologische Seuche datieren literarische Quellen (neben der Bibel) die Krankheit in Indien schon auf 600 v.Chr. Heidnische Quellen aus der griechisch-römischen Welt, orthodox-byzantinische Autoren und spätere medizinische Autoren des Islam behandelten die Seuche als rein körperliches Leiden, das zu erheblicher Entstellung (und letztendlich zum Tod) führte. Im Westen jedoch wurde die Lepra im siebten Jahrhundert mit Ketzerei gleichgesetzt. Ein Lepröser war ein Mensch mit falschem Glauben und falschen Praktiken, die im Gewande eines Hautleidens von Gott sichtbar gemacht wurden.

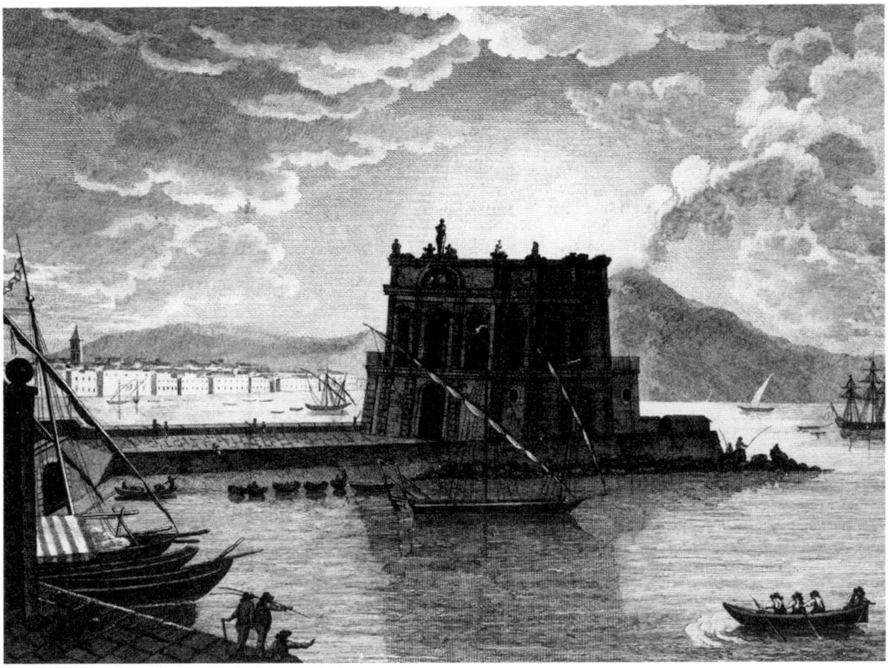

Ansichten einer Studie John Howards der wichtigsten Lazarettos (Gebäude für die Behandlung derer mit infektiösen Krankheiten) in Europa. Oben das Gesundheitsamt an der Hafeneinfahrt in Neapel, unten das Lazaretto in Genua (man beachte die Abgeschiedenheit). (Aberdeen University Library)

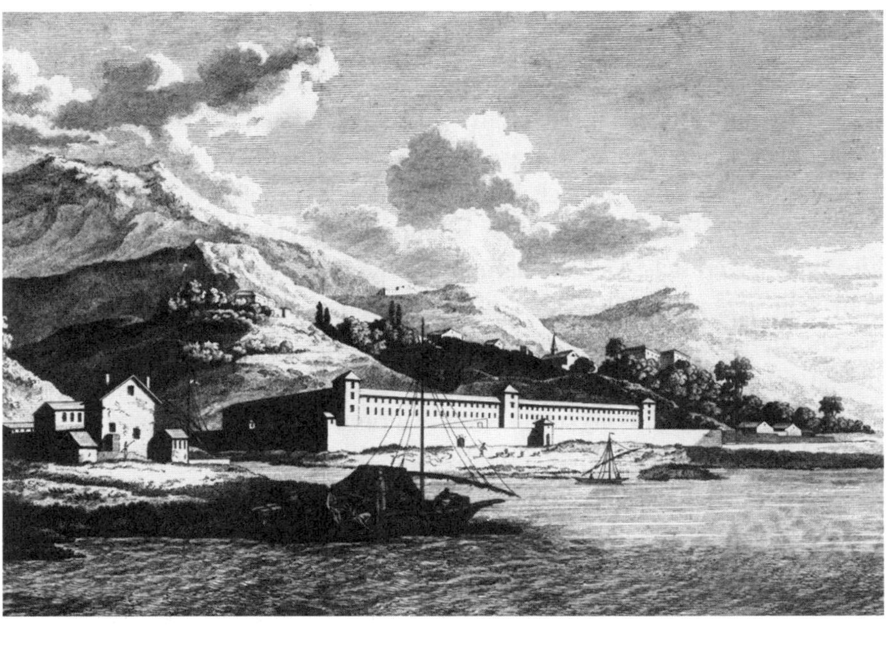

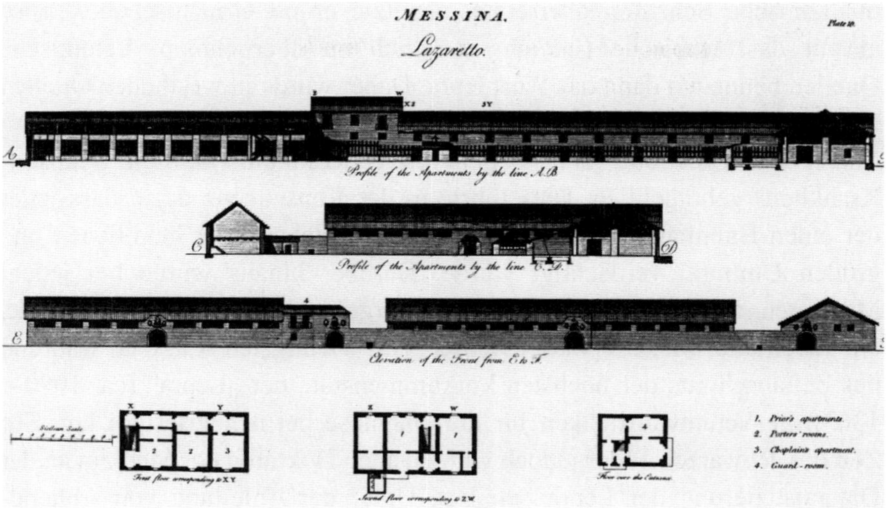

Eine weitere Abbildung aus Howards Werk: Diagramm des Lazarettos in Messina. (Aberdeen University Library)

Die Verwechslung der Seuche Lepra mit dem spirituellen Zustand Lepra beruhte auf einer Verwechslung bei der Übersetzung hebräischer Darstellungen der Seuche in der Bibel ins Griechische und später ins Lateinische. Im Pentateuch der hebräischen Bibel waren Lepröse Individuen (oder Dinge oder gar Häuser), die durch offensichtliche Makel einer schimmeligen oder schuppigen Art gekennzeichnet waren. Diese Menschen und Gegenstände wurden dann von Priestern untersucht und für „leprös“ oder nicht erklärt. Nachdem die Diagnose, die die Krankheit bestätigte, erstellt worden war, wurde die infizierte Person oder der infizierte Gegenstand vom Volk Gottes getrennt, bis die Priester sicherstellen konnten, dass der Makel entfernt worden war. Das benutzte hebräische Wort lautete *zara'at* (oder „rituelle Unreinheit“). Mit anderen Worten, Lepra im biblischen Gesetz bezieht sich eher auf eine Qualität der Reinheit als auf eine bestimmte Krankheit. Manche Gelehrte behaupten unmissverständlich, dass die Hansen-Krankheit zu biblischen Zeiten gar nicht aufgetreten sei.

Als die Bibel für hellenisierte Juden, denen Griechisch vertrauter als Hebräisch war, ins Griechische (in die Septuaginta) übersetzt wurde, wurde das Wort λεπρα benutzt. Dies bezog sich auf die Lepra, aber auch auf Zustände wie Schimmel und Schuppen. Das griechische Wort bezeichnete eine relativ unbestimmte Form eines Makels statt eines bestimmten klinischen Zustands. Als Constantinus Africanus (ca. 1020 – 1087) islamische medizinische Schriften übersetzte, benutzte er im Griechischen λεπρα, anstatt das Arabische (*judhäm*) wörtlich zu übernehmen. Lateinische Quellen benutzten dann das Wort lepra. Daher wurde in westlichen Quellen für andere literarische Verweise ein einziges Wort auf einen moralischen Makel (*zara'at*) und eine degenerative Krankeit (*judhäm*, Hansen-Krankheit) gebräuchlich. Dies führte in der Konsequenz dazu, dass jeder der einen Hautmakel aufwies, der Lepra und daher einer heimlichen und großen Unmoral verdächtigt wurde. Darüber hinaus würde bei jedem Menschen, der jenseits dessen eines verborgenen Übels verdächtigt wurde, ein äußerlicher Makel erwartet werden. Am wichtigsten war, dass während des Zeitabschnitts der höchsten Vorkommensrate der „Lepra" (ca. 1090 – 1363) die Verantwortlichkeit für die Diagnose bei den Priestern lag. Zur Zeit des schwarzen Todes jedoch wurden auch Doktoren der Medizin an der Diagnostizierung der Lepra beteiligt. Unter der Anleitung von Abhandlungen – z.B. Guy de Chauliac (ca. 1300 – 1368), *La Grande Chirurgie*, 1363 – die die Hansen-Krankheit anhand der Symptome klar definierten, wurden immer weniger „Lepröse" festgestellt.

Dies lässt es interessanterweise möglich erscheinen, dass die Lepra in den drei Jahrhunderten vor dem schwarzen Tod nicht eine Krankheit im eigentlichen Sinne war, sondern eine gesellschaftlich konstruierte Kategorie des Einzelnen – ein Geisteszustand, eine künstlich geschaffene gesellschaftliche Kategorie. Die Menschen bekamen nicht Lepra, sie waren Lepröse. Da die Hansen-Krankheit eigentlich sehr selten ist (und es immer gewesen zu sein scheint), ist eine solche Deutung nötig, um die hohe Vorkommensrate der Krankheit zwischen dem elften und dem vierzehnten Jahrhundert zu verstehen. Etliche tausend Leprosorien wurden in dieser Periode in ganz Westeuropa errichtet. Wenn man zurückhaltend von vierzehn Leprösen pro Einrichtung ausgeht, boten die 220 Leprosorien in England und Schottland Platz für 3.080 Lepröse (bei einer Bevölkerung von nur 1,5 Millionen).

Untersucht man geäußerte Ansichten über die Lepra, wird klar, dass über etwas anderes als eine bestimmte Krankheit geredet wird. Der heilige Louis IX. (1215-1270) von Frankreich, der große Kreuzritter und religiöse Eiferer, sagte, dass „Du wissen solltest, dass keine Lepra so häßlich ist wie die Lepra des Lebens in Todsünde, denn die Seele, die in Todsünde lebt, ist wie der Teufel". Zur Mitte des zwölften Jahrhunderts schrieb ein Pariser Mönch als Chronist, dass „Hurenböcke, Konkubinen, die Inzestösen, Ehebrecher, Habgierigen, Wucherer, falsche Zeugen, Meineidige ... alle, die wie diese durch Schuld von Gott gelöst sind, alle von den Priestern für leprös gehalten werden". In *Cor Nostrum*, einer Bulle des Papstes

Alexander III. (ca. 1105 – ca. 1181), wurde König Balduin IV. von Jerusalem (ca. 1161 – 1185) zum Leprösen erklärt, weil er nichts fühlte, wenn er mit Nadeln gestochen wurde (d.h. seine Haut war schmerzunempfindlich). Später wurde von Hexen behauptet, sie hätten ein Teufelsmal, dass ebenfalls für Berührung, Schmerz und Feuer unempfindlich sei.

Während dies die Stigmatisierung bestimmter Menschen als Lepröse erklären mag, teilt es uns noch nicht mit, wie es zu dem massiven Zuwachs an Leprosorien (und ihren Insassen) kam. Während des 3. Laterankonzils unter Papst Alexander III. wurden scharfe Angriffe gegen die Sodomie und die Ketzerei der Katharer im Süden Frankreichs geführt. Letztere wurden schließlich in einem blutigen und schrecklichen Kreuzzug gegen ketzerische Christen (statt gegen Ungläubige) vernichtet. Das Konzil griff auch Lepröse an. Es bestand darauf, dass sie von den Gemeinden zu trennen seien, damit sie andere nicht infizierten. Zu diesem Zweck wurden viele Leprosorien benötigt, die mit einem Priester, einer Kapelle und einem separaten Friedhof ausgestattet werden mussten. Die „Quarantäne" der Leprösen sollte vollständig und dauerhaft sein. Da es viel mehr Priester als Gemeinden gab, boten diese Häuser zusätzliche Arbeitsplätze für den Klerus. Die Stiftung von Leprosorien wurde als „gutes Werk" der Nächstenliebe betrachtet. Das 4. Laterankonzil (1215) verlangte auch, dass Lepröse (und Juden, die für besonders lepraanfällig gehalten wurden) besondere Erkennungszeichen tragen sollten. Lepröse bildeten daher eine Ansteckung innerhalb der Gesellschaft, vor der die Gesellschaft geschützt werden musste. Ihre Gefahr ging weniger von medizinischer oder körperlicher Infektion aus, als von der Möglichkeit, dass ihre Unmoral und Verkommenheit andere ebenfalls verkommen lassen könnte.

Natürlich ist es möglich, dass Lepra (die Hansen-Krankheit) tatsächlich vorkam und ihr einfach eine moralisierende Deutung zuteil wurde. Aber zahlreiche Ausgrabungen auf Leprösenfriedhöfen förderten lediglich eine Handvoll Skelette zu Tage, die Zeichen einer Krankheit aufwiesen, die zu extremer Entstellung hätte führen können. Darüber hinaus ist echte Lepra normalerweise ein Leiden, das die befällt, die am meisten von gesellschaftlichen Entbehrungen und Unterernährung betroffen sind. Dennoch waren Leprosorien nicht kostenlos. Mit Ausnahme weniger armer Lepröser, die durch wohltätige Spenden unterstützt wurden, wurde von der überwältigenden Mehrheit der Insassen in den verschiedenen Leprosorien erwartet, dass sie für ihre „Pflege" zahlten. Durch päpstliches Dekret verloren Lepröse das Recht, Besitz zu erben, und konnten bei schlechter Führung aus dem Leprosorium entlassen werden. Arme Lepröse, die in einer Einrichtung kein Wohltätigkeitsbett finden konnten, durften an Kirchenpforten betteln und waren beinah immer von Gesetzen gegen die Bettelei ausgenommen. Dies alles scheint zu implizieren, dass die 6 – 20 Leprösen pro Leprosorium aufgrund geistlicher oder wirtschaftlicher Gründe und nicht als Ergebnis eines bestimmten medizinischen Befundes eingesperrt waren.

Diese Leprösen waren daher in Krisenzeiten ideale Ziele (Sündenböcke). Am 21. Juni 1321 verkündete König Philip V. von Frankreich (1293 – 1322), dass alle Leprösen in Frankreich des Hochverrats schuldig seien, da sie sich mit den Juden, dem „Sultan von Babylon" und dem muslimischen König von Granada verschworen hätten, die Brunnen des Königreiches zu vergiften. Lepröse und Juden wurden in ganz Frankreich massakriert, ein Vorbote der Vernichtung der Juden im späten vierzehnten und frühen fünfzehnten Jahrhundert zu Zeiten der Pest. Da Lepra als Krankheit betrachtet wurde, die als direktes Resultat der Sünde auftrat, galt die Beteiligung an einem solch offensichtlich bösen Akt als völlig glaubwürdig. Jede krasse Sündhaftigkeit konnte zu einem leprösen Makel führen und musste vermieden werden. Arnaud de Vernoilles (Toulouse, 1321) gab die Gefühle, wenn nicht gar die Schlussfolgerungen wieder, als er erzählte:

> [während] sie die Leprakranken [und die Juden] verbrannten, hatte ich Sex mit einer Prostituierten. Und nachdem ich diese Sünde begangen hatte, begann mein Gesicht anzuschwellen. Ich war zutiefst erschreckt und dachte, ich hätte die Lepra bekommen; ich schwor daraufhin, dass ich in Zukunft nie mehr mit einer Frau schlafen werde; um diesen Schwur zu halten, begann ich, kleine Jungen zu missbrauchen.

1338 sah sich Papst Benedikt XII. (1342 gestorben) gezwungen zu verkünden, dass die Leprösen unschuldig und Opfer einer Verschwörung von Beamten gewesen waren, obwohl er als Jacques Fournier, Bischof von Pamiers, 1321 die Hinrichtung Tausender Lepröser hatte durchführen lassen.

Lepröse waren somit also die Menschen, die von Gott als für bestimmte Sünden seines Zorns würdig gekennzeichnet wurden. Es entwickelte sich ein komplettes System zur Quarantäne dieser Leprösen und zum Schutz der breiteren Gesellschaft vor ihrer Infizierung und Ansteckung. In Krisenzeiten konnten diese Leprösen als Sündenböcke ausgewählt werden -und wurden es auch. Die Pest bot eine andere Reihe von Problemen. Allein durch ihre Natur konnten Einzelne nicht als Überträger der Ansteckung herausgehoben werden. Die Pest machte keine Unterschiede und war zu umfassend für eine solch einfache Deutung. Daher wurde sie als gemeinschaftliche Krankheit betrachtet. Wenn die Lepra ein moralischer Makel bei einem

Einzelnen war, dann war die Pest ein moralischer Makel einer Gemeinschaft. Aber es blieb die Notwendigkeit der Einsperrung, der Abschottung und der Quarantäne wie auch die Neigung, Sündenböcke zu finden. Die Pest war eine komplexere Infektion des Staatswesens, aber man ging mit vielen der gleichen Methoden wie gegen die Lepra gegen sie vor. Am interessantesten ist, dass das Auftreten der Pest mit einem fast vollständigen Verschwinden der Lepra zusammenfiel. Dies bot der Gesellschaft Westeuropas Tausende nunmehr ungenutzter und unerwünschter Gebäude für die Abschottung und Einsperrung ansteckender Menschen. Das Verschwinden der Lepra hätte zeitlich nicht passender sein können.

1720 starben auf der kleinen Insel Foula im Norden Schottlands ungefähr 180 Menschen einer Bevölkerung von 200. Diese abgelegene Gemeinde war von den Pocken befallen worden. Wie die Pest scheint diese Seuche der Antike unbekannt gewesen zu sein. In ihrer mildesten Form wurde sie zuerst von dem islamischen Autoren Al-Razi 910 n.Chr. beschrieben. Über einen Großteil der darauf folgenden Jahrhunderte blieben die Pocken eine endemische Kinderkrankheit, die die meisten jungen Menschen befiel und 5 – 10% der Infizierten tötete. Auch wenn viele Kinder starben, waren sie doch für die meisten nur eine unangenehme Krankheit, die im schlimmsten Falle Narben zurückließ und im besten den Überlebenden dauerhafte Immunität verlieh. Aber wie auf Foula konnte sie äußerst virulent und zerstörerisch wirken, wenn sie an Orten auftrat, wo es keinen Kontakt mit ihrer Variante als Kinderkrankheit gegeben hatte.

Die Virulenz der Pocken als Epidemie wurde den Völkern der Neuen Welt nach 1492 sofort offenbar. Europäer trugen die Krankheit in Gemeinschaften ohne natürliche Immunität. Das Volk der Taino in der Karibik wurde fast vollständig ausgelöscht (die wenigen Überlebenden wurden in den Arbeitskolonnen ihrer spanischen Eroberer vernichtet). Innerhalb weniger Monate nach ihrem ersten Kontakt mit den Europäern rafften die Pocken über ein Drittel der Bevölkerung der Azteken, Mayas und Inkas dahin. Wie bei der Pest war der demographische Einbruch kumulativ und wurde durch die strenge Herrschaft durch die Europäer noch verstärkt. 1518 zählten die Nahuatl sprechenden Völker Zentralmexikos ungefähr 25,2 Millionen Menschen; 1605 waren nur noch 1,1 Millionen übrig (ein demographischer Einbruch um beinah 96%). Eine Bevölkerung von 6,5 Millionen im Jahre 1524 an der Pazifikküste Südamerikas existierte 1590 praktisch nicht mehr.

Die Auswirkungen der Pocken als Epidemie und die Immunität der Europäer wurden von den zeitgenössischen Betrachtern vollständig begriffen. Sie wurden als Zeichen Gottes zur Unterstützung der europäischen Ausdehnung und seines Missfallens gegenüber den heidnischen (und „barbarischen“) Völkern der Neuen Welt betrachtet. Wie ein (protestantischer) Auswanderer schrieb, „die wohlmeinende Hand Gottes begünstigte unseren Anfang. ... indem sie die Vielen unter den Eingeborenen durch die Pocken hinwegfegte“. John Winthrop (1588 – 1649), Gouverneur der Massachussets Bay Kolonie, bemerkte, dass „was die Eingeborenen angeht, sind sie fast alle tot durch die Pocken, so hat der Herr unseren Besitzanspruch bekräftigt“. Die (katholischen) Spanier brachten Ähnliches zum Ausdruck, als beispielsweise ein Mönch in Neu-Spanien schrieb, „bezüglich der Pestilenzen, die wir unter [den Indianern] antreffen, kann ich nicht anders, als zu glauben, dass Gott uns sagt: „Ihr eilt Euch, diese Rasse auszulöschen. Ich werde Euch helfen, sie [durch die Pocken] schneller hinwegzufegen“. Was die Pocken begonnen hatten, waren die Europäer bereit zu beenden. Einer der englischen Kolonialsoldaten, die nach einem heftigen Ausbruch der Pocken gegen die Pequot des Connecticut Valley ins Feld geschickt wurden, sagte über das Massaker an den Überlebenden, „es war ein beängstigender Anblick, sie so im Feuer braten und die Ströme an Blut, die es auslöschten, zu sehen, und furchtbar war der Gestank und Geruch, der dadurch entstand; doch der Sieg scheint ein süßes Opfer [an Gott]“. Die Invasoren begriffen die Bedeutung und Wirkung einer Epidemie so deutlich, dass General Sir Jeffrey Amherst (1717 – 1797), Generalgouverneur von British North America, 1763 infizierte Decken zu den aufständischen Indianern unter dem Häuptling der Ottawa, Pontiac (ca. 1720 – 1769), schickte.

Bei den Pocken erwies sich eine endemische Seuche Westeuropas für die Völker der Neuen Welt als Seuche des gleichen Ausmaßes wie beim schwarzen Tod. Hätten die Bewohner Europas sich im Verlauf des späten vierzehnten und frühen fünfzehnten Jahrhunderts einer Invasion und Zuwanderung von Außenstehenden, die immun gegen die Pest gewesen wären, gegenübergesehen, wären ihre wenigen verbliebenen Nachkommen vielleicht in Reservaten in abgelegenen Teilen des Kontinents eingepfercht worden. Sie waren zwar nie ein Massenmörder unter europäischen Erwachsenen, doch die Pocken blieben bis zum achtzehnten Jahrhundert eine gefährliche Kinderkrankheit. Dann wurden sich die Westeuropäer der Impftechniken bewusst, die historisch in Teilen Afrikas und der islamischen Welt schon angewandt wurden. 1706 erfuhr Cotton Mather (1663 – 1728), der große Prediger, durch einen westafrikanischen Sklaven von dieser Methode. Er schaffte es, viele zu ermutigen, ihre Kinder zu impfen, indem sie ein wenig Pockeneiter in einen Ritz in der Haut einer gesunden Person schmierten. Dies führte zu einer milden und immunisierenden Reaktion durch das

Immunsystem des Körpers. Die Verachtung unter den Briten und Kontinentaleuropäern für Praktiken in den Kolonien führte dazu, dass das Verfahren in der Alten Welt bis 1714 ignoriert wurde, als Timoni über eine ähnliche Praxis schrieb, die er in Istanbul (Konstantinopel) gesehen hatte. Als Lady Mary Wortley Montagu (1689 – 1762) von dort zurückkehrte, konnte sie das Verfahren in Großbritannien populär machen, wo Königin Caroline (1768 – 1821) Vorbild wurde, indem sie ihre Kinder impfen ließ. Da Königin Mary (1662 – 1694) zuvor an den Pocken gestorben war, war der Anreiz, eine Lösung zu finden, überragend. Auch wenn Ärzte weiterhin eine präventive Impfung ablehnten, breitete sich die Praxis aus, und in den neunziger Jahren des zwanzigsten Jahrhunderts waren die Pocken die erste große Seuche, die der Mensch völlig ausgerottet hatte.

Während die Lepra eher ein Geisteszustand gewesen zu sein scheint als ein körperliches Leiden und die Pocken Kinder und die „unzivilisierten" Völker der Neuen Welt töteten, trat in Europa im späten Mittelalter und der frühen Neuzeit eine weitere medizinische Überraschung auf: die Syphilis. Ab den neunziger Jahren des fünfzehnten Jahrhunderts breitete sich die Syphilis von Italien, Spanien und Frankreich in Europa aus. Es ist aus zwei bedeutenden Gründen nicht möglich, die Zahl der durch die Syphilis infizierten Menschen zu schätzen. Erstens versuchten viele Angehörige und einzelne Menschen, Syphilisfälle zu verbergen. Da sie sehr früh als Leiden, das mit ungesetzlichem und unmoralischem Sex zu tun hatte, bestimmt worden war, war der Nachweis einer Infektion erniedrigend. Anders als die Pest war die Syphilis eine Krankheit, die Einzelne befiel und als öffentliche Kommentierung ihres Charakters und Verhaltens diente. Damit ersetzte die Syphilis die Lepra als individuelles Mal der Sündhaftigkeit und grober Unmoral. Zweitens mochten viele Erkrankte an anderen Leiden gestorben sein, bevor die Syphilis sie töten konnte, da die Krankheit drei unterschiedliche Phasen durchläuft und bis zu dreißig Jahre brauchen kann, um jemanden zu töten.

Die westliche Gesellschaft war in der Lage gewesen, wenn auch mit einigen Schwierigkeiten, durch ihre Kenntnis der Krankheit durch antike Autoren und die Bibel eine Art der Lepra zu konstruieren. Die Pest war zwar nicht direkt mit etwas aus dem großen Korpus der griechisch-römischen medizinischen und philosophischen Literatur gleichzusetzen, konnte aber auf der Ebene der Vorstellungswelt mit vorherigen „Pestilenzen" zusammengefasst werden. Die Syphilis jedoch war eine neue Krankheit. Darin geschult zu glauben, dass „es nichts Neues unter der Sonne gibt" und die antike Welt den Gipfel der menschlichen Entwicklung darstellte, fanden es Autoren und Gelehrte beinah unmöglich zu glauben, dass etwas Neues sie befallen hatte. Wie Niccolò Leoniceno (1428 – 1524), Professor der Medizin in Ferrara, schrieb: „Ich kann absolut nicht glauben, dass diese Krankheit erst jetzt plötzlich geboren wird und nur unsere Epoche, aber nicht die vorherigen infiziert hat.“

Dies bedeutete, dass Gelehrte und Herrscher sich gezwungen sahen, das Auftreten der neuen Krankheit und ihre Art der Verbreitung zu erklären. Kurz nach ihrem Auftreten wurde im späten fünfzehnten Jahrhundert eine Reihe von Erklärungen für die Syphilis vorgebracht. Ihr Auftreten wäre mit einer Konjunktion Jupiters und Saturns 1484 zusammengefallen – vor der Entdeckung Amerikas. Wie bei der Pest konnte die Konjunktion von Himmelskörpern zu einer abträglichen Reaktion auf der Erde führen. Andere sagten, sie sei lediglich eine weitere Form der Lepra. Dies hatte den großen Vorteil, eine einfache Kategorisierung und vielleicht Behandlung zu ermöglichen. Einige sagten, sie sei Resultat unanständiger sexueller Praktiken. Von Anfang an scheint es jene gegeben zu haben, die merkten, dass die Krankheit mit sexuellem Verhalten in Verbindung stand.

Der heutige Leser sollte aber nicht davon ausgehen, dass dies bedeutete, dass die Syphilis als Geschlechtskrankheit begriffen wurde, die durch sexuellen Kontakt übertragen wurde. Es war durch ihre Symptome äußerlich sichtbar, dass die Syphilis eine Krankheit der Geschlechtsorgane war. Es brauchte nur wenig Vorstellungskraft, um ihre körperlichen Auswirkungen auf die Genitalien mit Unanständigkeit in Verbindung zu setzen. Der Beweis dafür, dass diese Krankeit grundlegend falsch verstanden wurde, kann an zwei Aspekten dieser Analyse der Ursachen abgelesen werden. Erstens wurde angenommen, dass die Syphilis nicht während gesetzlicher sexueller Handlungen (also zwischen Verheirateten) übertragen werden kann. Zweitens wurde Erkrankten selbst bis in das neunzehnte Jahrhundert hinein geraten, Prostituierte aufzusuchen anstatt sich selbst zu befriedigen, da Letzteres als „größere“ sexuelle Abweichung galt und daher als wahrscheinlichere Praxis, um den Zustand zu verschlimmern.

Einige Autoren versuchten sogar, darauf hinzuweisen, dass Syphilis irgendwie mit Schweinefleisch in Verbindung stand. Da Juden (und Lepröse) dafür bekannt waren, kein Schweinefleisch zu sich zu nehmen, dachte man, es gäbe eine direkte Verbindung. Hier wird die Vermischung von Krankheit, Religion und moralischer Reinheit am dramatischsten deutlich. Juden und Lepröse galten in den Augen ihrer christlichen Zeitgenossen als moralisch befleckt. Eine neue Krankheit war aufgetreten, die die Genitalien befiel (und bei Männern am sichtbarsten war). Juden und Lepröse wurden besonders mit unmoralischen sexuellen Praktiken assozi-

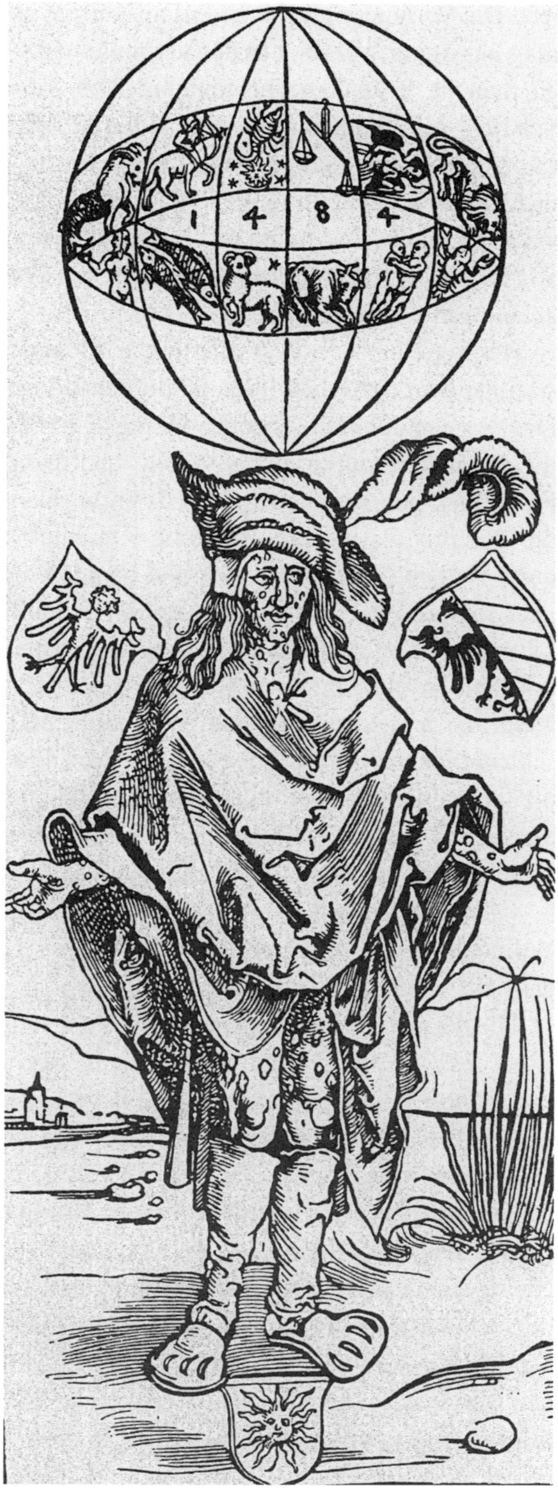

Kupferstich eines an Syphilis Erkrankten aus dem späten 15. Jh., Albrecht Dürer.

iert. Die Verbindung erschien offensichtlich und eindeutig. Ironischerweise mag ein wenig Wahrheit in der Verbindung der Krankheit mit Tieren liegen, da manche heutzutage behaupten, die Syphilis hätte eine Krankheit bei Schafen sein können, die durch sexuellen Kontakt von einer Spezies (Schafe) auf eine andere (Menschen) übertragen werden konnte. Während unzüchtige sexuelle Praktiken und Tiere hinter dieser Seuche bei Menschen stecken mögen, sind Juden und Lepröse (jeweils in Ghettos und Leprosorien abgeschottet) weniger wahrscheinliche Überträger der Krankheit als gelangweilte Schafhirte.

Auch wenn es viele Erklärungen für das Auftreten der Syphilis gab, stimmte man bezüglich ihrer anfänglichen Verbreitung weitgehend überein. Die Armeen des französischen Königs Charles‘ VIII. (1470 – 1498) sollen die Krankheit durch ganz Mittel- und Norditalien und von dort nach Frankreich gebracht haben. Von da an bezeichneten die meisten Menschen die Syphilis als die „französische Krankheit“. Nur die Franzosen wiesen diese Namensgebung von sich und nannten die Krankheit durchgängig die „neapolitanische“ oder „spanische“ Krankheit. Während ihrer ersten Jahrzehnte tötete die Syphilis dramatisch, grauenhaft und schnell. Wie oben erwähnt, ist die Krankheit normalerweise erst nach Jahren tödlich. Es gibt viele, die andeuten, dass die Krankheit anfänglich von anderen nichtgeschlechtlichen Arten der Syphilis wie der Frambösie begleitet wurde, was die kombinierten, kumulativen Auswirkungen der Krankheit virulenter machte. Die Syphilis breitete sich entlang der Handelsrouten der europäischen Kaufleute schnell über die ganze Welt aus. 1504 wurde die Syphilis in Kanton vermerkt, wo sie „Pflaumenbaumgeschwür“ genannt wurde. William Clowes, Arzt am St Bartholomew’s Hospital in London, schätzte, dass 50 % seiner neuen Studenten die Syphilis hatten.

Die vernichtendste Erklärung der Seuche, die bis zum heutigen Tage existiert, ist die, dass die Syphilis aus der Neuen Welt stammte. Die Assoziierung einer Krankheit sexueller Unmoral mit den „unzivilisierten“ und „barbarischen“ Völkern der Neuen Welt war überaus reizvoll. 1526 teilte Gonzalo Fernandez de Oviedo (1478 – 1577) in seiner Historia *General y Natural de las Indias* dem spanischen König mit, dass „Eure Majestät sich sicher sein kann, dass diese Krankheit von den Indianern stammt“. Nichtgeschlechtliche Arten der Krankheit waren in der Neuen Welt sicherlich bekannt und wurden mit traditionellen Methoden, die auf Gebrauch von Guajakholz beruhten, behandelt. Das Holz, als es als solches bestimmt worden war, wurde zu einem sehr wertvollen Gut und in großem Umfang nach Europa importiert, um Syphilis und andere Leiden praktisch als Allheilmittel zu behandeln. Noch wichtiger als Oviedos Bestimmung einer möglichen Behandlung war sein Glauben, die Neue Welt sei Ursprung der Seuche. Es scheint keinen klaren Beweis dafür zu geben, dass die geschlechtliche Art der Krankheit in Amerika spezifisch war. Es ist möglich, dass die Krankheit tatsächlich eine neue Entwicklung war (ungefähr wie bei HIV/Aids) oder eine Mutation der nichtgeschlechtlichen Versionen der Krankheit, als sie in Kontakt mit Gruppen (aus Westeuropa) kamen, die ihnen vorher nie ausgesetzt waren. Wenn Letzteres der Fall ist, könnte man sagen, der Westen brachte die Pocken (eine verhaltene Seuche in Europa) nach Amerika und kam mit der Syphilis (eine verhaltene Seuche in Amerika) zurück. Doch die Nachweise einer transatlantischen Übertragung der Syphilis sind nicht so eindeutig wie bei den Pocken. Es hätte sich in der Tat um eine sehr virulente Krankheit handeln müssen, die mit Columbus im März 1493 nach Spanien kam und in der Lage war, die französische Armee, die 1494 durch Italien wütete, zu infizieren.

Letztendlich war Europa in der Lage, die neue Seuche zu integrieren und in traditionelle Muster von Moral und Leiden zu pressen. Wie Erasmus (ca. 1466 – 1536) 1526 notierte: „vor fünfundzwanzig Jahren war in Brabant nichts mehr in Mode [als öffentliche Bäder], heute sind keine mehr da, die neue Pest [Syphilis] hat uns gelehrt, sie zu meiden“. Frauen, besonders Prostituierte, wurden als Träger der Krankheit und unmoralische geschlechtliche Kontakte als Mittel der Verbreitung betrachtet. Die gebräuchlichste Behandlung, die sich herausbildete, war die Anwendung von Quecksilber, wie sie von Bardern und Chemieärzten empfohlen wurde. Quecksilber wurde als Salbe eingerieben oder direkt aufgenommen. Diese frühe Form homöopathischer Chemotherapie war äußerst gefährlich. Die Gaumen der Patienten zerfielen, ihre Zähne und ihre Haare fielen aus. Wenn die Behandlung überhaupt helfen sollte (und sie hatte wahrscheinlich kaum einen therapeutischen Effekt), dann musste sie es tun, bevor sie selbst den Patienten auf dem Gewissen hatte.

Zwei letzte Epidemien, die auftraten und sich wie die Pest verbreiteten und verhielten, hielten ebenfalls im späten fünfzehnten und frühen sechzehnten Jahrhundert Einzug. Wie die Pocken scheinen Malaria und Gelbfieber in der Neuen Welt vor dem Eintreffen der Europäer unbekannt gewesen zu sein. Die Krankheiten scheinen jedoch aus Afrika gekommen und durch Sklaven nach Amerika gelangt zu sein. Beide Krankheiten konnten zwar in Europa nicht Fuß fassen (wohl aus klimatischen Gründen), Europäer würden aber bei Kontakt mit ihnen in großer Zahl sterben. In der Tat scheinen lediglich Afrikaner relativ immun gegen beide Seuchen gewesen zu sein, wie Zeitgenossen bemerkten und kommentierten. Die milde Form der Malaria (vivax malaria), die in Europa angetroffen wurde, war nicht so virulent wie die in Afrika und Amerika (falciporum malaria). Wo die Krankheiten auftraten, schlugen sie mit extremer Heftigkeit zu, und die Sterblichkeitsraten lagen normalerweise um die 25 %. Bis im zwanzigsten Jahrhundert angemessene Behandlungsformen entwickelt wurden, bildeten die Krankheiten eine große Gefahr für Leib und Leben. Und in den Ländern, die nicht über die finanzielle und pharmazeutische Macht der entwickelten Länder verfügen, sind beide, besonders die Malaria, immer noch pestartig und töten Jahr für Jahr Hunderttausende, wenn nicht gar Millionen.

Jede der oben besprochenen Krankheiten agierte in verschiedenen Gesellschaften als Seuche. Sie befielen große Zahlen an Menschen und wiesen extrem hohe Sterblichkeitsraten auf. Nicht jede Seuche war in jeder Gesellschaft gleich virulent. Es war unausweichlich, dass diese Krankheiten mit der Moral in Verbindung gebracht wurden. Jede wurde erklärt und in einen Kontext religiöser und philosophischer Grundannahmen integriert. In den meisten Fällen versuchten die Gesellschaften des Westens, Methoden der Aussonderung und Quarantäne anzuwenden, um diese Seuchen einzudämmen. Wenn man sie alle zusammen betrachtet, streichen sie heraus, dass die Pest nur eine katastrophale, heftige Krankheit unter vielen war. Der Schrecken der Pest lag in ihrer zyklischen und wahllosen Natur.

Es gibt jedoch noch einen anderen Zusammenhang, in den die Pest gestellt werden muss, und zwar ihr größeres historisches Umfeld. Im Eingangskapitel dieses Buches wurde die erste große Pandemie besprochen. Auf den schwarzen Tod wurde als beginnender Ausbruch der zweiten großen Pandemie Bezug genommen. Die Pest von Marseille von 1720 wurde fortdauernd und universell als letzte europäische Pest betrachtet – als Ende der zweiten Pandemie. Die Ausbrüche der Pest im späten neunzehnten Jahrhundert werden für den Beginn der dritten großen Pandemie gehalten. Doch dies wirft nur ein Licht auf die sehr enge Definition Europas durch die meisten (englischsprachigen) Historiker. Die Pest war auch weit nach 1720 in Teilen Europas präsent, und es gibt Gründe anzunehmen, dass es eigentlich keinen klaren Bruch zwischen der zweiten und der dritten Pandemie gegeben hat. Eine kurze Besprechung dieser späteren Ausbrüche wird das letzte Element für das Verstehen des Gesamtzusammenhanges der Pest bilden.

Ironischerweise befiel die Pest 1743 Messina auf Sizilien (das allgemein akzeptierte Einfallstor des schwarzen Todes in den vierziger Jahren des vierzehnten Jahrhunderts). Sie hatte aber schon seit 1738 (bis 1744) ihre Verwüstung in Osteuropa (Ukraine, Ungarn, Mähren, Österreich und Polen) vollzogen. Zwischen 1755 und 1757 wurden der europäische Teil der Türkei und Siebenbürgen befallen. Ein noch größerer Ausbruch ereignete sich in verschiedenen Ländern Osteuropas: Moldawien, der Wallachei, Ungarn, Polen, der Ukraine, Galizien, Kiew und ganz Russland (allein in Moskau starben 56.000). Konstantinopel wurde 1778 von der Pestilenz heimgesucht. Innerhalb weniger Jahre (1785) gab es auch Fälle in Siebenbürgen, Slawonien und Livland. Die dalmatinische Küste (des früheren Jugoslawiens) war 1783 – 84 Schauplatz eines Ausbruchs. Mit der Pest in Syrien und Ägypten (1799 – 1800) ging das Jahrhundert zu Ende.

Mitteleuropa, in Form der österreichischen Monarchie, unternahm Schritte, um ein weiteres Auftreten der Pest im Westen zu verhindern. 1739 schufen sie einen wirkungsvollen cordon sanitaire entlang ihrer Grenzen zum Osmanischen Reich (der europäische Teil der Türkei). Über 4.000 Truppen wurden dauerhaft entlang der Grenze zu Slawonien, Kroatien, Siebenbürgen und der Donau stationiert. Stationäre Wachposten wurden durch mobile Einheiten ergänzt, um die Grenze hermetisch abgeriegelt zu halten. Jeder, der versuchte, sich über die Grenze zu stehlen, sollte erschossen werden. Von Reisenden und Kaufleuten aus dem osmanischen Teil wurde erwartet, dass sie an den Wachstationen anhielten. Dort wurden sie einer vollständigen körperlichen Untersuchung unterzogen, um Pestbeulen oder andere Anzeichen der Pest unter ihren Armen und an ihren Leisten zu finden. Angenommen, sie bestanden diesen Test, wurden sie anschließend für weitere 48 Tage eingesperrt. All ihre Waren wurden ausgeräuchert. Sperrige Güter, die die Infektion tragen konnten (z.B. unverarbeitete Wolle und Baumwolle) wurden in Lagerhäusern gelagert. Arme Bauern mussten während der Quarantäne neben den Warenbündeln schlafen. Wenn sie die Pest bekamen, wurden sie erschossen und die Waren verbrannt.

Auch wenn diese extreme Form der Quarantäne und Aussonderung geholfen zu haben scheint, konnte sie das Auftreten der Pest auf dem Balkan nicht stoppen. 1813 trat die Pest in Bukarest, Bosnien und auf Malta auf. Zwei Jahre später, 1815, wurden die dalmatinische Küste und Korfu befallen. Beängstigender (und Ursache einer großen Panik) waren einige wenige Pestfälle in Noja in Ostitalien. 1816 dann wurde die Angst vor der Pest durch das Auftreten der Cholera in Indien überschattet, die 1832 Großbritannien erreichte und es schaffte, die Pest als Massenmörderin an städtischen Bevölkerungen abzulösen. 1828 – 29 waren Griechenland (Morea), Moldawien, die Wallachei und die Krim Schauplätze von Pestausbrüchen. Ein Jahrzehnt später (1840) wurde Dalmatien schon wieder befallen. Im darauf folgenden Jahr kehrte die Pest nach Konstantinopel zurück. Noch 1877 – 79 trat sie in Baku am Kaspischen Meer und entlang der Wolga in Russland auf.

Am Rande Europas war die Pest ebenfalls ein anhaltendes Problem. Ein Beispiel für den Zusammenprall von Pesteindämmung und bürokratischer Realität war Ägypten. In den späten zwanziger Jahren des neunzehnten Jahrhunderts übernahm Mehmet 'Ali Pascha (ca. 1769 – 1849) die Kontrolle des Staates von den (ausländischen) Mamelucken. Er schuf ein umfassendes ländliches Gesundheitsversorgungsprogramm (etwas das in Großbritannien erst nach dem Zweiten Weltkrieg erreicht wurde). Während eines Ausbruchs 1834 setzte er die ganze Bandbreite der „italienischen" Pestverordnungen um. Doch die örtliche Bevölkerung widersetzte sich gewaltsam und entschlossen. Diese Methoden wurden für unreligiös gehalten (da sie zu versuchen schienen, den Willen Gottes zu umgehen). Des weiteren hing ihre Umsetzung sehr von westlichen (ungläubigen) Ärzten ab. Und noch schlimmer war, dass die Anwendung von Autopsien und die Änderungen an den Bestattungsgebräuchen zur Verminderung der Zahl der Trauernden örtliche Empfindlichkeiten arg vor den Kopf stießen. Auch wenn 'Ali Pascha diesen Ausbruch nicht unter Kontrolle bekommen konnte, setzte er 1841 bewaffnete Truppen ein, um ein harsches Regime der Pesteindämmung durchzuführen. Die Menschen wurden systematisch auf Pest hin untersucht, gezwungen sich vor medizinischem Personal (einschließlich Frauen, um Patientinnen zu untersuchen) auszuziehen und zu waschen. Nachdem sie für gesund erklärt wurden, wurden sie in neue, saubere Kleidung gehüllt. Dieses sich entwickelnde System und die allgemeine Modernisierung des Landes brach schließlich in sich zusammen, als ägyptische Versuche, den Freihandel zu verbieten, indem es landeseigene, monopolistische Industrien schützte, von westlichen Staaten abgelehnt wurde, die den Staat letztendlich zwangen, unter der sorgfältigen Aufsicht der Europäer eine weniger ehrgeizige Reihe an Zielen zu akzeptieren.

Aus dem Gesagten geht klar hervor, dass die Pest in Westeuropa zwar nicht endemisch war, aber sicherlich ein regelmäßiges Merkmal des Lebens in Teilen des Mittelmeerraumes, des Balkan und Osteuropas darstellte. Die Wirksamkeit der österreichischen Barrikaden über die Balkanhalbinsel mag fraglich sein, doch sie stellten sicherlich die ultimative Manifestation spätmittelalterlicher Ansichten zu Quarantäne und Aussonderung dar. West- und Mitteleuropa hatten es gemeinsam geschafft, einen *cordon sanitaire* um das gesamte Gebiet zu legen. Vorsorgemaßnahmen und Verordnungen, die ursprünglich zur Mitte des vierzehnten Jahrhunderts für Städte entwickelt worden waren, wurden verändert, um auf den Großteil Europas anwendbar zu sein. Kurz gesagt, aus West- und Mitteleuropa war eine einzige städtische Gesellschaft geworden, die ein vollständiges System der Untersuchungen, Aussonderung und Quarantäne anwandte.

Die dritte große Pandemie brach im Orient aus und berührte Europa oder andere „westliche“ Staaten nur kurz. 1894 brach die Pest in China in Kanton (mit über 100.000 Toten) und in der Provinz Yünnan aus. Über die darauf folgenden fünf Jahre wurde Hong Kong wiederholt befallen, auch wenn nur 6.272 Todesfälle gemeldet wurden. Zwar starben nur wenige, aber die Sterblichkeitsrate unter den Infizierten lag mit 90 % sehr hoch. 1896 gab es auf Taiwan Fälle von Pest, und 1899 wurde Japan befallen. Als die Pest sich aber nach Indien verlagerte, stieg die Zahl der Toten dramatisch an. Zwischen 1898 und 1906 starben in Kalkutta und Bengalen über 480.000 Menschen (53.000 pro Jahr). Weitere 1,2 Millionen starben im gleichen Zeitraum in der Provinz Bombay (über 109.000 pro Jahr). In den anderen Teilen Indiens starben zusätzliche 2,1 Millionen (beinah 200.000 pro Jahr). Die Pest war auch weiterhin eine der bedeutendsten Todesursachen auf dem Subkontinent; zwischen 1898 und 1948 starben dort 12,6 Millionen (über 250.000 Tote pro Jahr).

Diese Pandemie folgte immer noch den globalen Handelsrouten. 1899 gab es 114 Tote in Portugal (Oporto) und drei bizarr vereinzelte Todesfälle in Wien. Im Jahre 1900 breiteten sich in Australien die Fälle über viele Städte aus: Sydney (103 Tote), Adelaide, Melbourne, Brisbane, Rockhampton, Townsville, Cairns, Ipswich, Freemantle, Perth und Coolgardie. Im gleichen Jahr wurden 15 Pesttote in Glasgow gemeldet und 1901 weitere 363 in Südafrika (Kapstadt und Port Elizabeth). In San Francisco ereignete sich gar eine Panik, auch wenn die Pest nicht tatsächlich aufgetreten zu sein scheint. Es scheint, als ob diese letzte Pandemie (die manche Gelehrte der islamischen Welt als letzte, dramatische Phase der zweiten Pandemie betrachten) außer auf dem indischen Subkontinent nirgendwo in der Lage war, endemisch zu werden. Wie bereits besprochen, machten es die Ausbrüche in Hong Kong möglich, den Bazillus zu isolieren und zu bestimmen. In nachfolgenden Jahren konnte die medizinische Forschung ein Serum herstellen, dass die Seuche mit hohen Erfolgsquoten behandeln konnte. Nichtsdestotrotz bleibt die Pest unter Nagetierpopulationen in Indien, China und den Rocky Mountains in den Vereinigten Staaten endemisch. Jedes Jahr werden in diesen Gebieten noch immer einzelne Fälle der Beulenpest gemeldet, aber ein tödlicher Ausgang ist äußerst selten. Somit bewies die dritte Pandemie mit ihren Auswirkungen auf den Subkontinent wieder einmal, dass die Pest noch immer in der Lage war, menschliche Bevölkerungen mit Virulenz und hoher Sterblichkeit heimzusuchen, just als sie Westeuropa mit einem „Knall“ verließ. Die Medizin und pharmazeutische Entwicklungen mögen in der Lage sein, mit einigen wenigen verstreuten Fällen der Pest fertig zu werden, aber sie müssen erst noch beweisen, dass sie einen größeren Ausbruch verhindern, eindämmen oder heilen könnten.

Todt zum Koch: 117

KOmm her Hans Koch du muſt darvon/
Wie biſt ſo feiſt/ du kanſt kaum gohn:
Haſt du ſchon kocht viel ſüſſer Schleck/
Wird dir jetzt ſawr/du muſt hinweg.

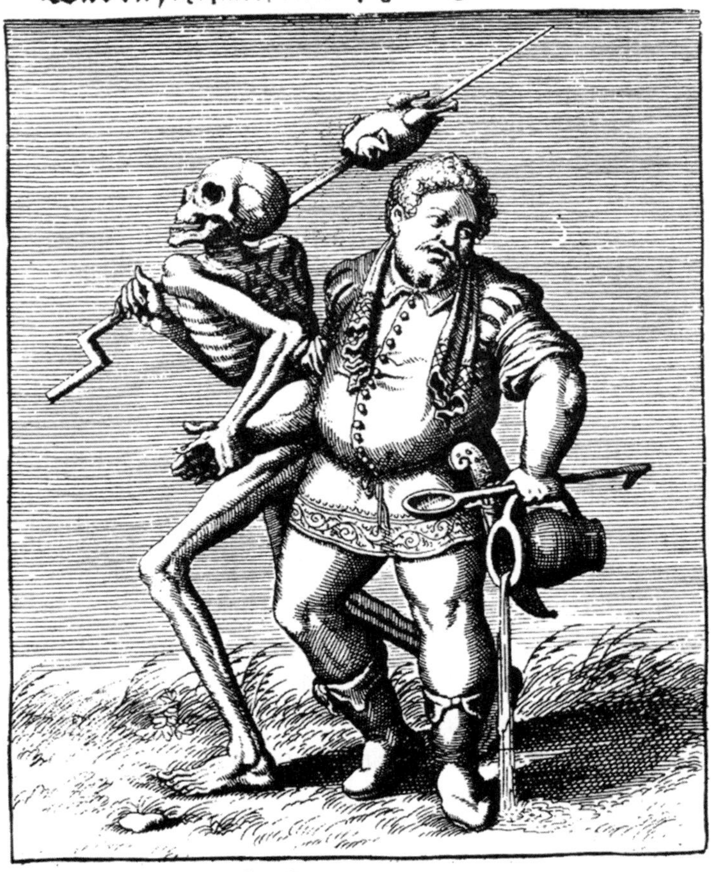

Der Koch:

ICh hab kocht Hüner / Gänß vnd Fiſch
Meim Herren vielmal vber Tiſch/
Wildbrätt / Paſtet vnd Marziban:
O weh meins Bauchs/ich muß darvon. P iij

Der Tod und der Koch

8

Die Hinterlassenschaft des Todes

Die bleibende Wirkung der Pest auf den Westen

Die praktische Erfahrung zeigt, dass die Heilmittel, die Doktoren der Medizin anwenden, nutzlos und manchmal giftig sind.

Kardinal Gastaldi

Als Kardinal Gastaldi sich über die Wirksamkeit der Medizin äußerte, sprach er ohne Zweifel für Generationen von Westeuropäern. Unzählige Millionen hatten die Hilflosigkeit der Medizin und ihrer Anwender im Angesicht unaufhaltsamer, wiederkehrender Ausbrüche der Pest erlebt. Genauso viele würden als Betroffene oder Freunde und Verwandte die zerstörerische Wirkung der Heilmittel gegen die Syphilis mitbekommen haben. Die Pocken, Malaria, das Gelbfieber, die Lepra und eine Vielzahl von bedeutenden und weniger bedeutenden Leiden und Krankheiten schienen unbesiegbar. Der langsame Fortschritt bei den Wissenschaften und der Medizin zur Eindämmung der Seuchen ist einer der größten Triumphe des späten neunzehnten und des zwanzigsten Jahrhunderts. Doch die Hinterlassenschaft der Pest (und anderer Seuchen) ist, dass viele Menschen weiterhin einen Ausbruch einer unbekannten, virulenten und unheilbaren Seuche fürchten. Noch mehr Menschen fahren fort, die Medizin und Ärzte mit Argwohn und einem gewissen Misstrauen zu betrachten. Es ist eine der großen Ironien der Geschichte, dass in der frühen Neuzeit der medizinische Berufsstand größtenteils homöopathisch orientiert war und mit den „Scharlatanen" einer chemischen Medizin in Fehde lag, während heutzutage die homöopathische und traditionelle Medizin durch eine medizinische Elite, die sich der „chemischen" Methoden verschrieben hat, mit Misstrauen und regelmäßiger Diffamierung konfrontiert wird.

Darüber hinaus haben sich heutige entwickelte, wohlhabende Nationen und Gesellschaften an den Gedanken gewöhnt, dass Krankheit und Seuchen eingedämmt und ausgerottet werden können. Die laut herausposaunte Ausrottung der Pocken ist nur das beste Beispiel. Selten wird darauf hingewiesen, dass die Pocken zwar gefährlich und tödlich waren, aber relativ einfach zu besiegen. Der Träger der Pocken war der Mensch. Als die Menschen erst einmal geimpft wurden, war die Krankheit praktisch besiegt. Doch viele andere Krankheiten, die Pest ist lediglich das beste Beispiel, werden von Mensch und Tier geteilt. Die Menschheit teilt sich 65 Krankheiten mit Hunden, weitere 50 Rinderkrankheiten können auf Menschen übertragen werden. Beinah so viele gibt es bei Schafen und Ziegen. Schweine teilen sich über vierzig Ansteckungsformen mit dem Menschen. Pferde, Ratten und Mäuse verfügen über jeweils dreißig gemeinsame Erkrankungen mit Menschen, und Geflügel über ungefähr zwei Dutzend. Mit anderen Worten, es gibt tatsächlich Hunderte von Krankeiten bei Tieren, die zu einem bestimmten Zeitpunkt ihren Träger verlassen und den Menschen infizieren können. Genauso beängstigend ist, dass sie in ihrem Wirtstier inkubieren und mutieren und dem Menschen eine neue und vielleicht virulentere Form ihrer selbst übertragen.

Die beiden besten Beispiele für dieses Phänomen (und diese Gefahr) sind HIV/Aids und BSE/neue-Creutzfeldt-Jakob-Variante. Der tatsächliche Ursprung des HIV ist noch fraglich, so wie der Zeitpunkt, wann er zuerst bei Menschen auftrat. Die am weitesten akzeptierte Theorie ist, dass dies eine Form einer Krankheit ist, die unter Affen in Teilen Afrikas heimisch ist und in jüngster Zeit begonnen hat, Menschen zu infizieren. Während die meisten Menschen in der entwickelten Welt weiterhin denken, dass dies eine Seuche ist, die kleinen Gruppen in der breiteren Gesellschaft (Schwulen und Drogensüchtigen) spezifisch ist, ist sie in Wirklichkeit in der allgemeinen menschlichen Bevölkerung weiter verteilt. Für manche Länder südlich der Sahara deuten Schätzungen auf eine Infektionsrate von über einem Viertel der Bevölkerung hin. Es gibt allen Grund zu glauben, dass diese Krankheit in den nächsten fünfzig Jahren eine demographische Auswirkung auf diese Länder haben wird. Trotz hoher Geburtenraten wird es also einen echten Rückgang der Gesamtbevölkerung geben. Darüber hinaus scheint HIV/Aids zwar durch die neuesten Entwicklungen der Medikamentenforschung kontrollierbar zu sein, die Behandlungen verbieten sich aber für die meisten Menschen in der Welt aus Kostengründen und, noch wichtiger, sie kontrollieren die Seuche lediglich. Diese „neue“ Krankheit, die von Tieren stammt und sich auf die menschliche Bevölkerung übertrug, hat sich als äußerst anpassungsfähig und virulent erwiesen. Sie bleibt tödlich. Das einzig Positive ist, dass sie nicht sehr schnell oder weitflächig übertragen werden kann, da es des direkten Austausches von Körperflüssigkeiten bedarf, damit sie von einer Person auf die nächste übergeht.

Die neue Variante der Creutzfeldt-Jakob-Krankeit ist, wie der Name schon sagt, ebenfalls neu. Es scheint völlige Übereinstimmung darüber zu geben, dass diese Krankheit sich in Viehbeständen entwickelte, als BSE (Rinderwahnsinn) auftrat. Letzterer ist selbst eine neue Krankheit und scheint direktes Resultat veränderter Methoden der Viehwirtschaft zu sein. Wie genau BSE auf Menschen in Form der neuen Variante von Creutzfeldt-Jakob übertragen wird, wird noch immer heftig diskutiert. Die beste Annahme geht davon aus, dass dies durch die Aufnahme von Nervengewebe von Kühen geschieht. Wie HIV/Aids ist diese neue Krankheit immer tödlich. Zudem gibt es im Moment noch keine Behandlungsmethode und in ihren frühesten Phasen keine Diagnosemöglichkeit. Allerdings scheint sie nicht von Person zu Person übertragbar zu sein.

Das Auftreten dieser beiden Krankheiten hat bereits begonnen, eine profunde Wirkung auf historische Deutungen der Pest und anderer Seuchen in der Vergangenheit zu haben. Traditionell waren Versuche zur Erklärung eines plötzlichen Auftretens und Verschwindens bestimmter Krankheiten und ihrer ungemein zerstörerischen Wirkung durch Mutation zurückgewiesen oder zumindest mit Argwohn betrachtet worden. Dies ist nun weniger der Fall. Viele Menschen sind nun bereit zu akzeptieren, dass die Syphilis beispielsweise eine relativ junge Mutation nichtgeschlechtlicher Krankheiten wie der Frambösie darstellt. Der plötzliche Einfall und das plötzliche Verschwinden der Pest, so geben viele nun zu, mag sehr wohl das Ergebnis von Veränderungen bei der Krankheit selbst sein, statt derer bei menschlichem Handeln in Bezug auf Umwelt und Hygiene. Wenn sie zu überhaupt etwas geführt haben, dann dazu, dass durch das Auftreten zweier neuer höchst gefährlicher, degenerativer Krankheiten Historiker nun weniger optimistisch bezüglich der Rolle des Menschen bei der Veränderung von Mustern der Gesundheit und der Sterblichkeit durch Epidemien in der Vergangenheit sind. Sowohl HIV/Aids und die neue Variante von Creutzfeldt-Jakob mahnen den Menschen von heute, dass die Natur schöpferisch in der Lage ist, zerstörerisch zu sein. Diese neuen Seuchen haben die Menschen von heute veranlasst, ein neues Interesse an den Seuchen – und *der* Pest – in der Geschichte zu entwickeln.

Was sind die bleibenden Konsequenzen der Pest? Die meisten würden akzeptieren, dass der demographische Einbruch im späten vierzehnten und frühen fünfzehnten Jahrhundert Westeuropa zwang, grundlegende Veränderungen an den sozio-ökonomischen Realitäten der Zeit vorzunehmen. Viele bringen vor, dass weniger Arbeitskräfte Innovation und arbeitssparende Vorrichtungen nötig machten. Die Fähigkeit der Menschen, ihre Bauernhöfe zu verlassen, um die angeblich besseren Bedingungen und Löhne in den Städten zu suchen, führte zur Beschleunigung des Zusammenbruchs des feudalen Systems (das bereits Richtung Niedergang taumelte). Ein Rückgang bei der Nachfrage nach Korn führte zu anderen Formen der Landnutzung wie Weideland oder Wollerzeugung. Die Wirtschaft Westeuropas wurde also aus der Routine und Stabilität gerissen, die ansonsten vielleicht dazu geführt hätte, dass sie eine vorherrschend landwirtschaftliche Gesellschaft geblieben wäre, die die Subsistenzlandwirtschaft nicht aufgegeben hätte.

Auf der gesellschaftlichen Ebene verstärkte die Pest Tendenzen der Verfolgung und Schaffung von Sündenböcken, die in der westeuropäischen Gesellschaft bereits vorhanden waren. Außenseiter und diejenigen, die anders waren, wurden als mögliche Ursachen einer Infektion und Krankheit betrachtet. Sauberkeit, besonders der Seele und des Geistes, sowohl auf der individuellen als auch der gemeinschaftlichen Ebene wurde für ein wesentliches Element der Seuchenprävention gehalten. Die Tolerierung von Unterschiedlichkeit wurde beinah synonym mit der Tolerierung von Sündhaftigkeit. Verschmutzung bezeichnete alles, was anders war, und Gesundheit verwies auf Reinheit und Konformität. Die meisten dieser Trends existierten schon vor der Pest und haben ihre Wurzeln in der Ideologie der Kreuzzüge und des heiligen Krieges. Trotzdem verliehen die Pest und andere Seuchen der Bildhaftigkeit Macht und, noch wichtiger, Realität und Bedeutung in jeder Gemeinschaft und in jedem Haus. Verschmutzung konnte es überall geben und musste ausgemerzt werden, wenn man die Pest vermeiden wollte.

Die Pest und die Entwicklung der Verordnungen zu ihrer Eindämmung haben auch eine bedeutende Spur im kollektiven Verstand Westeuropas hinterlassen. Quarantäne und Aussonderung sind, für die meisten, die unmittelbare und natürliche Antwort auf jede unbekannte Seuche. Sie blieben oft sogar die Reaktion, selbst wenn die Krankheit bekannt ist und verstanden wird. Die Angst vor Kontaminierung mit und Ansteckung durch HIV/Aids hat zu Rufen nach Quarantäne für jedermann, der die Krankheit aufweist, geführt (bei den Wohlmeinenderen.). Einige enthusiastischere Anhänger mittelalterlicher Methoden haben vorgeschlagen, dass Angehörige von „Hochrisikogruppen“ ausgesondert werden sollen. Darüber hinaus glauben trotz bester Information durch die Wissenschaft und die Medizin noch immer viele Menschen, dass die Krankheit über eine ganze Reihe von Wegen von Türklinken bis zu Kleidung übertragen werden kann. HIV-positive Kinder werden aus Schulen vertrieben, nichtinfizierte Personen aus „Hochrisikogruppen“ (fast wie die Juden im fünfzehnten Jahrhundert) werden als Ziele der Gewalt und Diskriminierung als verschmutzt und infektiös herausgestellt. HIV/Aids wird regelmäßig als die moderne Pest bezeichnet, und die Reaktion der Menschen spiegelt immer wieder die Aktionen und Reaktionen ihrer spätmittelalterlichen und frühneuzeitlichen Vorfahren wider.

Eine weitere Auffälligkeit der Reaktion auf moderne Epidemien ist der Unwille vieler Menschen heutzutage zu glauben, dass die Medizin und der Staat auch wissen, was sie tun. BSE/Neue-CJK-Variante hat eine ganze Bandbreite an Verhaltensweisen hervorgebracht, die denen zu Pestzeiten sehr ähnlich ist. Was beispielsweise Kardinal Gastaldi versäumte zu erwähnen, war, dass die meisten Menschen auch zu dem Schluss gekommen waren, dass die offiziellen Heilmittel des Staates (in Form der Verordnungen) genauso ineffektiv waren. Nicht nur das, die ganze bürokratische Antwort auf die Pest war größtenteils durch das Verlangen motiviert, die Gesellschaft und die Wirtschaft zu kontrollieren. Einzelpersonen übten aufgrund persönlichen Profitstrebens und wirtschaftlichen Überlebens regelmäßig Ungehorsam gegen die Pestverordnungen. Wieder und wieder tricksten Beamte und Führungspersönlichkeiten an der Oberfläche oder oftmals offen und unverhohlen im Ganzen, um ihren eigenen Zwecken zu dienen.

Es kann nur wenig Zweifel geben, dass BSE entstand und aufblühen konnte, weil es Veränderungen in der Viehwirtschaft aufgrund wirtschaftlicher Motive gegeben hatte. Es wurde aufgezeigt, dass der Staat und Einzelne häufig das Ausmaß des Problems aus ökonomischen Gründen herunterspielten. Britische Beamte stellen nun fest, dass ihr Rindfleisch von anderen Ländern und Verbrauchern boykottiert wird. Eigentlich ist britisches Rindfleisch nun Gegenstand von Verordnungen, die im fünfzehnten Jahrhundert entwickelt wurden. So wie pestinfizierte Staaten oft versuchten, ihre Handelspartner davon abzuhalten herauszufinden, dass es Pestfälle gegeben hatte, versuchte der britische Staat das Ausmaß von BSE herunterzuspielen. Trotz der einhelligen Meinung der wissenschaftlichen und medizinischen Berater, dass die Situation bereinigt sei, verlangen andere Bürokratien und Menschen weiterhin die Blockade britischen Rindfleischs. Viele in Großbritannien bringen vor, dass dies weniger aus Angst um die Gesundheit geschieht, sondern eher zum Schutz der heimischen Märkte vor ausländischer Konkurrenz. Wie die Franzosen sagen würden (während sie die Einfuhr einer Lastwagenladung britischen Rindfleischs verhindern) „je mehr die Dinge sich wandeln, desto mehr bleiben sie so, wie sie sind“.

Ein noch dramatischeres Beispiel dafür, dass die Pest und Pestverordnungen den modernen Geist noch nicht losgelassen haben, ereignete sich in den frühen neunziger Jahren des zwanzigsten Jahrhunderts. Die Welt war geschockt, als sie erfuhr, dass man einen Ausbruch der Beulenpest in Westindien in der Region Mumbai (Bombay) vermutete. Der erstaunliche

Aktionsdrang, mit dem die entwickelte Welt alle Reisen und jeden Handel mit ganz Indien aussetzte, ist bezeichnend und erhellend. Mumbai liegt von Kalkutta weit entfernt, trotzdem wurden Flüge aus beiden Regionen ausgesetzt. Pakistan liegt Mumbai vermutlich näher, trotzdem blieben Flüge gestattet. Die Reaktion bestand aus der Quarantäne eines Nationalstaates (Indien), ohne sich um die Geographie zu scheren. Und die wissenschaftliche Ansicht lief darauf hinaus, dass der vermutete Ausbruch sich auf ein kleines ländliches Gebiet beschränkte und mit hoher Wahrscheinlichkeit niemanden betraf, der sich auf einem Flug in den Westen befand. Es wurde auch darauf hingewiesen, dass die Dauer der Flüge vom Subkontinent wohl eine Inkubation und das Auftreten der Symptome ermöglichen würde. Daher würden keine Fälle hinter die normalen Zoll- und Einwanderungsbarrieren gelangen, die bereits bestanden. Nichtsdestotrotz versuchte der Westen einen *cordon sanitaire* zwischen sich und Indien zu legen.

Die bloße Erwähnung der „Beulenpest" verursachte bei den Menschen und auf der offiziellen Ebene eine Panik, die jeden Ratschlag von Wissenschaftlern und Ärzten ignorieren konnte. Es gibt in den Rocky Mountains regelmäßig Fälle der Beulenpest bei Menschen und dennoch keine regelmäßigen Verbote von Reisen aus Colorado, geschweige denn aus den gesamten Vereinigten Staaten. Ein Teil der panikartigen Reaktion mag sehr wohl mit Ansichten gegenüber Indien als Land mit einer unterentwickelten medizinischen Infrastruktur zu tun haben. Das heißt, Vorurteile und Haltungen gegenüber dem „Anderen" scheinen sich heimlich und leise hinter einer Fassade der Sorge um die Gesundheit verborgen zu haben. Der unberührte, gesunde Westen musste vor einer möglichen Infektion aus einem verschmutzten, unsauberen Entwicklungsland geschützt werden. Die Reaktion war unlogisch und unnötig, aber völlig verständlich, wenn man sie im historischen Kontext der Reaktionen auf die Pest und andere Seuchen betrachtet, als diese sich im Westen herausbildeten.

Die Pest und andere Seuchen pestilenzartiger Natur haben eine profunde Wirkung auf die Psyche des Westens entfaltet. Reinheit wurde zum Gegenbegriff der Verschmutzung. Gesundheit und Sauberkeit wurden auf eine Art gedeutet, die über das Natürliche und Körperliche hinausging, um das Moralische und Spirituelle mit einzuschließen. Ärzte wurden im besten Falle als wohlmeinende Inkompetente und im schlimmsten als gefährliche Scharlatane betrachtet. Regierungsbeamte wurden für eigennützige Bürokraten gehalten, die an sozialer Stabilität und ihrem eigenen Lebensunterhalt mehr interessiert waren als am öffentlichen Wohlergehen. Gesundheitsverordnungen wurden zu einer Angelegenheit der persönlichen Auswahl, die man traf, wie es einem gerade passte. Wissenschaftliche und medizinische „Tatsachen" wurden und werden von Politikern und der breiten Öffentlichkeit als bloße Meinung abgetan. Die Armen und Schmutzigen bleiben die Träger von Krankheit und Ansteckung.

Die vielleicht größte Hinterlassenschaft ist die Erinnerung an ihre zerstörerische Macht. Furcht ist das unvergängliche Erbe der vier Jahrhunderte der Pestilenz. Furcht vor Krankheit, Furcht vor Verschmutzung, Furcht vor Außenseitern, Furcht vor Unterschiedlichkeit, Furcht vor Ärzten, Wissenschaftlern und Politikern. In ihren Häusern durch den Staat abgeschottet, vom Klerus und den Ärzten verlassen, auf ihren Krankenbetten kauernd, lernten die Menschen des Westens, der durchschlagenden Macht der Pest und den meisten Versuchen, sie zu verhindern, zu misstrauen und sie zu fürchten. Wenn sie überhaupt etwas lernten, dann dass die korrekte Antwort auf die Pest harsche und drakonische Quarantäne oder prompte Flucht war. Die Menschen fürchteten die Pest und Pestilenz und tun es noch immer. Die Pest als medizinische Krankheit mag keine Bedrohung der Stabilität der Gesellschaft oder des Lebens des einzelnen Menschen mehr sein, aber als soziales Konstrukt und mächtige Erinnerung ist sie noch immer in der Lage, eine fortgeschrittene und fortschrittliche Gesellschaft in eine Festung fliehen und nach infektiösen Sündenböcken, die man vertreiben kann, suchen zu lassen. Dank der Pest und anderer Seuchen ist Sauberkeit immer noch beinahe Göttlichkeit und moralische Diversität bleibt körperlich gefährlich. Gesundheit, Reinheit und Hygiene bleiben Vorstellungen, die mit dem Metaphysischen, Moralischen und dem Spirituellen so eng verbunden sind wie mit der Medizin, Wissenschaft und sanitärer Infrastruktur.

Abbildungsverzeichnis

Die Kupferstiche der Kapitelanfänge stammen aus dem „Baseler Totentanz“ nach der Ausgabe von Merian 1649. Sie reflektieren das Sterben während der Pestkatastrophe von Bern 1439.

Tafeln

Bibliographie und Literaturhinweise

Acidini-Luchinat, C., *Renaissance Florence* (Milan, 1993).

Alexander, J., *Bubonic Plague in Early Modern Russia* (Baltimore, 1980).

Anselment, R., 'Pox', in *Seventeenth Century* 4: 2 (1989): 189-211.

Appleby, A., 'Epidemics and Famine in the Little Ice Age', in *Journal of Interdisciplinary History* 10: 4 (Spring, 1980): 643-63.

Appleby, A., 'The Disappearance of Plague: A Continuing Puzzle', in *The Economic History Review* 33 (2): 161-83.

Arrizebalaga, J., *The Great Pox: The French Disease in Renaissance Europe* (New Haven, 1997).

Baldwin, M., 'Toads and Plague: Amulet Therapy in Seventeenth-Century Medicine', in *Bulletin ofthe History of Medicine* 67: 2 (Summer, 1993): 227-47.

Barker, R., 'The Local Study of Plague', in *Local Historian* 14: 6 (May, 1981): 332 40.

Barolsky, P., 'Cellini, Vasari and the Marvels of Malady', in *Sixteenth Century Journal* 24: 1 (1993): 41-5.

Baron, H., *In Search of Florentine Civic Humanism* (Princeton, 1988).

Barroll, J., *Politics, Plague and Shakespeare's Theatre* (Ithaca, 1992).

Barry, J., *Witchcraft in Early Modern Europe* (Cambridge, 1996).

Behringer, W., *Witchcraft Persecution in Bavaria* (Cambridge, 1997).

Beik W., 'Elite Repression', in *Journal of Interdisciplinary History* 11: 1 (1980): 97-103.

Beilin, E. V., *Redeeming Eve: Women Writers of the English Renaissance* (Princeton, 1987).

Bennett, J., *Women in the Medieval Countryside* (Oxford, 1987).

Bertrand, J., *Historical Relation of the Marseilles Plague, 1720* (Farmborough, Hants., 1973).

Biagioli, M., 'The Social Status of Italian Mathematicians, 1450-1600', in *History of Science* 27 (1989): 41-95,

Biller, P., *Heresy & Literacy, 1000-1530* (Cambridge, 1994).

Bostridge, I., *Witchcraft & its Transformation c. 1650-c. 1750* (Oxford, 1997).

Boswell, J., *Christianity, Social Tolerance & Homosexuality* (Chicago, 1980).

Bowsky, W., 'The Impact of the Black Death upon Sienese Government and Society', in *Speculum* 39:1 (Jan 1964): 1-34.

Bray, A., *Homosexuality in Renaissance England* (London, 1982).

Briggs, R., 'Women as Victims? Witches, Judges and the Community', in *French History* 5: 4 (Dec., 1991): 438-50.

Briggs, R., *Witches & Neighbours* (London, 1996).

Brockliss, L. W. B., *The Medical World of Early Modern France* (Oxford, 1997).
Brucker, G., 'Bureaucracy and Social Welfare in the Renaissance: A Florentine Case Study', in *Journat of Modern History* 55: 1 (March, 1983): 1-21.
Brundage,J., Law, *Sex, & Christian Society in Medieval Europe* (Chicago, 1990).
Brundage, J., *Sumptuary Laws & Prostitution in Late Medieval Italy* (Amsterdam, 1987).
Buhler, S., 'Marsilio Ficino's *De Stella Magorum* and Renaissance Views of the Magi', in *Renaissance Quarterly* 43 (1990): 348-71.
Bullough, V., *Handbook of Medieval Sexuality* (New York, 1996).
Bullough, V., *Sexual Practices & the Medieval Church* (Amherst, 1984).
Burnby, J., *A Study of the English Apothecary 1660-1760* (London, 1983).
Burnett, J., 'Medicine Chest', in *Medical History* 26: 3 (1982): 325-33.
Bynum, C., *Holy Feast & Holy Fast: The Religious Significance of Food to Medieval Women* (Berkeley, 1987).
Calvi, G. 'Florentine Plague', in *Representations* 13 (1986): 139-63.
Carmichael & Silverstein, 'Smallpox', in *Journal of the History of Medicine & Altild Sciences* 42: 2 (1987): 147-68.
Carmichael, A., 'Contagion Theory and Contagion Practice in Fifteenth -Century Milan', in *Renaissance Quarterly* 64:2 (Summer, 1991): 213-56.
Carmichael, A., *Plague and the Poor in Renaissance Florence* (Cambridge, 1986).
Carroll, L. L., 'Carnival Rites', in *Sixteenth Century Journal* 16: 4 (1985): 487-502.
Cattelona, G., 'Control & Collaboration', *French Historical Studies* 18: 1 (1993): 13-33.
Chrisman, M., 'From Polemic to Propaganda: The Development of Mass Persuasion in the Late Sixteenth Century', in *Archiv für Reformationsgeschichte* 73 (1982): 175-96.
Chrisman, M., *Lay Culture, Learned Culture* (New Haven, 1982).
Cipolla, Carlo M., *Cristofano and the Plague* (London, 1973).
Cipolla, Carlo M., *Faith, Reason and the Plague in Seventeenth Century Tuscany* (Brighton, 1979).
Cipolla, Carlo M., *Fighting the Plague in the Seventeenth Century* (Madison, Wisc., 1981).
Cipolla, Carlo M., *Public Health & the Medical Profession in the Renaissance* (Cambridge, 1976).
Clark, J., *The Dance of Death in the Middle Ages & Renaissance* (Glasgow, 1950).
Clark, S., 'The „Gendering“ of Witchcraft in French Demonology: Misogyny or Polarity?', in *French History* 5: 4 (Dec., 1991): 426-37.
Clark, S., *Thinking with Demons: The Idea of Witchcraft in Early Modern Europe* (Oxford, 1997).
Cohen, J. *The Friars & the Jews: The Evolution of Medieval Anti-Judaism* (Ithaca, 1982).

Cohen, S., *The Evolution of Women's Asylums since 1500* (Oxford, 1992).
Cohn, S., *Women in the Streets: Essays on Sex & Power in Renaissance Italy* (Baltimore, 1996).
Collino, M., *The Dance of Death in Book Illustration* (Columbia, Missouri, 1978).
Collins, J. 'Economic Role of Women', in *French Historical Studies* 16: 2 (1989): 436-70.
Conrad, L., 'Epidemic Disease in Formal and Popular Thought in Early Islamic Society', in Ranger and Slack, eds., *Epidemics and Ideas* (Cambridge, 1992): 77-99.
Copenhaver, B., 'Scholastic Philosophy', in *Renaissance Quarterly* 37: 4 (1984): 523-54.
Crawford, J., 'Attitudes to Menstruations', in *Past & Present* 91 (1981): 47-73.
Cuvillier, J., 'Economic Change, Taxation and Social Mobility in German Towns in the Late Middle Ages', in *Journal of European Economic History* 15: 3 (Winter, 1986): 535-48.
Daly, K., 'Four Aspects of the Renaissance', in *European Historical Quarterly* 17: 1 (1987): 79-85.
Daniel. W., *The Black Death: The Impact of the Fourteenth Century Plague* (Binghampton, NY, 1982).
Davidson, N., 'Rome & Venetian Inquisition', in *Journal of Ecclesiastical* History 39 (1): 16-36.
Davies, J., *Florence and its University during the Early Renaissance* (Leiden, 1998).
Debus, A. G., 'Paracelsians', in *Ambix* 28: 1 (1981): 36-54.
Debus, A. G., *The French Paracelsians: The Chemical Challenge to Medical & Scientific Tradition in Early Modern France* (Cambridge, 1991).
Deutscher, T., 'Episcopal Tribunal of Novara', in *Catholic Historical Review* 77: 3 (1991): 403-21.
Dingwall, H., *Physicians, Surgeons, & Apothecaries: Medicine in Seventeenth Century Edinburgh* (East Lonton, 1995).
Dixon, L., *Perilous Chastity: Women & Illness in Pre-Enlightenment Art & Medicine* (Ithaca, 1995).
Dols, M., 'The Second Plague Pandemic and its Recurrence in the Middle East: 1347-1894', in *Journal ofthe Economic and Social History ofthe Orient* 22:2 (1979): 162-89
Dols, M., *Black Death in the Middle East* (Princeton, 1997).
Donegan, J. B., *Women & Men Midwives* (Westport, 1978).
Douglas, M., *Witchcraft Confessions and Accusations* (London, 1970).
Eamon, W., 'Science and Popular Culture in Sixteenth Century Italy: The „Professors of Secrets" and their Books', in *Sixteenth Century Journal* 16: 4 (1985): 471-85.

Edgerton, S., 'Icons of justice', in *Past & Present* 89 (Nov 1990): 23-38.
Edgerton, S., *Pictures & Punishment: Art & Criminal Prosecution during the Florentine Renaissance* (Ithaca, 1985).
Edwards & Spector, *The Olde Daunce: Love, Friendship, Sex, & Marriage in the Medieval World* (Albany, 1991).
Edwards & Ziegler, *Matrons & Marginal Women in Medievat Society* (Woodbridge, 1995).
Edwards, J., *The Jews in Western Europe, 1400-1600* (Manchester, 1994).
Eliav-Feldon, M., 'Secret Societies', in *Journal of Medieval & Renaissance Studies* 14: 2 (1984): 139-58.
Ell, S., 'Iron in Two Seventeenth Century Plague Epidemics', in *Journal of Interdisciplinary History* 15: 3 (Winter, 1985): 445-57.
Ell, S., 'The Interhuman Transmission of Medieval Plague', in *Bulletin of the History of Medicine* 54 (4): 497-510.
Elliott, D., *Spiritual Marriage: Sexual Abstinence in Medievat Wedlock* (Princeton, 1993).
Erler, S., 'Printing of Galen', in *Huntington Library Quarterly* 48: 2(1985): 159-71.
Fabricius, J., *Syphilis in Shakespeare's England* (London, 1994).
Ferrari, G., 'Public anatomy', in *Past & Present* 117 (1987): 50-106.
Ferreiro, A., *The Devil, Heresy & Witchcraft in the Middle Ages* (Leiden, 1998).
Fleischer, M., „'Are Women Human?" - The Debate of 1595 between Valem Acidalius and Simon Gediccus', in *Sixteenth Century Journal* 12: 2 (1981): 107-20.
Gavitt, P., *Charity & Children in Renaissance ·Florence: The Ospedate degti Innocenti, 1410-1536* (Ann Arbor, 1990).
Ginzburg, C., *Ecstasies: Deciphering the Witches' Sabbath* (London, 1990).
Ginzburg, C., *The Night Battles* (London, 1983).
Goldberg, P. J. P., 'Mortality and Economic Change in the Diocese of York, 1390-1514', in *Northern History* 29 (1988): 38-55.
Goldberg, P. J. P., *Women, Work & Lfe Cycle in a Medievat Economy* (Oxford, 1992).
Goodman, J., 'Financing Pre-Modern European Industry', in *Journal of European Economic History* 10: 2 (1981): 415-35.
Gottfried, Robert S., *Epidemic Disease in Ffteenth Century England* (Leicester, 1978).
Gottfried, Robert S., *The Black Death. Natural & Human Disaster in Medieval Europe* (Macmillan, 1983).
Gregory, A., 'Witchcraft', in *Past & Present* 133 (1991): 31-66.
Grell, O., 'Plague in Elizabethan and Stuart London: The Dutch response', in *Medical History*, 34 (1990): 424-39.
Haas, L., *The Renaissance Man & his Children: Childbirth & Early Childhood in Florence 1300-1600* (Basingstoke, 1998).

Hackenberg, M., 'Books in Sixteenth Germany', in *Journal of Library Studies* 21: 1 (1986): 72-91.
Hall, W., 'Country General Practitioners', in *Local History* 20: 4 (1990): 173-86.
Harlay, D.,'The Beginnings of the Tobacco Controversy: Puritanism, James I, and the Royal Physicians', in *Bulletin of Medical History* 67 (1993): 28-50.
Haselkorn, A., *Prostitution in Elizabethan & Jacobean Comedy* (Troy, NY, 1983).
Hatcher, J., *Plague, Population and the English* (London, 1977).
Henderson, J., 'Society & Religion', in *Historical Journal* 29: 1 (1986): 213-25.
Henderson, J., 'The Parish and the Poor in Florence at the Time of the Black Death: The Case of S. Frediano', in *Continuity and Change* 3:2 (1988): 247-72.
Henderson, J., *Piety & Charity in Late Medievat Florence* (Oxford, 1994).
Henningsen, G., *The Witches' Advocate* (Reno, 1980).
Herlihy, David, *The Btack Death & the Transformation of the West* (Harvard, 1997).
Hester, M., 'Dynamics of Male-Domination', in *Women's Studies International Forum* 13: 1-2 (1990): 9-19.
Hester, M., *Lewd Women & Wicked Witches* (London, 1992).
Hickey, D., 'Local Hospitals', in *Social History* 25: 49 (1992): 9-33.
Hoffman, P., 'Land Rents and Agricultural Productivity: The Paris Basin, 1450-1789', in *The Journal of Economic History* 51:4 (Dec. 1991): 771-805.
Hopkins, D., Princes & Peasants: Smatt Pox in History (Chicago, 1983).
Horden, P., 'Disease, Dragons and Saints: The Management of Epidemics in the Dark Ages', in Ranger and Slack, eds., *Epidemics and Ideas* (Cambridge, 1992): 45-76.
Horrox, R., ed., *The Black Death* (Manchester, 1994).
Hsia & Lehmann, *In and out of the Ghetto:Jewish-Gentite Relations in Late Medievat and Early Modern Germany* (Cambridge, 1995).
Hughes, D., 'Distinguishing Signs: Earrings, Jews and Franciscan Rhetoric in the Italian Renaissance city', in *Past & Present* 112 (Aug. 1986): 3-59.
Hults, L., 'Baldung and the Witches of Freiburg: The Evidence of Images', in *Journal of Interdisciplinary History*, 18: 2 (Autumn, 1987): 249-76.
Hults, L., 'Baldung's *Bewitched Groom* Revisited: Artistic Temperament, Fantasy and the 'Cream of Reason', in *Sixteenth Century Journat* 15:3 (1984): 259-79.
Hunter & Hutton, *Women, Science & Medicine 1500-1700* (Stroud, 1997).
Huppert, G., *After the Black Death* (Bloomington, 1986).
Jackson, R., *Doctors and Diseases in the Roman Empire* (London, 1988).
Jonathan & Goldberg, *Queering the Renaissance* (London, 1994).
Jütte, R., 'Ageing and Body Image in the Sixteenth Century: Hermann Weinberg's (1518-97) Perception of the Ageing Body', in *European History Quarterly* 18: 3 July, 1988): 259-90.
Jütte, R., 'Seventeenth Century German Barber-surgeons', in *Medical History* 33:2 (1989): 184-98.

Karant-Nunn, S., 'Continuity and Change: Some Effects of the Reformation on the Women of Zwickau', in *Sixteenth Century Journal* 13: 2 (1982): 17-41.
Karlen, A., Ptague's Progress: A *Social History of Man & Disease* (London, 1996).
Karras, R., *Common Women: Prostitution & Sexuality in Medievat England* (Oxford, 1996).
Keefer, M., 'Agrippa's Dilemma: Hermetic „Rebirth" and the Ambivalence of *De vanitate and De occults philosophia*', in *Renaissance Quarterly* 41 (1988): 614-53.
Kent, J., 'Population Mobility', in *Local Population Studies* 27 (1981): 35-51.
Klapisch-Zuber, C., *Women, Family & Ritual in Renaissance Itaty* (Chicago, 1985).
Krekic, B., 'Abominandum Crimen', in *Viator* 18 (1987): 337-45.
Kritzman, L., *The Rhetoric of Sexuality & the Literature of the French Renaissance* (Cambridge, 1991).
Kuehn, T., *Law, Family & Women: Toward a Legal Anthropology of Renaissance Italy* (Chicago, 1991).
Labalme, P., 'Sodomy & Venetian Justice', *Tijdschrift poor Rechtsgeschiedenis* 52: 3 (1984): 217-54.
Langholf, V., *Medical Theories in Hippocrates* (Berlin, 1990).
Lansing, C,. *Power & Purity: Cathar Heresy in Medieval Itaty* (Oxford, 1998).
Lindley & Ormrod, eds., *The Black Death in England*, 1348-1500 (Stamford, 1996).
Mack, A., *In Time of Plague: The History & Social Consequences of Lethal Epidemic Disease* (New York, 1991).
Martensen, R., „'Habit of Reason": Anatomy and Anglicanism in Restoration England', in *Buttetin of the History of Medicine* 66: 4 (Winter, 1992): 511-35. i
Martin, J., 'A Warwickshire Town in Adversity: Stratford-upon-Avon in the Sixteenth & Seventeenth Centuries', in *Midland History* 7 (1982): 26-41.
Masten, J., *Textual Intercourse: Cottaboration, Authorship, & Sexuatities in Renaissance Drama* (Cambridge, 1997).
Mathers, C., 'Family Partnerships and International Trade in Early Modern Europe: Merchants from Burgos in England and France, 1470-1570', in *Business History Review* 62: 3 (1988): 367-97.
McNeill, W., *Plagues and Peoples* (Oxford, 1977).
McVaugh, M., *Medicine before the Plague* (Cambridge, 1993).
Menning, C., 'Loans & Favours', in *Journal of Modern History* 61: 3 (1989): 487-511.
Mentzer, R., 'Organizational Endeavour and Charitable Impulse in Sixteenth-Century France: The Case of Protestant Names', in *French History* 5: 1 (Mar., 1991): 1 -29.
Moran, B., 'Christoph Rothmann, the Copernican Theory and Institutional and Technical Influences on the Criticism of Aristotelian Cosmology', *Sixteenth Century Journal* 13: 3 (1982): 85-108.

Moran, B., 'Conceptions of Time', in *Sixteenth Century Jounal* 12: 4 (1981): 3-19.
Moran, B., 'German Prince-Practitioner', in *Technology & Culture* 22: 2 (1981): 253-74.
Moran, B., 'Hermetic-Alchemical Circle', in *Ambix* 32: 2 (1985): 110-26.
Moran,J., 'Clerical Recruitment in the Diocese of York, 1340-1530: Data and Commentary', in *Journal of Ecetesiasticat History* 34:1 Jan., 1983): 19-54.
Murray, J., 'Agnolo Firenzuola on Female Sexuality and Women's Equality', in *Sixteenth Century Journal* 22: 2 (1991): 199-213.
Naphy & Roberts, *Fear in Early Modern Society* (Manchester, 1997).
Netanyahu, B., *Toward the Inquisition: Essays on Jewish & Converso History in Late Medieval Spain* (Ithaca, 1997).
Nicholas, D., *The Domestic Lfe of a Medieval City: Women, Children & the Family in Fourteenth Century Ghent* (Lincoln, Neb., 1985).
Nicholson, W., *Historical Sources of Defoe's Journal of the Plague Year* (London, 1969).
Nikiforuk, A., *The Fourth Horseman: A Short History of Epidemics, Plagues and other Scourges* (London, 1993).
Oakley, A., *The Captured Womb: A History of the Medical Care of Pregnant Women* (Oxford, 1984).
Otis, L. L., *Prostitution in Medieval Society* (Chicago, 1985).
Pagel & Winder, *From Paracelsus to Van Helmont* (London, 1986).
Pagel, W., *Paracelsus: An Introduction to Philosophical Medicine in the Era of the Renaissance* (Baser, 1982).
Pagel, W., *The Smiling Spleen: Paracelsianism in Storm & Stress* (Baser, 1984).
Park & Daston, 'Unnatural Conceptions: The Study of Monsters in Sixteenth-and Seventeenth Century France and England', in *Past & Present* 92 (1981): 20-54.
Park, K., *Doctors & Medicine in Early Renaissance Florence* (Princeton, 1985).
Pearl, J., 'French Catholic Demonologists and their Enemies in the Late Sixteenth and Early Seventeenth centuries', in *Church History* 52 (1983): 457-67.
Pelling, M., 'Occupational Diversity: Barber-Surgeons & the Trades of Norwich, 1550-1640', in *Bulletin of the History of Medicine* 56: 4 (1982): 484-511.
Perkins, W., 'Midwives v Doctors: The Case of Louise Bourgeois', in *Seventeenth Century* 3: 2 (1988): 135-57.
Perkins, W., *Midwifery & Medicine in Early Modern France: Louise Bourgeois* (Exeter, 1996).
Phillips, E., *Aspects of Greek Medicine* (Philadelphia, 1987).
The Plague Reconsidered: A New Look at its Origins & Effects in Sixteenth and Seventeenth Century England (Matlock, 1977).
Polizzotto, L., *The Elect Nation: The Savonarolan Movement in Florence 1494-1545* (Oxford, 1994).

Potter, D., 'Marriage and Cruelty among the Protestant Nobility in Sixteenth-Century France: Diane de Barbanc, on and Jean de Rohan', in *European History Quarterly* 20: 1 (Jan., 1990): 1-38.
Pugh, W., 'Testamentary Charity', in *French Historical Studies* 11: 4 (1980): 479-504.
Pullan, B., 'Support and Redeem: Charity and Poor Relief in Italian Cities from the Fourteenth to the Seventeenth Century', in *Continuity and Change* 3:2 (1988): 177-208.
Quetel, C., *History of Syphilis* (Cambridge, 1990).
Ramsey, M., 'Environment', in *Journal of Interdisciplinary history* 19: 4 (1989): 611 -19.
Ranger & Slack, *Epidemics & Ideas: Essays on the Historical Perception of Pestilence* (Cambridge, 1992).
Rashkow, I., Upon the Dark Places: Anti-Semitism & Sexism in English Renaissance Biblical Translations (Sheffield, 1990).
Rawcliffe, C., 'Medicine & Medical Practice', in *Guildhall Studies in London History* 5: 1 (1980): 13-25.
Roberts, A., 'The Plague in England', in *History Today* 30 (Apr): 29-34.
Roberts, N., *Whores in History* (London, 1993).
Rocke, M., *Forbidden Friendships: Homosexuality & Male Culture in Renaissance Florence* (Oxford, 1996).
Roe, D. A., *A Plague of Corn: The Social History of Pellagra* (Ithaca, 1973).
Rogal, S., 'Medical Journals', in *British Studies Monitor* 9: 3 (1980): 3-25.
Romano, D., 'Domestic Service in Renaissance Venice', in *Sixteenth Century Journal* 22: 4 (1991): 661-77.
Roper, L., 'Common Man, Common Good, Common Woman', in *Social History* 32 (1986): 19-43.
Roper, L., 'Prostitution', in *History Workshop Journal* 19 (1985): 3-28. i
Roper, L., Oedipus & the Devil: *Witchcraft, Sexuality & Religion in Early Modern Europe* (London, 1994).
Rose, M., *The Expense of Spirit: Love & Sexuality in English Renaissance Drama (Ithaca, 1991).*
Rossiaud, J., *Medieval Prostitution* (Oxford, 1988).
Rothkrug, L., 'Holy Shrines, Religious Dissonance and Satan in the Origins of the German Reformation', in Historical Reflections 14: 2 (1987): 143-286 .
Rowland, J., *Swords in Myrtle Dress'd: Towards a Rhetoric of Sodom* (Madison, 1998).
Rubin, M., *Gentile Tales. The Narrative Assault on Late Medieval Jews* (New Haven, 1999),
Ruggiero, G., *The Boundaries of Eros: Sex Crimes & Sexuality in Renaissance Venice* (Oxford, 1985).

Rushton, P., 'Lunatics & Idiots', in *Medical History* 32: 1 (1988): 34-50.
Rushton, P., 'Women, Witchcraft & Slander', in *Northern History* 18 (1982): 116-32.
Russell, P., 'Syphilis, God's Scourge or Nature's Vengeance', in *Archiv für Reformationsgeschichte* 80 (1989): 286-306.
Saslow, J. M., *Ganymede in the Renaissance: Homosexuality in Art & Society* (New Haven, 1986).
Sella, D., 'Coping with Famine: The Changing Demography of an Italian Village in the 1590s', in *Sixteenth Century Journal* 22: 2 (1991): 185-97.
Shatzmiller, J., *Jews, Medicine & Medieval Society* (Berkeley, 1994).
Shrewsbury, J., *History of Bubonic Plague in the British Isles* (Cambridge, 1970).
Shrewsbury, J., *The Plague of the Philistines* (London, 1964).
Siegel, R., *Galen's system of Physiology and Medicine* (Baser, 1968).
Siraisi, N., 'Girolamo Cardano and the Art of Medical Narrative', in *Journal of the History of Ideas* 52: 4 (1991): 581-602.
Siraisi, N., *Medieval and Early Renaissance Medicine* (Chicago, 1990).
Slack, P., *The Impact of the Plague in Tudor and Stuart England* (Oxford, 1990).
Steel, D., 'Plague Writing: from Bocaccio to Camus', in *Journal of European Studies* 11 (1981): 88-110.
Stewart, A., *Close Readers: Humanism & Sodomy in Early Modern Europe* (Princeton, 1997).
Stromer, W. von, 'Commercial Policy and Economic Conjuncture in Nuremberg at the Close of the Middle Ages: A Model of Economic Policy', in *Journal of European Economic History* 10: 1 (Spring, 1981): 119-29.
Taylor, J., 'Plague in the Towns of Hampshire: The Epidemic of 1665-6', in *Southern History* 6 (1984): 104-22.
Terpstra, N., 'Piety and Punishment: The Lay Conforteria and Civic Justice in Sixteenth-Century Bologna', in *Sixteenth Century Journal* 22: 4 (1990): 679-94.
Trachtenberg, J., *The Devil & the Jews* (Philadelphia, 1983).
Traister, B., „'Matrix and the Pain thereof": A Sixteenth Century Gynaecological Essay', in *Medical History* 35 (1991): 436-51.
Uitz, E., *The Legend of Good Women: Medieval Women in Towns and Cities* (Mt Kisco, 1990).
Ungerer, G., 'George Baker: Translator of Aparicio de Zubia's Pamphlet on the „Oleum Magistrale"', in *Medical History* 30 (1986): 203-11.
Walker & Dickerman, „'A Woman under the Influence": A Case of Alleged Possession in Sixteenth-Century France', in *Sixteenth Century Journal* 22: 3 (Fall, 1991): 535-54.
Walker & Dobson, *Barbers & Barber-Surgeons of London* (Oxford, 1970).
Walter, J., *Famine, Disease and Social Order in Early Modern Society* (Cambridge, 1989).

Warner, M., *Alone of all her Sex: The Myth & Cult of the Virgin Mary* (London, 1990).

Watts, Sheldon, *Epidemics & History: Disease, Power & Imperialism* (New Haven, 1997).

Webster, C., *From Paracelsus to Newton: Magic & the Making of Modern Science* (Cambridge, 1982).

Webster, C., *Paracelsus confronts the Saints: Miracles, Healing & the Secularization of Magic* (Oxford, 1995).

Webster, C., *Paracelsus on Natural & Popular Magic* (Rome, 1993).

Week, A., *Paracelsus: Speculative Theory & the Crisis of the Early Reformation* (Albany, 1997).

Weir, A., I*mages of Lust: Sexual Carvings in Medieval Churches* (London, 1986).

Wensky, M., 'Women's Guilds in Cologne in the Later Middle Ages', in *Journal of European Economic History* 11: 3 (Winter, 1982): 631-50.

Westman, R., 'The Astronomer's Role in the Sixteenth Century: A Preliminary Study', in *History of Science* 28 (1980): 105-47.

Williman, Daniel, *The Black Death. The Impact of the Fourteenth Century Plague* (Binghampton, NY, 1982).

Wind, B., A *Foul & Pestilent Congregation: Images of 'Freaks' in Baroque Art* (Aldershot, 1998).

Wood, M., 'Paltry Peddlers or Essential Merchants? Women in the Distributive Trades in Early Modern Nuremberg', in *Sixteenth Century Journal* 12: 2 (1981): 3-13.

Wright, W., 'A Closer Look at House Poor Relief through the Common Chest and Indigence in Sixteenth Century Hesse', in *Archiv für Reformationsgeschichte* 70 (1979): 225-37.

Zguta, R., 'The One-Day Votive Church: A Religious Response to the Black Death in Early Russia', in *Slavic Review* 40:3 (Fall, 1981): 423-32.

Ziegler, P., *The Black Death* (New York, 1969).

Zika, C, 'Hosts, Processions and Pilgrimages: Controlling the Sacred in Fifteenth-Century Germany', in *Past & Present* 118 (Feb., 1988): 25-64.

Register